Mascha Davis

NATÜRLICH GESUND MIT VITAMINEN

Für JD –
Danke für endlose lustige Stunden
und für deine Unterstützung und Inspiration

… und ein ganz besonderes Dankeschön an Paula Szwedowski
für ihre Unterstützung bei meinen Recherchen und beim
Schreiben dieses Buches.

Mascha Davis

NATÜRLICH GESUND MIT VITAMINEN

Genuss ohne teure
Nahrungsergänzungsmittel

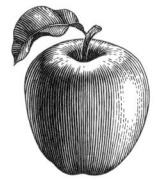

Aus dem Englischen
von Marion Zerbst

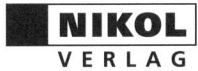

Wichtiger Hinweis:
Dieses Buch wurde sorgfältig erarbeitet, und alle Angaben wurden nach bestem Wissen überprüft. Informationen zur Selbsthilfe, Diagnose oder Behandlung von gesundheitlichen Problemen erfolgen ohne Gewähr. Für eventuelle Nachteile, die aus den Hinweisen des Buches entstehen könnten, übernehmen weder die Autorin noch der Verlag eine Haftung. Bei gesundheitlichen Problemen, vor Beginn einer Diät, der Einnahme von Medikamenten oder der Beginn eines Fitness- oder Krafttrainingprogramms wird die Konsultation eines Spezialisten empfohlen. Jede Anwendung erfolgt auf eigene Verantwortung. Wenn Kinder bei der Zubereitung eines Rezeptes mithelfen, sollten sie immer von einem Erwachsenen beaufsichtigt werden.

Titel der amerikanischen Originalausgabe:
Eat your Vitamins

Copyright © der Originalausgabe 2020 by Simon & Schuster, Inc.
Copyright © der deutschen Übersetzung 2020 by
Nikol Verlagsgesellschaft mbH & Co. KG, Hamburg

Satz & Layout: Nikol Verlag, Hamburg
Umschlaggestaltung: Nele Schütz Design
unter Verwendung von Shutterstock/Lilly Trott

Druck: UAB BALTO print
Printed in Lithuania

ISBN: 978-3-86820-587-9

Besuchen Sie uns im Internet:
www.nikol-verlag.de

Inhalt

Einführung

- Möchten Sie Ihre Vitamin-B_{12}-Reserven aufstocken? Dann versuchen Sie es doch mal mit ein paar Muscheln.
- Brauchen Sie mehr Niacin? Essen Sie ein Putensteak!
- Hätten Sie gerne mehr Kalzium? Kein Problem – ein frischer grüner Salat liefert Ihnen jede Menge davon!

Möchten Sie ganz sichergehen um Ihren Vitamin- und Nährstoffbedarf zu decken, damit Ihr Körper optimal funktioniert? Die Lösung, die Sie suchen, steckt nicht in einem Döschen mit Pillen, sondern in „richtigen", naturbelassenen Lebensmitteln. Warum? Ganz einfach: Unser Körper ist nun mal so konstruiert, dass er Nährstoffe nicht in synthetischer oder verarbeiteter Form, sondern aus echten Lebensmitteln am besten verwerten kann. Trotzdem geben Menschen jedes Jahr ganze 30 Milliarden Dollar für Nahrungsergänzungsmittel in Pulver- oder Pillenform aus. Da stimmt doch etwas nicht!

In *Natürlich gesund mit Vitaminen* erfahren Sie genau, welche Vitamine, Mineral- und Nährstoffe Ihr Körper braucht, wie viel Sie davon in welcher Form zu sich nehmen und warum diese Substanzen aus natürlichen Lebensmitteln stammen sollten – und nicht aus teuren Nahrungsergänzungsmitteln oder stark verarbeiteten Säften. Um Ihnen die Orientierung zu erleichtern, habe ich dieses Buch in über 40 kleine Kapitel unterteilt, in denen es jeweils um einen bestimmten Nährstoff geht. Darin finden Sie alle Informationen, die Sie brauchen, um sofort mit der Deckung Ihres Nährstoffbedarfs zu beginnen und etwas für Ihre Gesundheit zu tun. Jedes Kapitel enthält Informationen über:

- den Gesundheitswert des jeweiligen Nährstoffs
- die Auswirkungen, die er auf Ihren Körper haben kann
- ein paar Warnhinweise und Vorsichtsmaßnahmen
- Dosierungsempfehlungen für verschiedene Altersgruppen
- die geeignetsten naturbelassenen Lebensmittel, in denen der Nährstoff enthalten ist
- und ein köstliches Rezept, durch das Sie auf natürliche Weise in den Genuss sämtlicher Vorteile dieses Nährstoffs kommen.

Es gibt keinen einfachen Weg zu einem guten Gesundheitszustand; aber es gibt durchaus ein paar einfache Lebensgewohnheiten, die Sie leicht in Ihren Alltag einbauen können, egal wie beschäftigt Sie sind. Dieses Buch möchte Ihnen dabei helfen, sich gesünder zu ernähren, mehr für Ihr Wohlbefinden zu tun und – jetzt kommt das Allerbeste! – Ihrem Körper die Nährstoffe und Vitamine, die er braucht, in Form von leckerem (und richtigem) Essen zuzuführen.

Das Wort „Vitamin" bedeutet nichts anderes als vitale (lebenswichtige) Amine. Die meisten naturbelassenen, kaum verarbeiteten Lebensmittel stecken voller Vitamine, Mineral- und anderer Nährstoffe. So liefert eine Portion Beeren, Zuckerschoten oder grüner Salat beispielsweise genügend Vitamin C, Folat und Kalium, um den Tagesbedarf eines durchschnittlichen Erwachsenen fast völlig zu decken. Vollkorngetreide enthält jede Menge Ballaststoffe und Präbiotika, die Ihren gesunden Darmbakterien Nahrung liefern; B-Vitamine schenken Ihnen die Energie, die Sie brauchen; und Fisch liefert Omega-3-Fettsäuren, die Entzündungsprozesse im Körper eindämmen. Wenn Sie wissen, in welchen Lebensmitteln die Nährstoffe enthalten sind, die Ihr Körper braucht, und wie hoch Ihr Bedarf daran ist, können Sie Ihre Ernährung so planen, dass Sie alle wichtigen Vitamine und Mineralstoffe bekommen, statt einfach nur zu raten – oder zu hoffen –, dass ein Nahrungsergänzungsmittel in Pulver- oder Tablettenform die fehlenden Nährstoffe ersetzen kann.

Um es kurz zu machen: Der beste Weg zu mehr Energie, einem stärkeren Immunsystem, strahlender Haut und einem besseren Gesundheitszustand liegt nicht im Konsum irgendwelcher Pillen, sondern im Konsum der Nahrung, die Sie Ihrem Körper tagtäglich zuführen.

Nahrungsergänzungsmittel sind keine Lösung!

Nach Aussagen von Top-Ernährungsexperten der Harvard Medical School und Ergebnissen vieler Forschungsstudien kann der Körper die meisten Nährstoffe besser aufnehmen und verwerten, wenn sie aus einem naturbelassenen Lebensmittel und nicht aus einem Nahrungsergänzungsmittel stammen. Trotzdem haben viele Menschen das Bedürfnis, Pillen, Pulver und sonstige Mixtürchen einzunehmen, um genügend Nährstoffe zu bekommen und die Lücken in ihrer Ernährung zu schließen. Wir hoffen, dass solche Mittel uns mehr Energie liefern, dass wir uns dann im Winter nicht mehr erkälten oder davon schönere Haut und Haare bekommen. Doch in Wirklichkeit handelt es sich bei den meisten Nahrungsergänzungsmitteln um synthetische Produkte, die keinerlei gesetzlichen Bestimmungen unterliegen und die der Körper womöglich nicht einmal richtig aufnehmen kann. Und was noch schlimmer ist: Manche dieser Präparate sind mit anderen Substanzen verunreinigt oder enthalten Inhaltsstoffe, die nicht im Etikett aufgeführt sind. Ein vor Kurzem erschienener Untersuchungsbericht fand beispielsweise in 40 Prozent von 134 auf dem Markt erhältlichen Eiweißpulvermarken Schwermetalle. Angesichts geringer staatlicher Vorschriften und Kontrollmaßnahmen ist die Einnahme von Nahrungsergänzungsmitteln ein Glücksspiel und außerdem auch oft sehr teuer. Sie sollte nur mit Vorsicht und unter Anleitung eines Ernährungsberaters erfolgen.

Vitamine sind bei Weitem nicht die einzigen Nährstoffe, bei denen wir das Gefühl haben, sie uns in Form von Pulvern oder Tabletten zuführen zu müssen. So kaufen wir beispielsweise Proteinpulver, statt eiweißreiche Lebensmittel zu essen, oder nehmen Tabletten mit Antioxidanzien ein, obwohl die antioxidative Wirkung mancher Beeren und Früchte weit über dem liegt, was die meisten Pillen enthalten. Die milliardenschwere Nahrungsergänzungsmittelindustrie schlägt Kapital aus dem Wunsch der Menschen, gesund zu bleiben und die „Wunderwaffe" zu finden, mit denen sie ihre Krankheiten heilen oder etwas gegen ihre Beschwerden tun können. Doch in Wirklichkeit ist die Einnahme von Nahrungsergänzungsmitteln oft unnötig und kann sogar schädlich sein.

Natürlich gibt es keine Regel ohne Ausnahme, und manchmal kann eine Nahrungsergänzung absolut notwendig oder zumindest von Vorteil sein – beispielsweise bei bestimmten Erkrankungen, bei einem (anhand einer Laboruntersuchung nachgewiesenen) Nährstoffmangel, während der Schwangerschaft (in der der Nährstoffbedarf stark ansteigt) oder auch bei bestimmten Nährstoffen, die sich aus Nahrungsquellen nur schwer gewinnen lassen, wie beispielsweise Vitamin D. Um sicherzugehen, dass Sie mit Nahrungsergänzungsmitteln nicht mehr Schaden als Nutzen anrichten, sollten Sie unbedingt mit Ihrem Arzt sprechen und einen Termin bei einem professionellen Ernährungsberater vereinbaren,

bevor Sie anfangen, irgendetwas an Ihrer Ernährung zu verändern.

Iss dich gesund!

Wahrscheinlich haben Sie auch schon mal den altbekannten Satz „Lass die Nahrung deine Medizin sein" gehört, die dem griechischen Arzt Hippokrates aus der Zeit um 400 v. Chr. zugeschrieben wird. Schon in den ältesten Kulturen erkannten die Menschen, was für eine starke, nährende und heilsame Wirkung Lebensmittel auf uns haben. Viele Krankheiten, mit denen wir heute zu kämpfen haben, rühren letztendlich von falscher Ernährung her. Doch eigentlich ist es gar kein Wunder, dass so viele Menschen nicht wissen, was, wann und wie sie essen sollen. In unserer heutigen Zeit der Clickbait-Nachrichten und der Explosion sozialer Medien sind Fehlinformationen (oder Fehldeutungen von Informationen) an der Tagesordnung. Viele Wortführer und Influencer, die sich nie mit dem Thema Ernährung oder Gesundheit beschäftigt haben, sind trotzdem einflussreich genug, um bei einem breiten Publikum für bestimmte Produkte oder Diäten zu werben. Auf der verzweifelten Suche nach Views und Clicks veröffentlichen viele Medien sensationslüsterne Schlagzeilen, die Forschungsergebnisse falsch darstellen, nur um möglichst viele Blicke auf sich zu ziehen. Und das funktioniert tatsächlich! Schnelle Lösungen, Extremdiäten und „Wundermittel" üben eine unheimliche Anziehungskraft auf uns aus; und oft werden sie so überzeugend präsentiert, dass man schon ein Experte sein muss, um festzustellen, ob sie glaubwürdig sind oder nicht.

Wenn Sie sich die Zeit nehmen, Ihr Lebenstempo ein bisschen zu verlangsamen – wenn Sie lernen, wie man sich mit vollwertigen, naturbelassenen Lebensmitteln ernährt, und auf Ihr Befinden achten –, können Sie Ihren Gesundheitszustand und Ihr ganzes Leben verändern. Auch Ihre Einstellung zum Essen und Ihre Beziehung zu Ihrem Körper und Ihrer Ernährung sind unglaublich wichtig. Wenn Sie etwas an Ihrem Essverhalten ändern möchten, müssen Sie sich Wissen aus glaubwürdigen Quellen aneignen und in Ihrer Küche weniger verarbeitete Produkte verwenden. Sie müssen sich die Zeit nehmen, eine Vielfalt an vollwertigen Nahrungsmitteln zu erkunden und zu genießen.

Denn das Essverhalten, das inzwischen leider bei den meisten Menschen zum Normalzustand geworden ist, bringt uns nicht weiter. Viel zu viele Leute haben sich an eine Kost gewöhnt, die hauptsächlich aus verarbeitetem, nährstoffarmem Fast Food besteht; viele ernähren sich fast nur noch von Limonaden, mit Zucker angereicherten Lebensmitteln und raffinierten Getreideprodukten und nehmen kaum noch frisches Obst und Gemüse zu sich. Manche Menschen haben ganze Lebensmittelgruppen (zum Beispiel Kohlenhydrate) fast völlig von ihrem Speisezettel gestrichen, während andere nach wie vor einen großen Bogen um gesunde Nährstoffe wie beispielsweise Fette machen. Durch diese unausgewogene Ernährung enthalten Sie Ihrem Körper viele lebenswichtige Nährstoffe vor, was zu einem rasanten Anstieg der Häufigkeit von chronischen Krankheiten, zu Entzündungen, Nährstoffmangel und Übergewicht führt.

Doch daran kann man etwas ändern. Der erste Schritt dazu besteht darin herauszufinden, was Ihr Körper braucht, um so gut wie möglich zu funktionieren.

Der menschliche Organismus benötigt bestimmte Nährstoffe und Vitamine, um zu überleben und gesund zu bleiben. Wieso kann man dann nicht einfach eine Tablette schlucken, die diese Nährstoffe enthält? Ganz einfach: Es ist am besten für Ihren Körper und Ihre Gesundheit, diese Nährstoffe aus Nahrungsmittelquellen zu beziehen. Und warum?

- Nahrungsmittelquellen sind besser bioverfügbar (das heißt, der Körper kann sie leichter aufnehmen).
- Lebensmittel sind ein nährstoffdichtes „Gesamtpaket", das viel mehr gesundheitliche Vorteile bietet als ein einziger Nährstoff für sich allein. So enthalten Früchte beispielsweise nicht nur Vitamin C, sondern auch noch eine ganze Reihe anderer Nährstoffe, beispielsweise Präbiotika, Polyphenole und Kalium. Diese Nährstoffe wirken oft synergistisch und verstärken sich gegenseitig in ihrer Wirkung oder Bioverfügbarkeit.
- Naturbelassene Lebensmittel enthalten viele Nährstoffe und andere chemische Substanzen, die von der Wissenschaft bisher noch nicht identifiziert worden sind, von denen man aber weiß, dass sie zahlreiche positive Wirkungen haben. Was vollwertige Lebensmittel so gesund macht, ist die Synergie dieser Nährstoffe – die Art, wie sie zusammenwirken, statt einfach nur eine Gruppe einzelner, isolierter Substanzen zu sein wie in einem Nahrungsergänzungsmittel.

Vor diesem Hintergrund möchten wir uns in diesem Buch mit über 40 Nährstoffen beschäftigen. Jeder dieser Substanzen ist ein eigenes, leicht verständliches Kapitel gewidmet; und jedes Kapitel enthält eine Beschreibung des jeweiligen Nährstoffs und einen Überblick über seine Aufgaben im Körper und seine positiven gesundheitlichen Auswirkungen. Und was am allerwichtigsten ist: Sie erfahren auch, welche Lebensmittel den höchsten Gehalt an diesem Nährstoff haben. Außerdem gebe ich Ihnen ein paar Vorsichtsmaßnahmen und Warnhinweise für Personengruppen mit Vorerkrankungen mit auf den Weg, die die Aufnahme des jeweiligen Nährstoffs beeinträchtigen könnten.

Versuchen Sie es doch einmal mit Nutrigenomik!

Wenn Sie sich noch konkretere, genau auf Ihre persönlichen Bedürfnisse zugeschnittene Empfehlungen wünschen, sollten Sie mit einem Ernährungsberater sprechen und einen nutrigenomischen Test durchführen lassen. Nutrigenomik ist ein Forschungsgebiet, das sich mit dem Thema Genetik und Ernährung befasst. So gibt es zum Beispiel Genvarianten, die sich darauf auswirken, wie Ihr Körper verschiedene Nährstoffe (etwa Kohlenhydrate, Eiweiß und Fett) verstoffwechselt und wie gut er Vitamine aufnehmen und verwerten kann. Beispielsweise braucht jeder Mensch Kohlenhydrate; doch die genaue Menge variiert von Individuum zu Individuum. Manche Menschen kommen aufgrund ihrer genetischen Veranlagung besser mit einer geringeren Menge an Kohlenhydraten (die nur etwa ein Drittel der Portion auf ihrem Teller ausmachen) zurecht; andere müssen darauf achten, dass ihre Mahlzeiten bis zur Hälfte aus kohlenhydratreichen Lebensmitteln bestehen, um ihren Bedarf zu decken und möglichst gesund zu bleiben. Eine nutrigenomische Untersuchung kann Ihnen auch zeigen, ob Sie von Ihren Erbanlagen her eher zu einem Mangel an bestimmten Vitaminen neigen. Das kann Ihnen bei Ihrer Lebensmittelauswahl und bei der Entscheidung für bestimmte Labortests helfen.

Vitamin A

Wenn uns Vitamine Superkräfte verleihen könnten, wäre Vitamin A dafür bekannt, dass man davon Adleraugen, ein starkes Immunsystem, strahlende Haut und schöne Haare und Nägel bekommt. Um diesen lebenswichtigen Nährstoff ranken sich viele Missverständnisse, und es herrscht große Verwirrung über seine verschiedenen Formen, seinen Gesundheitswert und etwaige Risiken. Die meisten Menschen in den USA nehmen mit ihrer Ernährung sehr viel Vitamin A auf; doch in den Entwicklungsländern ist ein Mangel an dem Vitamin leider die Hauptursache für Erblindung. Idealerweise sollte man sein Vitamin A ausschließlich aus Nahrungsquellen beziehen. Viel Vitamin A ist beispielsweise in Eiern, Fisch, Spinat, Mohrrüben und zahlreichen anderen Lebensmitteln enthalten, über die Sie in diesem Kapitel erfahren werden.

Beschreibung

Vitamin A stärkt die Immunabwehr, hält die Augen gesund und sorgt dafür, dass das Fortpflanzungssystem richtig funktioniert. Außerdem ist dieses Vitamin ein Antioxidans; das heißt, es kann zur Bekämpfung schädlicher chemischer Substanzen – sogenannter freier Radikale – beitragen.

Es gibt zwei Hauptformen von Vitamin A, die man mit der Nahrung aufnehmen kann:

- **Aktives Vitamin A:** Dieses liegt bereits fertig vor und ist nur in tierischen Lebensmitteln enthalten. Diese Form von Vitamin A kann der Körper sofort verwerten oder speichern. Sie besteht aus einer Gruppe chemischer Verbindungen, die man als Retinoide bezeichnet. Es gibt viele verschiedene Arten von Retinoiden, beispielsweise Retinol, Retinal, Retinsäure und Retinylester.

- **Provitamin A:** Diese Form von Vitamin A ist im Körper noch nicht aktiv; doch nach dem Verzehr wird sie in den Geweben in aktives Vitamin A umgewandelt. Provitamin A kommt in Obst und Gemüse vor und besteht aus einer Gruppe chemischer Substanzen namens Karotinoide. Das bekannteste Karotinoid ist Betakarotin, ein Pigment, das vielen Früchten und Gemüsen ihr leuchtendes Orange verleiht.

Ebenso wie andere fettlösliche Vitamine wird auch Vitamin A im Körper gespeichert, und zwar hauptsächlich in der Leber. Bei Bedarf an zusätzlichem Vitamin A wird dieses aus der Leber freigesetzt und dorthin transportiert, wo der Körper es benötigt.

Unser Verdauungstrakt kann Vitamin A besser resorbieren, wenn wir es zusammen mit Fett aufnehmen. Pflanzliches Betakarotin kann leichter resorbiert werden, wenn das betreffende Lebensmittel fein gehackt oder schonend gegart wird; denn dadurch werden die zähen Zellwände aufgebrochen, was die Bioverfügbarkeit des Vitamins erhöht.

Aufgaben im Körper

- **Unterstützt die Funktion von Herz, Nieren und Lungen:** Vitamin A trägt dazu bei, dass die Zellen dieser lebenswichtigen Organe sich richtig replizieren, und wirkt auch an der Zellreparatur mit.
- **Augengesundheit:** Vitamin A ist ein Bestandteil der Eiweiße, die Licht in die Netzhaut aufnehmen und Ihre Augen während des Entwicklungs- und Alterungsprozesses gesund erhalten.
- **Immunsystem und Zellkommunikation:** Vitamin A ist notwendig, damit verschiedene Arten von Immunzellen ihren richtigen Wirkungsort finden und in Kommunikation mit anderen Zellen gegen Krankheitserreger wie beispielsweise Bakterien vorgehen können.

Gesundheitswert

- **Lindert Entzündungen:** Vitamin A ist nicht nur ein Vitamin, sondern gleichzeitig auch ein Antioxidans und kann, wenn es in optimalen Mengen im Körper vorliegt, Entzündungsprozesse lindern.
- **Trägt zum Zellwachstum bei:** Vitamin A wird für das Zellwachstum und die Zellteilung gebraucht und spielt somit auch eine Rolle bei der Krebsvorbeugung; denn Krebs entsteht im Grunde dadurch, dass Zellen die falschen Signale erhalten und sich unkontrolliert vermehren.
- **Sorgt für eine gesunde Haut:** Obwohl man den genauen Wirkmechanismus noch nicht kennt, scheint die richtige Menge an Vitamin A bei manchen Menschen zur Vorbeugung von Akne beizutragen. Außerdem verlangsamt das Vitamin die Entstehung von Hautschäden durch die Ultraviolettstrahlung der Sonne, die zu Falten und Hautalterung führt.
- **Hält die Augen gesund:** Der Verzehr von Vitamin-A-reichen Lebensmitteln hilft Ihnen, im Alter Ihre Augen gesund zu erhalten. Dies ist möglicherweise auf die antioxidative Wirkung des Vitamins und darauf zurückzuführen, dass es die wichtigsten Augenpigmente bildet.
- **Trägt zur Krebsvorbeugung bei:** Studien zufolge kann der Verzehr von Betakarotin aus pflanzlichen Lebensmitteln vor Krebs schützen. Interessanterweise ist dieser Effekt für Nahrungsergänzungsmittel mit Betakarotin nicht nachgewiesen.

Nebenwirkungen, Warnhinweise und Vorsichtsmaßnahmen

Aktives Vitamin A wird nicht schnell aus dem Körper ausgeschieden, weil es sich dabei um ein fettlösliches Vitamin handelt. Das bedeutet, dass sich überschüssiges Vitamin A im Fettgewebe ansammelt. Eine ständige zu hohe Zufuhr von aktivem Vitamin A kann zur Gelbfärbung von Haut und Augen führen. Dieses Risiko besteht, wenn Sie viele Lebensmittel mit hohem Gehalt an aktivem Vitamin A (beispielsweise Leber) zu sich nehmen oder Nahrungsergänzungsmittel mit hochdosiertem aktivem Vitamin A einnehmen. Es ist wichtig, seinem Körper genau die richtige Menge dieses Vitamins zuzuführen – nicht zu viel und nicht zu wenig. Eine zu hohe Zufuhr kann manche positiven Auswirkungen dieses faszinierenden Vitamins zunichtemachen.

Mangelerscheinungen

Vitamin-A-Mangel kommt in den meisten entwickelten Ländern selten vor. Anzeichen eines leichten Mangels können trockene Haut oder trockene Augen sein. Länger anhaltender Mangel an dem Vitamin kann mit der Zeit zu Blindheit, Unfruchtbarkeit oder Wachstumsverzögerungen führen; doch in diesem Schweregrad kommt Vitamin-A-Mangel normalerweise nur in den weniger entwickelten Gegenden der Welt vor. Tragischerweise verlieren jedes Jahr bis zu 500.000 unterernährte Kinder in den Entwicklungsländern durch Vitamin-A-Mangel ihr Augenlicht.

Wie viel braucht man?

Die Vitamin-A-Mengen werden in Retinol-Aktivitätsäquivalenten (RAEs) gemessen, da die verschiedenen Formen von Vitamin A (zum Beispiel Retinol im Vergleich zu Karotinoiden) unterschiedlich bioaktiv sind, also nicht die gleiche Wirkung im Körper entfalten. So werden RAEs in andere gebräuchliche Vitamin-A-Maße umgerechnet:

- 1 RAE = 0,001 mg Retinol
- 1 RAE = 0,006 mg Betakarotin
- 1 RAE = 3,3 internationale Einheiten (IEs) Vitamin A

Die amerikanische Gesundheitsbehörde Food and Drug Administration (FDA) setzt in den Jahren 2020–2021 neue Kennzeichnungsregeln in Kraft, laut denen die Vitamin-A-Mengen künftig in RAEs statt in IEs angegeben werden sollen. Hier die neuesten, aktualisierten Referenzbereiche (die Mengenangaben verstehen sich pro Tag):

ALTER	MÄNNLICH	WEIBLICH
0–6 Monate	400 µg RAE	400 µg RAE
7–12 Monate	500 µg RAE	500 µg RAE
1–3 Jahre	300 µg RAE	300 µg RAE
4–8 Jahre	400 µg RAE	400 µg RAE
9–13 Jahre	600 µg RAE	600 µg RAE
14–18 Jahre	900 µg RAE	700 µg RAE
19+ Jahre	900 µg RAE	700 µg RAE
70+ Jahre	900 µg RAE	700 µg RAE
Schwangerschaft	–	770 µg RAE
Stillzeit	–	1300 µg RAE

Tolerierbare Obergrenzen

ALTER	MENGE PRO TAG
0–12 Monate	600 µg
1–3 Jahre	600 µg
4–8 Jahre	900 µg
9–13 Jahre	1700 µg
14–18 Jahre	2800 µg
19+ Jahre	3000 µg

Empfehlungen für die Aufnahme

Vitamin A ist in vielen Lebensmitteln in reichlichen Mengen enthalten (von Eiern und Fischkonserven bis hin zu den verschiedensten Obst- und Gemüsearten), sodass die allermeisten Menschen kein Vitamin-A-Nahrungsergänzungspräparat einzunehmen brauchen, solange sie sich ausgewogen ernähren.

Natürliche Nahrungsquellen

Tierische Lebensmittel:

LEBENSMITTEL (PORTION)	VITAMIN A (µg RAE)
Leber, Rind (85 g)	6600
Salzhering (85 g)	220
Voll-Milch (250 ml)	150
Ei (1 großes)	75
Käse (30 g)	60–85
Sardinen (85 g)	92
Thunfisch (85 g)	55
Heringsöl (1 Esslöffel)	13,6
Lebertran (1 Esslöffel)	13,5

Vegane Lebensmittel:

LEBENSMITTEL (PORTION)	BETAKAROTIN (mg)
Blattspinat, gekocht (½ Tasse)*	6,9
Mohrrüben, gehackt, gekocht (½ Tasse)	6,5
Blattkohl, gekocht (½ Tasse)	5,8
Mohrrüben, roh (1 mittelgroße)	5,1
Cantaloupe-Melone, gehackt (1 Tasse)	3,2
Süßkartoffel (1 ganze)	1,4
Paprika (rote), gehackt, roh (½ Tasse)	0,177

Goldene Suppe für ein gesundes Immunsystem

2 Portionen

Diese Suppe enthält jede Menge Vitamin A. Kochen Sie gleich eine größere Menge davon vor, die Sie dann unter der Woche nur noch aufzuwärmen brauchen! Reichen Sie etwas Vollkornbrot dazu.

¼ kleine Küchenzwiebel, geschält und gewürfelt	1 mittelgroße Selleriestange, gehackt	¼ Teelöffel getrockneter Oregano
½ Esslöffel extra natives Olivenöl	¼ Tasse Süßkartoffel, gewürfelt	¼ Teelöffel zerdrückte rote Pfefferkörner
1 Knoblauchzehe, fein gehackt	1 mittelgroße Mohrrübe, geschält und gehackt	⅛ Teelöffel Salz
¼ Teelöffel Kurkuma	½ mittelgroße Zucchini, gehackt	⅛ Teelöffel gemahlener schwarzer Pfeffer
250 ml natriumarme Gemüsebrühe	85 g gewürfelte Tomaten aus der Dose	¼ Tasse gehackter Grünkohl
250 ml Wasser		1 frischer Thymianzweig
¼ Tasse* Linsen		

PRO PORTION

Kalorien: 181, Fett: 4 g, Eiweiß: 8 g, Natrium: 345 mg, Ballaststoffe: 6 g, Kohlenhydrate: 31 g, Zucker: 8 g, Vitamin A: 8193 IE oder 395 µg RAE

1 In einem großen Kochtopf bei mittlerer Hitze die Zwiebelwürfel 3–5 Minuten in dem Öl andünsten.

2 Knoblauch und Kurkuma dazugeben und weitere 1–2 Minuten dünsten lassen. Brühe und Wasser hinzufügen und zum Kochen bringen.

3 Die übrigen Zutaten (außer Grünkohl und Thymian) dazugeben. 40 Minuten köcheln lassen.

4 Grünkohl und Thymian hinzufügen und noch 5 Minuten kochen, bis der Grünkohl weich ist.

5 Sofort servieren.

---

* A.d.Ü: Die Amerikaner verwenden bei Rezepten häufig keine Gramm-Maße, sondern „cups" (Tassen) als Maßeinheit, die jedoch etwas größer sind als unsere normalen Tassen. Im Online-Handel z. B. gibt es Messbecher zu 1, ½, ¼ und ⅓ amerikanische „cups" zu kaufen; damit kann man die Mengen ganz genau dosieren.

Verzweigtkettige Aminosäuren
(Isoleucin, Leucin und Valin)

Wenn Sie sich für das Thema Muskelaufbau interessieren, haben Sie wahrscheinlich bereits von verzweigtkettigen Aminosäuren gehört oder vielleicht sogar schon solche Präparate eingenommen. Zur Kategorie der essentiellen Aminosäuren (AAs) gehören drei verzweigtkettige Aminosäuren (BCAAs). Der Begriff „verzweigtkettig" bezieht sich auf ihre chemische Zusammensetzung und auf die verzweigte Form der Moleküle. Diesen Aminosäuren kommt eine ganz besondere, wichtige Rolle bei der Aufrechterhaltung unserer normalen Körperfunktionen und bei der Linderung einiger schwerer Krankheiten zu. Verzweigtkettige Aminosäuren sind ein beliebtes Nahrungsergänzungsmittel, vor allem in der Bodybuilding-Szene; aber sie sind auch in vielen Nahrungsmitteln enthalten, die Sie wahrscheinlich bereits regelmäßig zu sich nehmen. In diesem Kapitel möchte ich auf die gesundheitlichen Vorteile dieser Aminosäuren und auf das Für und Wider einer Einnahme von BCAA-Präparaten eingehen.

Beschreibung

In unserem Körper findet ständig eine Muskeleiweißsynthese statt, um die Eiweiße, die beim Proteinabbau verloren gehen, zu ersetzen. Um neue Eiweiße zu synthetisieren, braucht Ihr Körper eine ausreichende Menge aller essentiellen Aminosäuren (einschließlich der verzweigtkettigen) und auch sämtlicher nicht-essentiellen Aminosäuren. BCAAs werden von Muskeln, Herz und dem endokrinen (hormonproduzierenden bzw. -regulierenden) System gebraucht. Die drei BCAAs sind:

• Isoleucin
• Leucin
• Valin

Manche Menschen nehmen Nahrungsergänzungsmittel mit BCAAs ein in der Hoffnung, ihre Muskeln aufzubauen und ihre Trainingsleistung und die Erholung nach dem Training zu verbessern. Aber BCAAs können zwar die Muskeleiweißsynthese steigern; doch ohne die anderen essentiellen Aminosäuren, die in vollwertigen Eiweißquellen enthalten sind, läuft diese Synthese nicht optimal ab.

Manche Studien zeigen, dass die Einnahme von BCAA-Präparaten beim Muskelaufbau hilft und der Ermüdung nach dem Training entgegenwirkt, während andere Studien genau das Gegenteil ergeben haben. Ob Nahrungsergänzungsmittel für diesen Zweck optimal geeignet sind, steht also noch nicht fest; doch es ist bekannt, dass man zu den meisten Mahlzeiten eiweißreiche Lebensmittel zu sich nehmen sollte. So gehen Sie sicher, Ihren Bedarf an verzweigtkettigen Aminosäuren zu decken, da viele eiweißhaltige Lebensmittel (beispielsweise Fleisch, Fisch, Milchprodukte und Tofu) auch BCAAs enthalten.

Im Krankenhaus werden BCAAs an Patienten mit Lebererkrankungen, Dyskinesien und Magersucht verabreicht, weil sie sich nachweislich positiv auf die Nachrichtenübermittlung im Gehirn auswirken.

Aufgaben im Körper

Die drei verzweigtkettigen Aminosäuren erfüllen unterschiedliche Funktionen in unserem Organismus:

ISOLEUCIN:
- Wirkt am Muskelstoffwechsel mit
- Ist wichtig für das Immunsystem
- Spielt bei der Bildung von Hämoglobin eine Rolle
- Ist am Energieregulationssystem des Körpers beteiligt

LEUCIN:
- Trägt zur Blutzuckerregulation bei
- Spielt eine wichtige Rolle für die Eiweißsynthese und Muskelreparatur; regt die Wundheilung an
- Bildet Wachstumshormone; Leucin ist an der Aktivierung einer für das Zellwachstum wichtigen chemischen Substanz namens mTOR beteiligt
- Trägt zur Zellkommunikation bei und sorgt somit für eine ordnungsgemäße Proteinsynthese

VALIN:
- Trägt in Kooperation mit den anderen beiden BCAAs zum Aufbau von Muskelgewebe und anderen Eiweißen im Körper bei
- Verbessert den Stickstoffhaushalt im Organismus, indem es überschüssigen Stickstoff aus der Leber beseitigt und so der Entstehung einer Toxizität vorbeugt

- Ist eine „glukogene Aminosäure" (kann zur Energiegewinnung in Glukose umgewandelt werden)

Gesundheitswert

Zu den positiven Auswirkungen von BCAAs gehören:

- Muskelaufbau und -erhalt
- Linderung von Muskelkater nach dem Training
- Leucin kann eine appetitzügelnde Wirkung haben und dadurch zur Gewichtskontrolle beitragen
- Dienen in Notzeiten als Energiequelle
- Tragen zu einer ordnungsgemäßen Kommunikation zwischen Zellen bei, vor allem in Krankheitszeiten, wenn der Körper unter starkem Stress steht
- Tragen zum Erhalt der Muskelmasse bei

Nebenwirkungen, Warnhinweise und Vorsichtsmaßnahmen

Wenn man ausschließlich BCAAs (oder zu viele davon) aufnimmt, ohne seinem Körper gleichzeitig auch alle anderen essentiellen Aminosäuren zuzuführen, kann sich der Abbau von Muskeleiweiß dadurch sogar verstärken. Das liegt daran, dass wir für die Muskelproteinsynthese alle Aminosäuren benötigen. Wenn wir nur drei essentielle Aminosäuren aufnehmen, so ist Proteinabbau die einzige Möglichkeit für unseren Körper, sich auch die anderen Aminosäuren zu verschaffen, die er für die Eiweißsynthese braucht. Studien zufolge nimmt der Muskelproteinumsatz bei hoher BCAA-Aufnahme ab. Der Proteinumsatz ist für eine erhöhte Muskeleffizienz wichtig. Geht der Proteinumsatz zurück, so nimmt die Muskelkraft dadurch auf lange Sicht stark ab.

Manche Studien deuten auch darauf hin, dass die Einnahme von BCAA in großen Mengen mTOR aktivieren und dadurch zu einer Insulinresistenz führen kann. Die Einnahme hochdosierter BCAA-Präparate kann schädlich sein und unerwünschte Nebenwirkungen wie Übelkeit und Kopfschmerzen verursachen. Außerdem kann es dadurch zu Wechselwirkungen mit bestimmten Medikamenten kommen. Also sprechen Sie unbedingt mit Ihrem Arzt und Ernährungsberater, wenn Sie solche Nahrungsergänzungsmittel einnehmen!

Alles in allem gibt es keine stichhaltigen Beweise dafür, dass die Einnahme von BCAA-Präparaten sinnvoll ist, vor allem bei gesunden Menschen. Vielen Studien zufolge kann eine hohe BCAA-Zufuhr sogar negative Auswirkungen haben. Also decken Sie lieber Ihren gesamten Eiweißbedarf durch eine Vielfalt an verschiedenen Lebensmitteln! Das ist der beste Weg zu einem ausgewogenen Eiweißhaushalt.

Mangelerscheinungen

Normalerweise haben nur Menschen mit generellem Eiweißmangel zu wenig BCAA. Wenn Sie Ihrem Körper mit der Nahrung täglich genügend Eiweiß zuführen, bekommen Sie auch genug BCAA. Die Anzeichen eines BCAA-Mangels entsprechen denen eines allgemeinen Eiweißmangels, zum Beispiel:

- Muskelabbau
- Schwäche, Müdigkeit und Abgeschlagenheit
- Konzentrationsstörungen

Wie viel braucht man?

In den USA gibt es keine offiziellen Richtlinien für die BCAA-Zufuhr, sondern lediglich allgemeine Empfehlungen für den Eiweißverzehr. Neuere Studien deuten darauf hin, dass der Bedarf an BCAA bis zu 67 Milligramm pro Pfund Körpergewicht betragen kann. Eine durchschnittliche tägliche Aufnahme von 15–30 Gramm BCAA über die Nahrung dürfte für den Tagesbedarf der meisten Menschen ausreichen. Dieser Bedarf lässt sich leicht aus Nahrungsquellen decken.

Empfehlungen für die Aufnahme

Am besten ist es, seinem Körper BCAAs aus eiweißhaltigen Nahrungsmitteln zuzuführen, da diese alle essentiellen Aminosäuren liefern. Zum Glück sind BCAAs in vielen Lebensmitteln und Eiweißpräparaten reichlich enthalten; daher brauchen die meisten Menschen keine BCAA-Präparate einzunehmen, vor allem, wenn sie mit der Nahrung genügend Eiweiß aufnehmen. Falls Sie nicht genügend eiweißhaltige Lebensmittel essen können (oder bei bestimmten gesundheitlichen Problemen) kann eine BCAA-Nahrungsergänzung sinnvoll und von Vorteil sein.

Natürliche Nahrungsquellen

LEBENSMITTEL (PORTIONSGRÖSSE)	BCAA (g)	LEBENSMITTEL (PORTIONSGRÖSSE)	BCAA (g)
Hühnerfleisch (85 g)	3	Milch jeglicher Art (250 ml)	2
Rindfleisch (85 g)	3	Tofu und Tempeh (85 g)	0,9–2,3
Wildlachs (85 g)	2,9	Ei (1 großes)	1,3
Bohnen und Linsen, gegart (1 Tasse)	2,5–3	Quinoa (1 Tasse)	1
Hüttenkäse (½ Tasse)	2,3	Nüsse (30 g)	0,7–1

REZEPT

Frühstückspfanne „Eiweißpower" 1 Portion

Holen Sie sich morgens als Erstes einen Eiweißkick! Dieses vegetarische Gericht liefert Ihnen jede Menge Energie für einen produktiven Tag.

½ Esslöffel extra natives Olivenöl

¼ kleine Zwiebel, geschält und gehackt

1 Knoblauchzehe, fein gehackt

½ kleine Süßkartoffel, gehackt

85 g Tempeh, gehackt

½ kleine rote Paprika, entkernt und gehackt

¼ Tasse schwarze Bohnen, gespült und abgetropft

1 großes Ei

1 Prise Salz

1 Prise schwarzer Pfeffer

1 Esslöffel gehacktes frisches Korianderkraut

4 Kirschtomaten, halbiert

PRO PORTION

Kalorien: 437, Fett: 19 g, Eiweiß: 28 g, Natrium: 543 mg, Ballaststoffe: 8 g, Kohlenhydrate: 39 g, Zucker: 7 g

1 Das Öl in einer mittelgroßen Pfanne bei mittlerer Temperatur erhitzen. Zwiebel und Knoblauch hineingeben und 1–2 Minuten andünsten.

2 Kartoffeln, Tempeh, Paprika und Bohnen hinzufügen und ungefähr 8–10 Minuten mitdünsten, bis die Kartoffeln gar sind.

3 In der Zwischenzeit in einer kleinen Pfanne das Ei nach Belieben zubereiten.

4 Sobald das Gemüse gar ist, mit Salz und Pfeffer würzen und in eine Servierschüssel füllen.

5 Das Ei über das Gemüse geben, mit frischem Korianderkraut und Tomaten garnieren und genießen!

Essentielle Aminosäuren
(Histidin, Isoleucin, Leucin, Lysin, Methionin, Phenylalanin, Threonin, Tryptophan und Valin)

Aminosäuren (AAs) sind die Bausteine, aus denen Eiweiß besteht. Eiweiß (Protein) ist neben Kohlenhydraten und Fett einer der drei Makronährstoffe, die Sie täglich aufnehmen müssen. Manche Aminosäuren kann der Körper selbst herstellen; andere muss man ihm über die Nahrung zuführen. Neun der insgesamt 20 Aminosäuren in Ihrem Körper sind essentiell: Histidin, Isoleucin, Leucin, Lysin, Methionin, Phenylalanin, Threonin, Tryptophan und Valin. Drei dieser essentiellen AAs bezeichnet man als verzweigtkettige Aminosäuren (BCAAs); auf diese bin ich bereits im vorigen Kapitel („Verzweigtkettige Aminosäuren") eingegangen.

Beschreibung

Je nachdem, ob der Körper sie selbst herstellen kann oder nicht, teilt man Aminosäuren in zwei verschiedene Kategorien ein. Von den 20 AAs, die Ihr Körper als Bausteine für die Eiweißherstellung nutzt, müssen Sie ihm neun über die Nahrung zuführen; das sind die „essentiellen" Aminosäuren. Von den übrigen elf AAs gelten fünf als „nicht-essentiell" (das heißt, der Körper kann sie ohne Zufuhr über die Nahrung selber bilden) und sechs als „bedingt essentiell", weil er sie nur dann herstellen kann, wenn man genügend Eiweiß und andere Nährstoffe zu sich nimmt. In Zeiten erhöhten Bedarfs (zum Beispiel bei schweren

Krankheiten, Verletzungen oder sonstigem Stress für den Körper) müssen Sie diese bedingt essentiellen Aminosäuren möglicherweise ebenso mit der Nahrung aufnehmen wie die essentiellen.

Kurz gesagt:

- Die neun essentiellen Aminosäuren sind Histidin, Isoleucin, Leucin, Lysin, Methionin, Phenylalanin, Threonin, Tryptophan und Valin.
- Die sechs bedingt essentiellen Aminosäuren sind Arginin (diese AA ist übrigens für Kinder essentiell), Cystein, Glutamin, Glycin, Prolin und Tyrosin.
- Die fünf nicht-essentiellen Aminosäuren sind Alanin, Asparagin, Asparaginsäure, Glutaminsäure und Serin.

Aufgaben im Körper

- **Muskelaufbau und -erhalt:** Aminosäuren sind die Bausteine für die Eiweiße, aus denen Ihre Muskeln und Ihr Gewebe bestehen. Im Körper sterben ständig Muskelzellen ab und werden durch neue ersetzt. Für diese Neuaufbau- und Reparaturvorgänge braucht der Körper Eiweiß. Deshalb ist es wichtig, zu den Mahlzeiten stets auch genügend Kohlenhydrate und Fette aufzunehmen, damit das Eiweiß für Muskel- und Gewebeaufbau und -reparatur verwendet werden kann.

- **Knochengesundheit:** Eiweiß sorgt für die richtige Knochenentwicklung bei Kindern und für gesunde Knochen während des ganzen Lebens. Bei älteren Erwachsenen kann eine ausreichende Eiweißzufuhr zur Vorbeugung von Knochenbrüchen beitragen.
- **Gewichtsabnahme und -erhaltung:** Ohne Eiweiß funktionieren unsere Sättigungsmechanismen nicht richtig. Es trägt dazu bei, Hungergefühle einzudämmen und den Stoffwechsel anzukurbeln. Manchen Studien zufolge können Sie leichter abnehmen und Ihr Wunschgewicht anschließend auch halten, wenn 25–35 Prozent Ihrer Kalorienaufnahme aus Eiweiß bestehen.
- **Zellreparatur und -wartung:** Aminosäuren sind ein fester Bestandteil sämtlicher Zellen und Gewebe. Für die ständigen Wiederaufbau- und Reparaturprozesse im Körper ist eine kontinuierliche Zufuhr von Aminosäuren erforderlich.
- **Bildung von Enzymen:** Auch diese Substanzen, die zur Beschleunigung chemischer Reaktionen im Körper benötigt werden, bestehen aus Aminosäuren. Durch unterschiedliche Kombinationen von Aminosäuren entstehen jeweils verschiedene Enzyme. Zur Bildung eines Enzyms müssen 100 bis 1000 Aminosäuren aneinandergereiht werden. Enzyme sorgen für einen effizienten Ablauf verschiedenster chemischer Reaktionen wie beispielsweise der Verdauung.
- **Gesundes Immunsystem:** Auch die äußerste Schutzbarriere Ihres Körpers – die Haut – besteht aus Eiweiß. Im Inneren des Körpers werden andere Bestandteile des Immunsystems, zum Beispiel Antikörper und Gerinnungsfaktoren, aus Aminosäuren hergestellt.
- **Aufrechterhaltung eines gesunden Blutzuckerspiegels:** Insulin – das Hormon, das die Zellen dazu bringt, Zucker (Glukose) aus dem Blut aufzunehmen – besteht aus 51 Aminosäuren.
- **Mitwirkung bei der Bildung wichtiger Neurotransmitter:** Chemische Botenstoffe (sogenannte Neurotransmitter) sind für die Weiterleitung von Signalen im Körper zuständig. Drei dieser Botenstoffe – Adrenalin, Noradrenalin und Serotonin – beeinflussen unsere Stimmung und unser psychisches Verhalten. Die essentielle Aminosäure Tryptophan wird für die Synthese von Serotonin benötigt. Andere AAs dienen dem Gehirn für die Bildung verschiedener anderer Neurotransmitter. Die AAs sind Vorläufer dieser Neurotransmitter, was bedeutet, dass sie eine Reihe chemischer Reaktionen und Verbindungen mit anderen Substanzen durchlaufen, um letztendlich Neurotransmitter zu bilden.
- **Energiequelle:** AAs bilden Eiweiße, die zwar nicht die bevorzugte Energiequelle des Körpers sind, in Notzeiten jedoch auch als Energielieferant genutzt werden können.

Gesundheitswert

- Fördern eine gesunde Muskelfunktion
- Spielen bei der Gewichtsabnahme und -erhaltung eine Rolle
- Tragen zu einem gesunden Immunsystem bei, sodass man seltener krank wird

- Leisten (in ausreichenden Mengen aufgenommen) einen Beitrag zur Stärkung der Knochen und senken das Risiko für Knochenbrüche
- Fördern gesunde Haare, Haut und Nägel
- Beschleunigen die Genesung von Krankheiten und Verletzungen
- Liefern Energie, wenn andere Energiequellen dafür nicht ausreichen
- Können zur Blutdrucksenkung beitragen

Nebenwirkungen, Warnhinweise und Vorsichtsmaßnahmen

Wenn nicht genügend Kohlenhydrate und Fette für die Energiegewinnung zur Verfügung stehen, beginnt der Körper Muskeln abzubauen, um sich die nötige Energie zu verschaffen. Deshalb ist es so wichtig, Ihrem Körper stets genügend komplexe Kohlenhydrate und gesunde Fette zuzuführen, damit die Aminosäuren alle wichtigen Funktionen im Organismus erfüllen können, zu denen nur sie in der Lage sind, statt als Energiequelle genutzt zu werden.

Es gibt zwar keine Obergrenze für die Aminosäuren- bzw. Eiweißzufuhr; doch Menschen mit Nierenproblemen dürfen nicht zu viel Eiweiß zu sich nehmen, weil das die Nieren belasten kann. In so einem Fall sollten Sie Ihren Arzt und Ernährungsberater fragen, wie viel Eiweiß Sie brauchen, da dies je nach Art der Nierenerkrankung unterschiedlich ist.

Mangelerscheinungen

Leichter Eiweißmangel (also eine insgesamt zu geringe Aufnahme sämtlicher Aminosäuren) kommt eigentlich ziemlich häufig vor. Viele Menschen – vor allem Senioren und Menschen mit bereits bestehenden Erkrankungen – haben ein erhöhtes Risiko für einen Eiweißmangel. Auch Sportler und Menschen, die sich gerade von einer Verletzung oder Operation erholen, benötigen mehr Protein. Ein Mangel an bestimmten Aminosäuren ist nicht sehr häufig, kann bei AAs wie Tryptophan aber gelegentlich vorkommen. Dies kann das Tryptophan in manchen seiner Funktionen (beispielsweise der Serotoninproduktion) beeinträchtigen. Menschen, die ihrem Körper nicht genug Tryptophan zuführen, können unter Symptomen wie verstärkter Traurigkeit und Depressionen leiden, da Serotonin zur Stimmungsregulation beiträgt. Weltweit ist Eiweißmangel ein großes Problem: Er beeinträchtigt das Wachstum und die Entwicklung von Millionen von Kindern und auch die Gesundheit vieler Erwachsener. Kwashiorkor ist eine schwere Form von Eiweißmangel, die normalerweise in Regionen mit unzureichender Nahrungsversorgung oder Hungersnot auftritt. Kinder mit Kwashiorkor verlieren an Muskelmasse und leiden oft unter Ödemen (Flüssigkeitsansammlungen unter der Haut aufgrund von Eiweißmangel), einem geschwächten Immunsystem und Anorexie.

Eiweißmangel kann sich in folgenden Symptomen äußern:

- Vermehrter Appetit, der mit der Zeit zur Gewichtszunahme führen kann
- Verlust an Muskelmasse
- Geschwächtes Immunsystem und erhöhte Infektionsanfälligkeit
- Fettleber

- Dünner werdendes Haar und Haarausfall, brüchige Nägel, trockene und schuppige Haut
- Geschwächte Knochen und erhöhte Neigung zu Knochenbrüchen
- Ödeme (Schwellungen aufgrund von Flüssigkeitsansammlungen)
- Zu geringes oder verzögertes Wachstum bei Kindern

Wie viel braucht man?

Wie viel Eiweiß (also sämtliche Aminosäuren) Sie brauchen, hängt von verschiedenen Faktoren wie beispielsweise Muskelmasse, Grad Ihrer Aktivität, Alter und Gewicht ab. Es gibt keine spezifischen Empfehlungen für die Aufnahme von Aminosäuren, da diese in den Verzehrempfehlungen für Eiweiß inbegriffen sind. Normalerweise wird der Eiweißbedarf anhand des Körpergewichts berechnet. Die derzeitige empfohlene Tagesdosis (RDA) für Erwachsene beträgt 0,8 Gramm pro Kilogramm oder 0,4 Gramm pro Pfund Körpergewicht. Dies entspricht wahrscheinlich der Mindestmenge, die die meisten Menschen benötigen; doch neuere wissenschaftliche Untersuchungen scheinen darauf hinzudeuten, dass diese Menge nicht optimal ist. Unten stehend finden Sie ein paar allgemeine Richtlinien und Empfehlungen für die Eiweißzufuhr.

Empfehlungen für die Aufnahme

Fast alle Lebensmittel enthalten etwas Eiweiß, und es gibt viele hervorragende pflanzliche und tierische Eiweißquellen. Vielen Menschen würde eine vorwiegend pflanzliche Ernährung guttun; man sollte versuchen, seine Ernährung so umzustellen, dass mindestens ein Drittel bis die Hälfte aller Mahlzeiten aus pflanzlichen Eiweißquellen besteht. Wenn Sie pflanzliche Proteine zu sich nehmen, kommen Sie gleichzeitig auch in den Genuss aller anderen Vorteile einer pflanzlichen Kost: nämlich einer guten Versorgung mit Antioxidanzien,

ALTER	MÄNNLICH	WEIBLICH
0–6 Monate	9 g/Tag	9 g/Tag
7–12 Monate	11 g/Tag	11 g/Tag
1–3 Jahre	13 g/Tag	13 g/Tag
4–8 Jahre	19 g/Tag	19 g/Tag
9–13 Jahre	34 g/Tag	34 g/Tag
14–18 Jahre	52 g/Tag	46 g/Tag
19–30 Jahre	56 g/Tag	46 g/Tag
31–50 Jahre	56 g/Tag	46 g/Tag
51+ Jahre	56 g/Tag	46 g/Tag
Schwangerschaft	–	71 g/Tag
Stillzeit	–	71 g/Tag

sekundären Pflanzenstoffen, Vitaminen und Mineralstoffen.

Fisch ist eine der besten tierischen Eiweißquellen, weil er gleichzeitig auch gesunde Fette (Omega-3-Fettsäuren) und andere wertvolle Nährstoffe liefert. Zwar gibt es auch noch andere tierische Nahrungsquellen, die eher mehr Eiweiß enthalten als die meisten pflanzlichen Proteinquellen; aber essen Sie nicht zu viel rotes Fleisch und fette Fleischteile! Die gesättigten Fette in solchem Fleisch sind die ungesündeste Art von Fett, die es gibt; sie können zu vermehrten Entzündungsprozessen, einem höheren Risiko für Herz-Kreislauf-Erkrankungen und anderen gesundheitlichen Problemen führen.

Natürliche Nahrungsquellen

Tierische Lebensmittel:

LEBENSMITTEL (PORTIONSGRÖSSE)	EIWEISS (g)
Thunfisch (1 Tasse)	39
Hüttenkäse, 2% Fett (1 Tasse)	27
Hähnchenbrust, ohne Haut gebraten (85 g)	23
Mageres Rindfleisch, gekocht (85 g)	22
Griechischer Joghurt, fettarm (180 g)	17
Ei (1 großes)	6

Pflanzliche/vegane Nahrungsquellen:

LEBENSMITTEL (PORTIONSGRÖSSE)	EIWEISS (g)
Seitan (100 g)	25
Tofu (100 g) (der Eiweißgehalt variiert je nachdem, ob es sich um weichen oder festen Tofu handelt)	10–19
Linsen, gekocht (1 Tasse)	18
Quinoa, gekocht (1 Tasse)	8
Mandeln (2 Esslöffel)	6
Hanfsamen (2 Esslöffel)	6
Haferflocken, roh (½ Tasse)	6
Hummus (¼ Tasse)	5
Brokkoli, roh, gehackt (1 Tasse)	3

Hummus-Hähnchen mit Quinoa und Zucchini 1 Portion

Hummus schmeckt köstlich und ist sehr eiweißreich. Außerdem ist er eine gute Eisenquelle und liefert viele herzgesunde Fette. Dieses Rezept enthält 33 Gramm Eiweiß und alle essentiellen Aminosäuren.

½ Tasse Zucchini, gehackt	1 Prise Salz	Saft von ½ mittelgroßen Zitrone
½ mittelgroße grüne Paprika, entkernt und gehackt	1 Prise schwarzer Pfeffer	¾ Tasse Quinoa, gekocht
1 Esslöffel extra natives Olivenöl	85 g Hähnchenbrust ohne Haut und Knochen, in Streifen geschnitten	
	4 Esslöffel Hummus	

PRO PORTION
Kalorien: 506, Fett: 23 g, Eiweiß: 33 g, Natrium: 564 mg, Ballaststoffe: 9 g, Kohlenhydrate: 44 g, Zucker: 5 g

1 Den Backofen auf 230 °C vorheizen. Ein Backblech mit Alufolie auslegen oder mit Antihaft-Spray besprühen.

2 In einer großen Schüssel Zucchini und Paprika mit Öl, Salz und Pfeffer vermischen und auf dem Backblech verteilen.

3 Die Hähnchenbruststreifen auf das Backblech legen und gleichmäßig mit dem Hummus bestreichen.

4 Hähnchenfleisch und Gemüse mit Zitronensaft beträufeln.

5 30–40 Minuten backen, bis das Huhn eine Innentemperatur von 75 °C erreicht hat.

6 Hähnchen und Gemüse sofort mit Quinoa servieren oder abkühlen lassen und zugedeckt im Kühlschrank aufbewahren.

Erdnussnudeln mit Tofu 1 Portion

Sobanudeln enthalten jede Menge Eiweiß und B-Vitamine. In Kombination mit Tofu und Erdnussbutter liefert dieses von der asiatischen Küche inspirierte Gericht insgesamt 28 Gramm Eiweiß.

1 Esslöffel extra natives Olivenöl	2 Esslöffel Wasser	1 Prise schwarzer Pfeffer
1 kleine rote Paprika, entkernt und gehackt	1 Esslöffel plus 1 ½ Teelöffel frischer Limettensaft (geteilt)	¾ Tasse Sobanudeln (Buchweizennudeln), gekocht
½ Tasse Brokkoliröschen	2 Teelöffel Kokos Aminos (oder Sojasauce)	1 Esslöffel gehackte Erdnüsse zum Garnieren
120 g fester Tofu, gewürfelt	1 Teelöffel scharfe Sauce	
2 Esslöffel Erdnussbutter	1 Prise Salz	

PRO PORTION
Kalorien: 576, Fett: 37 g, Eiweiß: 27 g, Natrium: 631 mg, Ballaststoffe: 6 g, Kohlenhydrate: 40 g, Zucker: 9 g

1 Das Öl bei mittlerer Temperatur in einer mittelgroßen Pfanne erhitzen. Paprika und Brokkoli hineingeben und 5–6 Minuten andünsten. Den Tofu hinzufügen und noch 3 Minuten garen lassen.
2 Erdnussbutter, Wasser, 1 Esslöffel Limettensaft, Kokos Aminos und scharfe Sauce dazugeben und alle Zutaten miteinander vermischen, bis die Soße eine cremige Konsistenz hat. Bei Bedarf noch mehr Wasser dazugießen. Mit Salz und Pfeffer würzen.
3 Die gekochten Nudeln hinzufügen und so viel von der Erdnussbuttermischung hineinrühren, dass die Nudeln bedeckt sind. In eine große Servierschüssel geben.
4 Mit den gehackten Erdnüssen und einem Spritzer des restlichen Limettensafts servieren.

Antioxidanzien

Anscheinend können die Leute gar nicht genug von Antioxidanzien bekommen. Dieser Begriff gehört wahrscheinlich zu den beliebtesten Modewörtern in unserer heutigen Ernährungsszene. Wie winzig kleine Krieger kämpfen Antioxidanzien gegen Zell- und DNA-Schäden durch Oxidation – einen zerstörerischen Prozess, der in unserem Körper ständig abläuft. Diese Substanzen können unter anderem Krebs und Herz-Kreislauf-Erkrankungen vorbeugen und den Alterungsprozess verlangsamen. Doch selbst bei der Aufnahme von Antioxidanzien kann man zu viel des Guten tun. Daher ist es sehr wichtig, zu einem guten Gleichgewicht zu finden, indem man seine Antioxidanzien aus frischen, naturbelassenen Lebensmitteln bezieht, statt einfach nur Pillen zu schlucken.

Beschreibung

„Antioxidans" ist ein Oberbegriff, der viele verschiedene chemische Substanzen umfasst. Zu den Antioxidanzien gehören unter anderem Vitamine, Mineralstoffe, sekundäre Pflanzenstoffe und Pflanzenfarbstoffe wie beispielsweise Anthocyane. Manche Antioxidanzien kann der Körper selbst bilden; doch um gesund zu bleiben, müssen Sie die meisten davon mit der Nahrung aufnehmen.

Antioxidanzien tragen dazu bei, chemische Kettenreaktionen und Prozesse wie Entzündungen, die letztendlich zu Krankheiten führen, zu verlangsamen oder zu stoppen. Unglaublicherweise können sie sogar zur Reparatur bereits vorhandener Zellschäden beitragen und die durch Oxidation verursachte Zerstörung teilweise rückgängig machen. Außerdem neutralisieren Antioxidanzien bestimmte Moleküle namens freie Radikale. Diese freien Radikale sind im Grunde nichts anderes als instabile Atome, die sehr reaktionsfreudig sind und DNA und Zellen schädigen können, wenn man sie nicht in Schach hält. Interessanterweise haben neue wissenschaftliche Untersuchungen gezeigt, dass freie Radikale zwar Schäden verursachen, aber auch Vorteile bringen können, indem sie die Zellregeneration anregen, schädliche Zellen (zum Beispiel Krebszellen) zerstören und ungesunde Bakterien im Körper bekämpfen.

Aufgaben im Körper

Jedes Antioxidans erfüllt eine ganz besondere, einmalige Funktion. Die antioxidative Wirkung von Vitamin C liegt zum Beispiel in seiner Fähigkeit, freie Radikale aus Flüssigkeiten innerhalb und außerhalb Ihrer Zellen abzufangen. Vitamin E dagegen ist fettlöslich und trägt dazu bei, Oxidationsprozesse in Ihrem Fettgewebe zu verhindern. Wissenschaftlichen Untersuchungen zufolge gibt es auch noch eine Vielzahl anderer chemischer Substanzen, die synergistisch mit Antioxidanzien zusammenwirken und diese bei der Erfüllung ihrer Aufgaben unterstützen. Diese Substanzen sind in vollwertigen Lebensmitteln enthalten; deshalb ist es so wichtig, seinem Körper die Antioxidanzien, die er braucht, über eine gesunde Ernährung zuzuführen. Viele gesundheitsfördernde Eigenschaften dieser Substanzen gehen verloren, wenn man sie auf synthetischem Weg produziert oder extrahiert, um ein Nahrungsergänzungsmittel daraus herzustellen.

Hier ein kurzer Überblick über die wichtigsten Antioxidanzien:

- Vitamine: Vier der insgesamt 13 Vitamine wirken als Antioxidanzien, nämlich die Vitamine B3 (Niacin), C, E und Betakarotin (Provitamin A).
- Mineralstoffe: Vier der 16 Mineralstoffe haben eine antioxidative Wirkung: Selen, Zink, Kupfer und Mangan.
- Pflanzenstoffe: Pflanzen bilden Substanzen, die man als sekundäre Pflanzenstoffe bezeichnet, um sich vor Infektionen, Bakterien, Pilzen, Insekten oder sogar vor der Sonne zu schützen. Viele, aber nicht alle dieser sekundären Pflanzenstoffe haben eine antioxidative Wirkung. Zu den verschiedenen Kategorien sekundärer Pflanzenstoffe, die auf diese Wirkung hin untersucht worden sind, gehören Karotinoide, Flavonoide (die zum Beispiel in dunkler Schokolade in großen Mengen enthalten sind – achten Sie darauf, Schokolade mit mindestens 70-prozentigem Kakaoanteil zu kaufen, um in den Genuss ihrer gesundheitsfördernden Wirkung zu kommen!), organische Schwefelverbindungen (beispielsweise in Lebensmitteln wie Zwiebeln, Lauch und Knoblauch) und Phenole aus Kräutern und Gewürzen.

Gesundheitswert

Antioxidanzien haben viele positive Wirkungen, zum Beispiel:

- Bekämpfung des Alterungsprozesses: Antioxidanzien schützen Ihre Zellen vor oxidativen Schäden, die den Alterungsprozess beschleunigen. Neue Untersuchungen über Telomere (das sind DNA-Sequenzen an den Enden Ihrer Chromosomen, die sich mit zunehmendem Alter verkürzen) zeigen, dass Antioxidanzien dazu beitragen können, die Telomerlänge zu erhalten.
- Vorbeugung chronischer Krankheiten: Durch Oxidation von Lipiden und Eiweiß entstehen freie Radikale im Körper, die das Risiko für chronische Krankheiten (beispielsweise Herz-Kreislauf-Erkrankungen, Krebs und Grauen Star) erhöhen können. Antioxidanzien können einige der Giftstoffe, die durch Oxidation im Körper entstehen, „einfangen" und beseitigen oder neutralisieren.
- Unterstützung des Immunsystems: Natürliche Antioxidanzien tragen dazu bei, den Körper gegen Giftstoffe und schädliche Substanzen zu verteidigen, die Entzündungsreaktionen und Infektionen verursachen und Zellen schädigen können. Außerdem helfen sie bei der Bekämpfung viraler und bakterieller Infektionen und dämmen Entzündungsprozesse ein, die durch Autoimmunerkrankungen entstehen, wie beispielsweise rheumatoide Arthritis.

Nebenwirkungen, Warnhinweise und Vorsichtsmaßnahmen

Zu hohe Dosen von Antioxidanzien können genau das Gegenteil bewirken und Oxidationsprozesse womöglich sogar fördern, statt sie einzudämmen. Manche freie Radikale haben sogar eine schützende Wirkung. Durch Aufnahme zu vieler Antioxidanzien (die nur in Form von Nahrungsergänzungsmitteln möglich ist) kann man die Wirkung dieser schützenden freien Radikale zerstören oder verlangsamen.

Nahrungsergänzungsmittel mit Antioxidanzien wie beispielsweise Vitamin C und E können die Wirksamkeit bestimmter Krebstherapien beeinträchtigen. Also besprechen Sie alle Präparate, die Sie einnehmen, mit Ihrem Arzt und Ernährungsberater, falls Sie sich in ärztlicher Behandlung befinden!

Mangelerscheinungen

Folgende Symptome können bei einem Mangel an Antioxidanzien auftreten:

- Müdigkeit, Energielosigkeit
- Veränderungen an Haut und Haaren – vermehrte Hautalterung und sprödes Haar
- Schlechtes Gedächtnis und „Gehirnnebel"
- Beschleunigtes Auftreten von ernährungsbedingten chronischen Krankheiten wie Herz-Kreislauf-Erkrankungen, Diabetes und Krebs

Wie viel braucht man?

Es gibt keine genau festgelegte empfohlene Tagesdosis (Recommended Daily Allowance = RDA) für Antioxidanzien.

Eine gute Möglichkeit, dafür zu sorgen, dass Sie genug davon bekommen, ist die Einhaltung der empfohlenen Tagesverzehrsmengen für Obst und Gemüse. Bei Erwachsenen beträgt die empfohlene Menge 1 ½–2 Tassen Obst und 2–3 Tassen Gemüse pro Tag. Bei Kindern reichen 1 ½–2 Tassen Obst und 1–2 Tassen Gemüse pro Tag aus.

Empfehlungen für die Aufnahme

Antioxidanzien sind hauptsächlich in pflanzlichen Lebensmitteln enthalten. Achten Sie darauf, möglichst viel buntes Obst und Gemüse zu essen, da die verschiedenen Antioxidanzien unterschiedliche Farben haben! Zaubern Sie einen bunten Regenbogen auf Ihren Teller.

Der Antioxidanziengehalt von Obst und Gemüse nimmt mit der Zeit ab, sobald es gepflückt oder geerntet wurde. Daher ist es am besten, Früchte und Gemüse zu verzehren, die so nah wie möglich an Ihrem Wohnort gewachsen sind. Also besuchen Sie einen Bauernmarkt in Ihrer Nähe oder pflanzen Sie Obst und Gemüse im eigenen Garten an! Wenn Sie nicht viel Platz haben, stellen Sie zumindest einen Topf mit Kräutern auf Ihre Küchentheke.

Natürliche Nahrungsquellen

Hier ein paar Lebensmittel, die besonders viele Antioxidanzien enthalten:

BEEREN
- Amla-Beere oder Indische Stachelbeere (hat einen extrem hohen Anteil an Antioxidanzien)
- Brombeere
- Blaubeere

- Apfelbeere: ist im Osten Nordamerikas heimisch
- Berberitze, auch als Zereshk bekannt: wird in der iranischen Küche häufig verwendet
- Hagebutte: wird normalerweise für die Zubereitung von Tee verwendet; in Europa, Afrika und Asien heimisch
- Sauerkirsche
- Himbeere
- Preiselbeere: kommt in Norwegen häufig vor

OBST
- Aprikosen
- Weintrauben, blau
- Granatäpfel
- Oliven, schwarz (Kalamata)
- Pflaumen
- Trockenpflaumen
- Mangos

KRÄUTER UND HEILPFLANZEN
- Arjuna, Pulver in Kapseln: Diese Pflanze ist in Indien heimisch.
- Arnika, Blüte und Samen, getrocknet: stammt aus Deutschland
- Cascara sagrada: stammt aus Mexiko
- Zimtrinde (Cinnamomi cortex): wird in der traditionellen koreanischen Medizin verwendet
- Drachenblut (Sangre de Grado), flüssige Lösung: stammt aus dem südamerikanischen Amazonasgebiet
- Triphala, Pulver in Kapseln: Die Pflanzen, aus denen Triphala hergestellt wird, sind in Indien heimisch.

HÜLSENFRÜCHTE
- Linsen, grün
- Pintobohnen
- Sojatein (eiweißreiches Soja)

- Sojabohnen, weiß, klein, getrocknet
- Kleine weiße Bohnen, getrocknet

NÜSSE
- Kastanien
- Leinsamen, gemahlen
- Wassermelonenkerne, geröstet, mit Salz und Gewürzen (werden im Iran häufig gegessen)
- Erdnüsse, geröstet
- Pekannüsse
- Pistazien
- Walnüsse
- Sonnenblumenkerne

GEWÜRZE
- Piment, getrocknet, gemahlen: wird in Südmexiko und Mittelamerika häufig verwendet
- Alpenfrauenmantel, Blätter, getrocknet: Diese Pflanze ist in Großbritannien und Irland weit verbreitet.
- Berberitze, Rinde: ist in Europa und im Iran heimisch
- Bärentraubenblätter, getrocknet: werden als Tee verwendet
- Schwarze Johannisbeere, getrocknet: Öl, Blätter, Früchte und Blüten können als Heilmittel verwendet werden; die Pflanze ist in Mittel- und Nordeuropa und im Norden Asiens heimisch.
- Zimtpulver
- Gewürznelkenpulver: in Indonesien heimisch; wird in Asien, Afrika und dem Nahen Osten als Gewürz verwendet
- Huflattich, Blätter, getrocknet: ist in Nordeuropa und Asien heimisch
- Gewöhnliches Fettkraut, Blätter, getrocknet: stammt aus Europa und Nordamerika; wird als Kräutertee verwendet

- Dill, getrocknet
- Grüne Minze, Blätter, getrocknet
- Wacholderbeeren, grün, getrocknet: werden hauptsächlich in Nordafrika angebaut; normalerweise als Tee verwendet
- Zitronenmelisse, Blätter: Getrocknete Blätter werden als Tee und für Salben, frische Blätter für ätherische Öle verwendet
- Zitronenthymian, Blätter und Blüten, getrocknet

GEMÜSE
- Grünkohl
- Blätter des afrikanischen Affenbrotbaums, getrocknet, zerstoßen: werden in Teilen Afrikas gegessen
- Paprika
- Spinat
- Artischocken
- Brokkoli
- Kopfkohl
- Tomatensaft

REZEPT

Mousse aus dunkler Schokolade mit Blaubeeren und Erdbeeren 2 Portionen

Können Sie sich vorstellen, dass es ein gesundes Dessert gibt? Falls nein, wird dieses Rezept Ihre Meinung ändern. Denn diese Mousse steckt voller Antioxidanzien und gesunder Fette und ist trotzdem ein köstliches Dessert oder vielleicht sogar ein süßer kleiner Snack für zwischendurch!

1 reife Avocado, geschält, entkernt und in Scheiben geschnitten	60 ml Mandelmilch	2 Esslöffel ungesüßtes Kakaopulver
	1 Esslöffel cremige Mandelbutter	
1 reife Banane, geschält und in Scheiben geschnitten	1 Esslöffel Agavendicksaft	4 mittelgroße Erdbeeren
		¼ Tasse Blaubeeren

PRO PORTION
Kalorien: 269, Fett: 14 g, Eiweiß: 5 g, Natrium: 25 mg, Ballaststoffe: 10 g, Kohlenhydrate: 34 g, Zucker: 16 g

1 Alle Zutaten außer den Beeren im Mixer oder in der Küchenmaschine gut pürieren.
2 Für 30 Minuten bis 2 Stunden in den Kühlschrank stellen.
3 Mit Erdbeeren und Blaubeeren garnieren und servieren.

Vitamin B$_1$: Thiamin

Auch wenn Thiamin nicht so sehr im Mittelpunkt der Aufmerksamkeit steht wie manch andere Vitamine, spielt es doch eine wichtige Rolle im Körper. Dieses Vitamin ist für ein normales Wachstum und eine normale Entwicklung unerlässlich, trägt zur Stoffwechselregulation bei und wird in den meisten Zellen unseres Körpers für die Energieproduktion benötigt. Bei bestimmten Erkrankungen und Situationen, auf die wir weiter unten noch näher eingehen werden, kann tatsächlich eine Einnahme von Thiamin-Präparaten erforderlich sein; doch den meisten Menschen liefert eine ausgewogene Ernährung genügend Thiamin für einen optimalen Gesundheitszustand.

Beschreibung

Vitamin B$_1$ (Thiamin) ist das erste B-Vitamin, das entdeckt wurde. Wie alle anderen B-Vitamine ist auch Thiamin wasserlöslich. Wasserlösliche Vitamine werden nicht im Körper gespeichert, sodass man sie sich regelmäßig zuführen muss. In geringen Mengen wird Thiamin zwar in der Leber gespeichert; doch da dieses Vitamin eine kurze Halbwertszeit von nur ungefähr zwei Wochen hat, ist eine konsequente Zufuhr wichtig. (Die Halbwertszeit ist die Zeit, in der die Hälfte einer Substanz aus dem Körper abgebaut wird, also nicht mehr verwertbar ist.)

Da die meisten Amerikaner regelmäßig angereicherte Getreideprodukte essen, ist ein Thiaminmangel in den USA mittlerweile selten. Bevor man in den 1940er-Jahren mit der Anreicherung begann, kam Thiaminmangel jedoch recht häufig vor, was manchmal zu einer schweren Erkrankung namens Beriberi führte (siehe „Mangelerscheinungen").

Aufgaben im Körper

Neue Forschungsstudien haben einen Zusammenhang zwischen Thiaminmangel und der Alzheimer-Krankheit festgestellt. Anscheinend ist es wichtig, vor Erreichung des mittleren Lebensalters genug von diesem Vitamin aufzunehmen, um der Entstehung einer Demenz in vorgerücktem Alter vorzubeugen. Das ergibt durchaus Sinn, weil Thiamin für die richtige Funktion unseres Gehirns und für die Umwandlung von Nährstoffen zu Energie im Gehirn eine wichtige Rolle spielt.

Das Vitamin erfüllt aber auch noch andere wichtige Funktionen:

- Thiamin ist für die Energieproduktion in den Zellen notwendig und wird vor allem für die richtige Funktion von Herz, Nervensystem und Magen-Darm-Trakt benötigt.
- Es hilft dem Körper bei der Umwandlung von Kohlenhydraten und Fett in Energie.
- Außerdem fungiert Thiamin als Koenzym für viele wichtige Reaktionen im Körper, zum Beispiel für die Umwandlung von Blutzucker in Energie im Gehirn, für wichtige Abläufe im Herzgewebe, für die Bildung roter Blutkör-

perchen und für die Umwandlung von Nährstoffen aus den Lebensmitteln, die Sie essen, in eine Form, in der Ihre Zellen sie verwerten können.

Gesundheitswert

- Thiamin wird für die Umwandlung von Tryptophan (einer Aminosäure) zu Serotonin benötigt. (Serotonin ist ein Neurotransmitter, der an der Regulation von Stimmung, Ängsten und Körpertemperatur mitwirkt, aber auch eine Rolle fürs Lernen und für das Gedächtnis spielt.)
- Das Vitamin ist am Transport von Elektrolyten in und aus Ihren Zellen beteiligt und sorgt dafür, dass Herz und Muskeln sich zusammenziehen und gut funktionieren können.
- Durch einen ausreichend hohen Thiaminspiegel können Sie sicherstellen, dass Ihre Organe und Systeme richtig funktionieren. Das Vitamin spielt eine wichtige Rolle für die Optimierung von Gehirnfunktion und Nervensystem.
- Thiamin ist auch für eine gesunde Verdauung wichtig.
- Für Diabetiker kann das Vitamin besonders hilfreich sein, weil es den Blutfluss und die Durchblutung verbessert.

Nebenwirkungen, Warnhinweise und Vorsichtsmaßnahmen

Über die Ernährung kann man seinem Körper dieses Vitamin bedenkenlos zuführen; zu unerwünschten Wechselwirkungen kann es nach jetzigem Kenntnisstand nur bei der Einnahme von Nahrungsergänzungsmitteln kommen. Es sind keine schwerwiegenden Wechselwirkungen zwischen Thiamin und Medikamenten bekannt; in seltenen Fällen kann jedoch eine allergische Reaktion auf hochdosierte Vitamin-B-Präparate auftreten, und es kann auch zu moderaten Wechselwirkungen zwischen Thiamin und bestimmten oralen Antibiotika wie Azithromycin und Clarithromycin kommen, die sich beispielsweise in Juckreiz oder Nesselsucht äußern.

Schwangeren Frauen wird empfohlen, die empfohlene Thiaminzufuhr nicht zu überschreiten, da die Auswirkungen einer zu hohen Thiaminaufnahme auf die Entwicklung ungeborener Kinder noch nicht bekannt sind.

Das Kauen von Betelnüssen (Areca), wie es in vielen Ländern Asiens und Ostafrikas beliebt ist, beeinträchtigt die Thiaminaufnahme.

Mangelerscheinungen

Die häufigsten Anzeichen eines schweren Thiaminmangels sind neurologische Symptome wie Gangunsicherheit, Gedächtnisverlust und Muskelschwäche. Da Thiamin für die Gehirnfunktion und die Energieumwandlung im Körper eine so wichtige Rolle spielt, beeinträchtigt ein schwerer Mangel an dem Vitamin die richtige Funktion von Gehirn und Nervensystem, Herz, Muskulatur und Verdauungstrakt. Die beiden häufigsten Thiaminmangelerkrankungen sind Beriberi (die sich durch Muskelschwund und Taubheit in Fingern und Zehen äußert) und eine neurologische Störung namens Wernicke-Korsakoff-Syndrom (das am häufigsten in Verbindung mit Unterernährung und Alkoholismus auftritt).

In den USA kommt Thiaminmangel selten vor. Normalerweise ist er nur in folgenden Fällen zu beobachten:

- **Bei Menschen mit Alkoholabhängigkeit:** Chronischer Alkoholmissbrauch führt zu einer Abnahme der Thiaminresorption im Darm und beeinträchtigt die Thiaminspeicherung in der Leber und die Thiaminphosphorylierung. (Durch Phosphorylierung wird das Vitamin aktiviert, sodass es seine Funktionen richtig erfüllen kann).
- **Bei älteren Menschen:** Bis zu 30 Prozent aller älteren Erwachsenen könnte einen zu niedrigen Thiaminspiegel aufweisen. Zu den Ursachen gehören: verringerter Konsum thiaminhaltiger Nahrungsmittel; Medikamente, die die Thiaminresorption beeinträchtigen; chronische Krankheiten; und eine eingeschränkte Thiaminaufnahme aufgrund des Alterungsprozesses.

- **Patienten mit HIV/AIDS:** Manche wissenschaftliche Untersuchungen deuten darauf hin, dass ein zu niedriger Thiaminspiegel bei Patienten mit HIV/AIDS unterdiagnostiziert ist; hierzu liegen allerdings noch nicht genügend Daten vor.
- **Diabetiker:** Untersuchungen zeigen, dass Typ-1-Diabetiker viel (um etwa 75 Prozent) niedrigere Thiaminwerte aufweisen als der Durchschnitt aller Menschen; Typ-2-Diabetiker könnten einen um 50–75 Prozent niedrigeren Thiaminspiegel haben. Möglicherweise ist dies auf eine veränderte Enzymaktivität oder eine vermehrte Ausscheidung von Thiamin über die Nieren zurückzuführen.
- **Patienten nach bariatrischer Chirurgie:** Zu den Risiken einer Gewichtsreduktionsoperation gehört schwerer Thiaminmangel, da die Resorption von Nährstoffen dadurch drastisch abnimmt.

Wie viel braucht man? (RDA)

ALTER	MÄNNLICH	WEIBLICH
0–6 Monate	0,2 mg	0,2 mg
7–12 Monate	0,3 mg	0,3 mg
1–3 Jahre	0,5 mg	0,5 mg
4–8 Jahre	0,6 mg	0,6 mg
9–13 Jahre	0,9 mg	0,9 mg
14–18 Jahre	1,2 mg	1,0 mg
19–50 Jahre	1,2 mg	1,1 mg
51+ Jahre	1,2 mg	1,1 mg
Schwangerschaft	–	1,4 mg
Stillzeit	–	1,4 mg

Es gibt keine Obergrenze für die Aufnahme von Thiamin, da Überschüsse mit dem Urin ausgeschieden werden. Selbst bei sehr hoher Zufuhr (ab 50 Milligramm pro Tag) waen bisher keine negativen Auswirkungen zu beobachten.

Empfehlungen für die Aufnahme

Thiamin kommt in vielen verschiedenen Lebensmitteln vor, zum Beispiel in Meeresfrüchten, Rind- und Schweinefleisch, Hülsenfrüchten, Vollkorngetreide und Eichelkürbis. Es ist auch in vielen angereicherten Produkten wie beispielsweise Nudeln und Brot enthalten. Der Verzehr von Vollkornprodukten im Rahmen einer ausgewogenen Ernährung ist der beste Weg zu einer ausreichenden Thiaminaufnahme; doch man muss seinem Körper täglich alle B-Vitamine zuführen, damit Thiamin richtig ins Blut aufgenommen werden kann. Vollkornprodukte enthalten mehr Thiamin als verarbeitete Getreideerzeugnisse.

Es scheint ein Zusammenhang zwischen unzureichender Aufnahme von Thiamin im Darm und der Einnahme von Diuretika, Magenbypassoperationen und Erkrankungen des Verdauungstrakts (beispielsweise Glutenempfindlichkeit) zu bestehen, die sich negativ auf die Nährstoffaufnahme auswirken.

Natürliche Nahrungsquellen

LEBENSMITTEL (PORTIONSGRÖSSE)	THIAMIN (mg)
Frühstücksflocken (angereichert mit 100 % des Tageswerts für Thiamin) (1 Portion)	1,5
Eiernudeln, angereichert, gekocht (1 Tasse)	0,5
Schweinekotelett, gekocht (85 g)	0,4
Frische Forelle, gekocht (85 g)	0,4
Frischer Thunfisch, gekocht (85 g)	0,2
Brauner Naturreis, Langkorn, gekocht (½ Tasse)	0,1
Joghurt, natur, fettarm (1 Tasse)	0,1
Sonnenblumenkerne, geröstet (30 g)	0,1

Frühstücksmüsli mit Erdnussbutter 3 Portionen

Dieses einfache und doch köstliche Frühstücksmüsli ist nicht nur eine hervorragende Thiaminquelle, sondern steckt auch voller Ballaststoffe, gesunder Fette und Antioxidanzien. Wenn Sie möchten, können Sie den Ahornsirup gerne durch Honig und die Erdnussbutter durch eine andere Nussbutter ersetzen.

1 ½ Tassen Haferflocken	375 ml fettarme Milch (oder andere Milch, je nach Geschmack)	2 Esslöffel reiner Ahornsirup
3 Esslöffel ungesüßtes Kakaopulver	1 ½ Teelöffel Vanilleextrakt	2 Esslöffel Erdnussbutter
		1 Esslöffel dunkle Schokochips

PRO PORTION
Kalorien: 257, Fett: 8 g, Eiweiß: 12 g, Natrium: 59 mg, Ballaststoffe: 7 g, Kohlenhydrate: 42 g, Zucker: 2 g, Thiamin: 0,31 mg

1 Alle Zutaten in ein 250-ml-Einmachglas oder ein kleines, verschließbares Gefäß geben und umrühren.

2 Mit einem Deckel oder einer Frischhaltefolie abdecken und für mindestens 8 Stunden (am besten über Nacht) kalt stellen.

3 Servieren.

Vitamin B₂: Riboflavin

Riboflavin (auch als Vitamin B2 bekannt) ist ein leuchtend gelber Ernährungs-Superstar. Sein Name kommt vom lateinischen Wort für „gelb": *flavus*. Das zweite Vitamin des B-Komplexes wird für die Energieproduktion benötigt, ermöglicht unserem Körper die richtige Nutzung von Sauerstoff und erfüllt auch noch viele andere wichtige Funktionen. Riboflavin kann durch Sonnenlicht zerstört werden; daher wird Milch heute hauptsächlich in undurchsichtigen Kartons und nicht mehr in Glasflaschen verkauft.

Beschreibung

Seinen Körper mit genügend Riboflavin aus der Nahrung zu versorgen, ist nicht allzu schwierig. Viele Lebensmittel sind mit diesem lebenswichtigen Nährstoff angereichert, und es gibt auch ein paar tierische Produkte, die viel Riboflavin liefern. Außerdem gibt es einige wenige vegetarische Riboflavinquellen, und es wird Sie vielleicht überraschen, dass auch die Bakterien in Ihrem Dickdarm kleine Mengen Riboflavin bilden können! Interessanterweise können diese Bakterien ein bisschen mehr von diesem Vitamin produzieren, wenn man sich nicht von tierischen Lebensmitteln, sondern vegetarisch ernährt.

Neben der Rolle, die Vitamin B₂ für den Energiestoffwechsel spielt, ist es auch für das Entgiftungssystem Ihres Körpers wichtig. Einige Forschungsstudien haben gezeigt, dass Riboflavin außerdem bei Problemen wie beispielsweise Migränekopfschmerzen helfen kann.

Aufgaben im Körper

Das Riboflavin aus den Lebensmitteln, die Sie essen, wird hauptsächlich im Dünndarm resorbiert. Am besten ist es, Ihrem Körper jeden Tag in etwa gleich viel von dem Vitamin zuzuführen, da es nur in kleinen Dosen aufgenommen werden kann; überschüssiges Riboflavin wird schnell ausgeschieden. Hier ein paar wichtige Aufgaben des Vitamins:

Riboflavin trägt zur Aktivierung von Signalwegen bei, die für Energieproduktion, Wachstum, Entwicklung und für unsere Alltagsaktivitäten wichtig sind. Diese Signalwege spielen auch beim Stoffwechsel (und somit bei der Entgiftung) von Fetten und Medikamenten eine Rolle.

Riboflavin hält unseren Spiegel an bestimmten Nährstoffen im richtigen Gleichgewicht. So ist Homocystein (eine Aminosäure) beispielsweise ein wichtiger Nährstoff; doch man geht davon aus, dass ein zu hoher Homocysteinspiegel Herz-Kreislauf-Erkrankungen verursachen kann. Homocystein gewinnt der Körper hauptsächlich über den Verzehr von Fleisch; doch Riboflavin plus andere B-Vitamine tragen dazu bei, einen normalen Homocysteinspiegel im Blut aufrechtzuerhalten. Wenn Sie nicht genügend Riboflavin aufnehmen, kann Ihr Homocysteinspiegel übermäßig ansteigen und Ihr Risiko für Herz-Kreislauf-Erkrankungen erhöhen.

Gesundheitswert

Vitamin B_2 kann Menschen helfen, die unter Migräne leiden. Einigen Forschungsstudien zufolge ist die Einnahme von zusätzlichem Vitamin B_2 eine sehr wirksame Vorbeugungsmaßnahme gegen Migräne. Die Einnahme von 200 Milligramm pro Tag kann bei manchen Menschen zur Linderung von Migränesymptomen beitragen. Auch Sportler benötigen aufgrund ihres erhöhten Energieverbrauchs normalerweise zusätzliches Riboflavin.

Nebenwirkungen, Warnhinweise und Vorsichtsmaßnahmen

Ein Überschuss an Vitamin B_2 kommt selten vor, vor allem, wenn Sie Ihre Vitamine aus der Nahrung beziehen – was fast immer die beste Lösung ist! Extrem hohe Vitamin B_2-Dosen können allerdings Nebenwirkungen wie Hautausschlag, Durchfall oder vermehrtes Wasserlassen verursachen.

Mangelerscheinungen

Ein zu niedriger Vitamin-B_2-Spiegel kommt in den entwickelten Ländern sehr selten vor. Senioren und Menschen, die sich ungesund ernähren oder zu viel Alkohol trinken, tragen das höchste Risiko für einen Riboflavinmangel. Auch Lungenerkrankungen scheinen das Risiko zu erhöhen. Ein sehr niedriger Vitamin-B_2-Spiegel führt zu Symptomen wie Haut- und Augenproblemen, Halsschmerzen, geschwollener Zunge und Blutarmut (Anämie). Diese Erkrankung wird als Ariboflavinose bezeichnet und

Wie viel braucht man? (RDA)

ALTER	MÄNNLICH	WEIBLICH
0–6 Monate	0,3 mg (nicht RDA, sondern AI)*	0,3 mg (nicht RDA, sondern AI)*
7–12 Monate	0,4 mg (nicht RDA, sondern AI)*	0,4 mg (nicht RDA, sondern AI)*
1–3 Jahre	0,5 mg	0,5 mg
4–8 Jahre	0,6 mg	0,6 mg
9–13 Jahre	0,9 mg	0,9 mg
14–18 Jahre	1,3 mg	1,0 mg
19–50 Jahre	1,3 mg	1,1 mg
51+ Jahre	1,3 mg	1,1 mg
Schwangerschaft	–	1,4 mg
Stillzeit	–	1,6 mg

* Für Säuglinge wurden Empfehlungen für eine angemessene Zufuhr (AI) entwickelt, weil die Datenlage für eine empfohlene Tagesdosis (RDA) nicht ausreicht.

kommt selten vor. Da Vitamin B_2 synergistisch mit anderen B-Vitaminen und bestimmten Eiweißbausteinen zusammenwirkt, führen extrem niedrige Vitamin-B_2-Werte zu einem niedrigen Vitamin-B_6- und Niacinspiegel oder dazu, dass diese beiden Vitamine im Körper nicht mehr richtig in ihre aktive Form umgewandelt werden können.

Es gibt keine Obergrenze für die Aufnahme von Riboflavin, da Überschüsse schnell wieder ausgeschieden werden. Auch bei hoher Zufuhr waren bisher keine negativen Auswirkungen zu beobachten. Der Körper kontrolliert genau, wie viel von dem Vitamin resorbiert wird; sobald das Limit erreicht ist, wird der Rest ausgeschieden.

Empfehlungen für die Aufnahme

Für dieses Vitamin, das zur wasserlöslichen Gruppe der B-Vitamine gehört, gibt es viele Quellen. Es kommt natürlicherweise in vielen Lebensmitteln (beispielsweise Eiern, grünem Gemüse, Fleisch und Mandeln) vor und wird auch häufig gemahlenen Produkten zugesetzt, bei denen es durch den Mahlvorgang verloren gegangen ist.

Natürliche Nahrungsquellen

LEBENSMITTEL (PORTIONSGRÖSSE)	RIBOFLAVIN (mg)
Rinderleber, in der Pfanne gebraten (85 g)	2,9
Haferflocken, Instant-, angereichert, mit Wasser gekocht (1 Tasse)	1,1
Joghurt, natur, fettarm (1 Tasse)	0,6
Milch, 2% Fett (250 ml)	0,5
Venusmuscheln, bei Garstufe „feuchte Hitze" gekocht (85 g)	0,4
Zuchtchampignons, in Scheiben geschnitten, gegrillt (½ Tasse)	0,3
Mandeln, trocken geröstet (30 g)	0,3
Krebsfleisch, gekocht (100 g)	0,2
Quinoa, gekocht (1 Tasse)	0,2

Avocado-Krebs-Salat 2 Portionen

Dieser supercremige, würzige Salat ist reich an Vitamin B2, gesunden Fetten und Eiweiß. Damit er möglichst frisch ist, essen Sie ihn am besten gleich am Tag der Zubereitung oder höchstens einen Tag später!

1 Dose (180 g) Krebsfleisch, abgetropft und zerkleinert

1 großes, hart gekochtes Ei, in Scheiben geschnitten

1 Tasse Babyspinat

½ mittelgroße Avocado, geschält, entkernt und zerdrückt

1 kleine gelbe Paprika, entkernt und gehackt

¼ kleine Zwiebel, geschält und gewürfelt

1 Esslöffel Sonnenblumenkerne

½ Esslöffel Knoblauch, fein gehackt

½ Teelöffel Cayennepfeffer

Saft von ½ mittelgroßen Limette

2 Esslöffel frisches Korianderkraut, gehackt

2 Scheiben Vollkornbrot, geröstet

PRO PORTION
Kalorien: 296, Fett: 11 g, Eiweiß: 25 g, Natrium: 624 mg, Ballaststoffe: 6 g, Kohlenhydrate: 24 g, Zucker: 3 g, Riboflavin: 0,35 mg

1 In einer mittelgroßen Schüssel Krebsfleisch, Ei, Spinat, Avocado, Paprika, Zwiebel, Sonnenblumenkerne, Knoblauch, Cayennepfeffer und Limettensaft miteinander vermischen. Mit dem Korianderkraut garnieren.

2 Mit geröstetem Brot servieren.

Vitamin B₃: Niacin

Niacin wurde im Jahr 1937 durch die fleißigen Experimente des amerikanischen Biochemikers Conrad Arnold Elvehjem und durch die Arbeit des österreichisch-amerikanischen Arztes Joseph Goldberger und des amerikanischen Mediziners Dr. Tom Spies entdeckt. Diese Wissenschaftler stellten fest, dass durch eingeschränkte Aufnahme bestimmter Nahrungsmittel ein Niacinmangel entstehen kann – sie mussten nur noch herausfinden, welche Lebensmittel das waren. Elvehjem führte bei Hunden einen Niacinmangel herbei, durch den sich ihre Zungen schwarz färbten, und machte diese Mangelerscheinung dann durch Fütterung niacinreicher Lebensmittel wieder rückgängig. Dr. Spies trug zur Bestätigung dieser Forschungsergebnisse bei. Nach diesen bahnbrechenden Entdeckungen in der Forschung ließen sich die negativen Auswirkungen von Niacinmangel (in seiner schwersten Form als Pellagra bekannt), unter dem Millionen von Menschen litten, deutlich reduzieren – ein großer Erfolg für das Gesundheitswesen.

Beschreibung

Dieses lebenswichtige Vitamin kommt natürlicherweise in vielen verschiedenen Lebensmitteln vor, vor allem in Fisch, Geflügel, Rindfleisch, Nüssen, Hülsenfrüchten, Hefe und manchen Getreidearten. (Es ist auch in vielen angereicherten Nahrungsmitteln wie beispielsweise Frühstücksflocken enthalten.) Außerdem kann Niacin im Körper aus Tryptophan, einer essentiellen Aminosäure, hergestellt werden. Dazu müssen allerdings auch ausreichende Mengen folgender Vitamine und Mineralstoffe im Blut vorhanden sein: Vitamin B₂ (Riboflavin), Vitamin B₆ (Pyridoxin), Eisen und Kupfer.

Die Hauptaufgabe von Niacin besteht darin, Kohlenhydrate, Fett und Eiweiß aus der Nahrung in Energie und Enzyme umzuwandeln. Niacin wird in den meisten Geweben unseres Körpers in die Koenzyme Nicotinamid-Adenin-Dinucleotid (NAD) und Nicotinamid-Adenin-Dinucleotid-Phosphat (NADP) umgewandelt. Das Erstaunliche an NAD ist, dass es über 400 Enzymen hilft, verschiedene Prozesse im Körper zu aktivieren – das sind mehr als bei jedem anderen Vitamin!

Aufgaben im Körper

- Die Hauptaufgabe von Niacin besteht in der Erzeugung von Energie in unseren Zellen (wodurch dann wiederum Energie in den Geweben und Organen entsteht).
- Außerdem stehen NAD und NADP in enger Interaktion mit Adenosintriphosphat (ATP), einem wichtigen Produkt der Zellatmung. ATP liefert Energie, ohne die unsere Organe nicht funktionieren könnten.
- Niacin spielt auch für die ordnungsgemäße Funktion von Drüsen und Leber eine Rolle.
- Manchen Untersuchungen zufolge bewirkt dieses Vitamin außerdem eine Senkung des LDL-Cholesterinspiegels (unseres „schlechten" Cholesterins).

Gesundheitswert

Da Niacinmangel zu Demenz führen kann – und mit vorzeitigem Altern einhergeht –, wird zurzeit in verschiedenen Studien untersucht, ob Niacin-Präparate das Fortschreiten einer Parkinson- oder Alzheimer-Krankheit verlangsamen können. Die Autoren einer im Jahr 2004 im Journal of Neurology, Neurosurgery and Psychiatry erschienenen wissenschaftlichen Untersuchung kamen zu dem Ergebnis, dass die Einnahme von Niacin-Präparaten bei Menschen mit Niacinmangel das Fortschreiten einer Alzheimer-Krankheit verlangsamen könnte. Ein 2018 im International Journal of Tryptophan Research veröffentlichter Artikel deutet darauf hin, dass Niacin vor Parkinson schützen kann.

Aber Niacin kann noch mehr:

* Das Vitamin trägt dazu bei, das Gehirn mit Energie zu versorgen, damit es richtig funktioniert. (Niacinmangel kann ein Gefühl des „Gehirnnebels" verursachen.)
* Außerdem senkt Niacin das Risiko für Herz-Kreislauf-Erkrankungen ...
* ... und schützt möglicherweise sogar vor Diabetes.

Nebenwirkungen, Warnhinweise und Vorsichtsmaßnahmen

Wenn man seinem Körper zu viel Niacin zuführt (was nur durch Einnahme von Nahrungsergänzungsmitteln möglich ist), kann dies zu unerwünschten Nebenwirkungen wie Hitzewallungen, Schwindel, Herzrasen und Leberschäden führen.

Untersuchungen zufolge kommt es bei 20 Prozent aller Menschen, die Niacin-Präparate in Tagesdosen ab 500 Milligramm einnehmen, zu einem Transaminasenanstieg im Blut (einem Anzeichen für Lebertoxizität).

Außerdem können Wechselwirkungen zwischen Niacin und bestimmten Medikamenten, beispielsweise Isoniazid (zur Behandlung von Tuberkulose) und Antidiabetika, auftreten. Diabetiker, die Nahrungsergänzungsmittel mit Nikotinsäure (einer Form von Niacin) einnehmen, sollten ihren Blutzuckerspiegel sorgfältig überwachen lassen, da die Einnahme solcher Präparate den Blutzuckerspiegel erhöhen kann.

Mangelerscheinungen

Niacinmangel kommt aufgrund des hohen täglichen Verzehrs von nicht mit Niacin angereicherten Getreideprodukten (beispielsweise Maismehl) in den ärmeren Gegenden der Welt häufig vor. In entwickelten Ländern ist Niacinmangel oft auf Alkoholismus oder eine bakterielle Fehlbesiedelung des Darmtrakts (die die Nährstoffaufnahme beeinträchtigt) zurückzuführen.

Am häufigsten führt schwerer Niacinmangel zu einer Vitaminmangelkrankheit namens Pellagra. Die Hauptsymptome dieser Erkrankung, die tödlich verlaufen kann – die „drei Ds" Dermatitis (Hautentzündung), Durchfall und Demenz –, wurden erstmals im Jahr 1937 mit schwerem Niacinmangel in Zusammenhang gebracht. Pellagra gilt als sehr schwerwiegende Erkrankung, die eine sofortige medizinische Behandlung erfordert.

Menschen mit Niacinmangel leiden oft unter trockener, rissiger Haut. Weitere häufige Symptome sind entzündete Schleimhäute und Entzündungen des Darmtrakts.

Wie viel braucht man?

In der unten stehenden Tabelle sind die empfohlenen Tagesdosen (RDA) für Niacin aufgeführt:

ALTER	MÄNNLICH	WEIBLICH
0–6 Monate	2 mg (nicht RDA, sondern AI)*	2 mg (nicht RDA, sondern AI)*
7–12 Monate	4 mg (nicht RDA, sondern AI)*	4 mg (nicht RDA, sondern AI)*
1–3 Jahre	6 mg	6 mg
4–8 Jahre	8 mg	8 mg
9–13 Jahre	12 mg	12 mg
14–18 Jahre	16 mg	14 mg
19+ Jahre	16 mg	14 mg
Schwangerschaft	–	18 mg
Stillzeit	–	17 mg

* Für Säuglinge wurden Empfehlungen für eine angemessene Zufuhr (AI) entwickelt, weil die Datenlage für eine empfohlene Tagesdosis (RDA) nicht ausreicht

Empfehlungen für die Aufnahme

Jeden Tag auf eine ausgewogene Ernährung zu achten, ist die beste Möglichkeit, Ihren Körper mit genügend Niacin zu versorgen. Getreide ist eine gute Niacinquelle; doch Geflügel, Fisch, Nüsse und Hülsenfrüchte enthalten mehr Niacin. Wie auch immer Sie sich Ihr tägliches Niacin verschaffen – denken Sie daran, dass Sie ausreichende Mengen sämtlicher B-Vitamine brauchen, damit Ihr Körper Niacin richtig aufnehmen kann! Menschen mit Anorexie oder Bulimie werden als „unterernährt" eingestuft und haben ein erhöhtes Risiko für einen Niacinmangel.

Auch bei Menschen, die nicht genügend Riboflavin, Pyridoxin und/oder Eisen aufnehmen, kann Niacinmangel auftreten, da ein Mangel an diesen drei Nährstoffen die Umwandlung von Tryptophan zu Niacin beeinträchtigt. Das liegt daran, dass die Koenzyme im Stoffwechselweg ohne diese drei Nährstoffe nicht richtig funktionieren können.

Natürliche Nahrungsquellen

LEBENSMITTEL (PORTIONSGRÖSSE)	RIBOFLAVIN (mg)
Rinderleber, in der Pfanne gebraten (85 g)	14,9
Hähnchenbrust, nur Fleisch, gegrillt (85 g)	10,3
Putenbrust, nur Fleisch, gebraten (85 g)	10,0
Lachs (Rotlachs), gekocht (85 g)	8,6
Thunfisch „light" aus der Dose, in Wasser, abgegossen (85 g)	8,6
Erdnüsse, trocken geröstet (30 g)	4,2
Reis, weiß, angereichert, gekocht (1 Tasse)	2,3

REZEPT

Grünkohlsalat mit Hühnerfleisch 1 Portion

Dieses niacinreiche Gericht ist das ideale Mittagessen für Tage, an denen man wenig Zeit hat. Es lässt sich bequem am Vorabend zubereiten, und wenn Sie dafür vorgegartes Hähnchenfleisch verwenden, sparen Sie noch mehr Zeit.

SALAT

1 kleine Hähnchenbrust ohne Haut und Knochen (etwa 120 g)

1 Tasse gehackter Grünkohl

1 kleine Tomate, gehackt

½ Tasse halbierte Erdbeeren

⅓ mittelgroße rote Zwiebel, geschält und in Scheiben geschnitten

1 Esslöffel gehackte Walnüsse

DRESSING

60 ml Balsamico-Essig

1 Esslöffel Olivenöl

1 Esslöffel Dijon-Senf

1 Esslöffel Honig

1 Prisse Salz

1 Prise schwarzer Pfeffer

PRO PORTION
Kalorien: 503, Fett: 22 g, Eiweiß: 32 g, Natrium: 589 mg, Ballaststoffe: 4 g, Kohlenhydrate: 44 g, Zucker: 34 g, Niacin: 11,8 mg

1 Den Backofen auf 200 °C vorheizen und ein Backblech mit Kochspray einsprühen.
2 Die Hähnchenbrust auf das Backblech legen und 25–40 Minuten garen, bis die Innentemperatur 75 °C beträgt. Zum Abkühlen beiseite stellen.
3 In einer mittelgroßen Schüssel Grünkohl, Tomate, Erdbeeren, Zwiebel und Walnüsse miteinander vermischen.
4 Das Hähnchenfleisch in Streifen schneiden und zu den anderen Zutaten geben.
5 In einer kleinen Schüssel alle Dressing-Zutaten miteinander vermengen. Kurz vor dem Verzehr die gewünschte Menge von dem Dressing über den Salat gießen und gründlich damit vermischen. Restliches Dressing im Kühlschrank aufbewahren.

Vitamin B$_5$: Pantothensäure

Vitamin B$_5$ (Pantothensäure) gibt Ihnen genau den Energieschub, den Ihre Organe und Muskeln brauchen, um richtig zu funktionieren. Glücklicherweise ist dieses Vitamin in den meisten tierischen und pflanzlichen Lebensmitteln enthalten und wird auch vielen Produkten (beispielsweise den meisten Frühstücksflocken) zugesetzt. Ein ausschließlich ernährungsbedingter Vitamin-B$_5$-Mangel kommt daher – außer bei Menschen mit schwerer Fehlernährung (zum Beispiel in ländlichen Gegenden Afrikas und anderen armen Regionen, die unter jahreszeitlich bedingter Nahrungsmittelknappheit leiden) – nur selten vor. Wie alle anderen B-Vitamine ist auch Pantothensäure wasserlöslich, es wird also mit dem Urin ausgeschieden. Daher müssen Sie Ihrem Körper dieses Vitamin täglich zuführen, um gesund zu bleiben. Aber Sie werden feststellen, dass das gar kein Problem ist, weil es in so vielen Lebensmitteln enthalten ist!

Beschreibung

Im Gegensatz zu vielen anderen B-Vitaminen hat Vitamin B$_5$ in erster Linie die Aufgabe, Enzyme funktionsfähig zu machen, damit wichtige biochemische Prozesse in Ihrem Körper ablaufen können. Vor allem bei der Herstellung von Koenzym A (KoA), das an der Synthese und Oxidation von Fettsäuren beteiligt ist, spielt Vitamin B$_5$ eine Rolle. Die Fettsäuren sind wiederum für die Bildung von Fetten notwendig; und Fette stellen (nach der Hauptenergiequelle: Kohlenhydraten) eine alternative Energiequelle

für Ihren Körper dar. Bitte beachten Sie, dass das Kochen von Lebensmitteln, die Vitamin B$_5$ enthalten, bis zu 80 Prozent des Vitamins zerstören kann!

Aufgaben im Körper

- Vitamin B$_5$ erfüllt wichtige Funktionen in den Zellen, die notwendig sind, damit Ihre Gewebe und Organsysteme reibungslos funktionieren können.
- Das Vitamin ist für die Bildung roter Blutkörperchen, die Cholesterinsynthese und die Produktion von Stresshormonen (beispielsweise Adrenalin) und Fortpflanzungshormonen notwendig.
- Außerdem wird es für die Herstellung des Gehirnbotenstoffs Acetylcholin gebraucht, der für die Muskelkontraktion zuständig ist.
- Um die anderen B-Vitamine richtig aufnehmen zu können, braucht Ihr Körper ausreichend Pantothensäure. Somit ist dieses Vitamin also eigentlich für ein noch breiteres Spektrum an biochemischen Prozessen verantwortlich.

Gesundheitswert

Vitamin B$_5$ ist nicht nur für die Energieproduktion in den Zellen lebensnotwendig; eine angemessene tägliche Vitamin-B$_5$-Zufuhr ist auch noch aus vielen anderen Gründen wichtig:

- Ergebnisse von Studien deuten darauf hin, dass es einen Zusammenhang zwischen der Einnahme von Pantothensäure-Präparaten und einer verminderten Produktion von „schlechtem" LDL-Cholesterin gibt.

Manche Wissenschaftler sind der Ansicht, dass Vitamin B_5 dazu beiträgt, die Haut feucht zu halten. Ihre Erkenntnisse zum potenziellen Nutzen des Vitamins für die Haut beruhen auf In-vitro-Studien, die in wissenschaftlichen Labors durchgeführt wurden und zeigen, dass Pantothensäure für die Bildung von Keratinozyten gebraucht wird – und Keratinozyten spielen für eine gesunde Haut eine sehr wichtige Rolle.

Manchen Behauptungen zufolge kann Pantothensäure sogar gegen Nervenschäden helfen, die geistige Leistungsfähigkeit verbessern, Arthritis vorbeugen und verschiedenen Geburtsdefekten vorbeugen; diese Erkenntnisse wurden durch die aktuelle wissenschaftliche Datenlage bisher jedoch nicht belegt.

Nebenwirkungen, Warnhinweise und Vorsichtsmaßnahmen

Da Vitamin B_5 jeden Tag mit dem Urin ausgeschieden wird, gibt es keine Empfehlungen für eine maximale tägliche Zufuhr. Die Einnahme zu hoher Dosen kann jedoch bei manchen Menschen zu Durchfall führen. Es gibt auch keine spezifischen Warnhinweise für die Einnahme von Vitamin B_5 – mit der Ausnahme, dass Menschen, die ein Pantothensäure-Präparat einnehmen, dieses absetzen sollten, wenn sie allergisch darauf reagieren.

Mangelerscheinungen

Ein Vitamin-B_5-Mangel wurde bisher nur bei unterernährten Menschen beobachtet. Da diese Erkrankung bei Menschen auftreten kann, die an mäßiger bis schwerer Anorexie oder seit Langem bestehendem Alkoholismus leiden, haben Patienten mit einer dieser beiden Erkrankungen ein besonders hohes Risiko für einen Vitamin-B_5-Mangel.

Zu den häufigsten Symptomen eines Mangels gehören:

• Allgemeines Unwohlsein und/oder Müdigkeit
• Taubheitsgefühl und Kribbeln in den unteren Extremitäten

Die Pantothenatkinase-assoziierte Neurodegeneration (PKAN) (früher als Hallervorden-Spatz-Syndrom bezeichnet) ist eine genetisch bedingte Störung des Pantothensäure-Stoffwechsels. Diese angeborene Erkrankung äußert sich in einer fortschreitenden Degeneration bestimmter Regionen im Zentralnervensystem (ZNS). Nur ein bis drei von drei Millionen Babys kommen mit einer PKAN auf die Welt.

Wie viel braucht man?

Derzeit gibt es keine allgemein anerkannte RDA für Vitamin B_5. Dieser fehlende Konsens ist darauf zurückzuführen, dass ein Mangel an dem Vitamin bisher nur bei Menschen festgestellt wurde, die an schwerer Unterernährung leiden. Stattdessen wurde eine tägliche angemessene Zufuhr (AI) festgelegt. AI-Werte werden immer dann vorgegeben, wenn die Datenlage für eine RDA nicht ausreicht; man geht davon aus, dass durch die AI eine angemessene Versorgung mit dem Vitamin sichergestellt ist. Hier die Werte für eine angemessene Vitamin-B_5-Zufuhr:

ALTER	MÄNNLICH	WEIBLICH
0–12 Monate	1,7–1,8 mg	1,7–1,8 mg
1–3 Jahre	2 mg	2 mg
4–8 Jahre	3 mg	3 mg
9–13 Jahre	4 mg	4 mg
14–18 Jahre	5 mg	5 mg
19+ Jahre	5 mg	5 mg
Schwangerschaft	–	6 mg
Stillzeit	–	7 mg

Empfehlungen für die Aufnahme

Die beste Möglichkeit, sich mit Pantothensäure zu versorgen, besteht im Verzehr von Lebensmitteln, die dieses Vitamin enthalten. Hier ein paar besonders gute Vitamin-B_5-Quellen:

- Getrocknete Bierhefe
- Rinder- und Hühnerleber
- Erdnussbutter
- Sojabohnen

Bei Menschen mit Darmerkrankungen wie beispielsweise Morbus Crohn, die die Aufnahme von Nährstoffen aus der Nahrung beeinträchtigen, kann eine Erhöhung des Vitamin B_5-Spiegels durch Einnahme eines Pantothensäure-Präparats notwendig sein.

Weitere Quellen für Pantothensäure sind angereicherte Lebensmittel. Es ist sinnvoll, das Verpackungsetikett zu lesen, um festzustellen, ob und wie viel von dem Vitamin dem Produkt zugesetzt wurde.

Natürliche Nahrungsquellen

LEBENSMITTEL (PORTIONSGRÖSSE)	PANTOTHENSÄURE (mg)
Joghurt, natur, fettarm (250 g)	1,3
Sonnenblumenkerne, geröstet (¼ Tasse)	2,4
Ei, hart gekocht (1 großes)	0,7
Brokkoli, gehackt, gekocht und abgegossen (½ Tasse)	0,5
Reis, braun, Mittelkorn, gekocht (½ Tasse)	0,4
Cheddarkäse (45 g)	0,2

Leckerer Avocado-Toast 1 Portion

Wenn Sie es gerne würzig mögen, geben Sie etwas scharfe Soße über Ihren Toast!

1 Teelöffel extra natives Olivenöl	½ mittelgroße Avocado, geschält, entkernt und zerdrückt	1 Esslöffel Sonnenblumenkerne
½ Tasse in Scheiben geschnittene Champignons		¼ Tasse Brokkolisprossen
1 Scheibe Weizenvollkornbrot, geröstet	1 großes, hart gekochtes Ei, in Scheiben geschnitten	1 Prise Salz
		1 Prise schwarzer Pfeffer

PRO PORTION

Kalorien: 368, Fett: 24 g, Eiweiß: 14 g, Natrium: 503 mg, Ballaststoffe: 8 g, Kohlenhydrate: 23 g, Zucker: 3 g, Pantothensäure: 3,1 mg

1 Das Öl bei mittlerer Temperatur in einer mittelgroßen Pfanne erhitzen. Die Champignons hineingeben und etwa 3–5 Minuten garen lassen, bis sie weich sind. Beiseite stellen.

2 Das geröstete Brot auf eine Arbeitsfläche legen und mit zerdrückter Avocado, gekochten Pilzen, Ei, Sonnenblumenkernen und Sprossen belegen.

3 Mit Salz und Pfeffer abschmecken und servieren.

Vitamin B₆

Vitamin B₆ ist ein wasserlösliches Vitamin, das natürlicherweise in vielen verschiedenen Lebensmitteln vorkommt. Manchmal wird es Produkten, bei denen es durch die Verarbeitung verloren gegangen ist, wieder zugesetzt (sogenannte Anreicherung), und manche Menschen nehmen auch Vitamin-B₆-Präparate ein. Ein Vitamin-B₆-Mangel ist in den entwickelten Ländern selten. Allerdings kann er bei Alkoholikern, Frauen, die die Antibabypille einnehmen, und Menschen mit Schilddrüsen-, Autoimmun- oder Nierenerkrankungen durchaus vorkommen. Normalerweise geht Vitamin-B₆-Mangel mit einem Mangel an anderen B-Vitaminen wie beispielsweise Folat und Vitamin B₁₂ einher. Obwohl dieses Vitamin B nicht so „berühmt" ist wie manch andere B-Vitamine, spielt es bei der Aufrechterhaltung wichtiger Körperfunktionen eine entscheidende Rolle und ist für eine gute Gesundheit unverzichtbar.

Beschreibung

Eigentlich handelt es sich bei Vitamin B₆ um eine Gruppe aus sechs verschiedenen chemischen Verbindungen, zu denen Pyridoxamin, Pyridoxin, Pyridoxal und andere phosphorylierte Formen des Vitamins gehören. Es kommt in vielen Lebensmitteln vor; doch wie gut es daraus resorbiert werden kann, hängt von der jeweiligen Form ab. Zum Beispiel wird Vitamin B₆ aus vielen pflanzlichen Nahrungsmitteln nicht so gut aufgenommen wie aus tierischen, weil es in pflanzlichen Produkten in einer Form vorliegt, die schlechter bioverfügbar ist.

Aufgaben im Körper

- Vitamin B₆ ist ein Koenzym, das an mehr als 140 biochemischen Reaktionen in den Zellen mitwirkt, zum Beispiel: Eiweiß-, Kohlenhydrat- und Fettstoffwechsel; Hämoglobinbildung; Synthese von Neurotransmittern und Produktion von IL-2 durch Lymphozyten.
- Studien zufolge kann Vitamin B6 zur Behandlung von prämenstruellem Syndrom, Karpaltunnelsyndrom und Hyperemesis gravidarum (unstillbarem Schwangerschaftserbrechen) beitragen.
- Andere Studien haben gezeigt, dass die Einnahme von Vitamin B₆ zur Verbesserung der kognitiven Funktion bei älteren Menschen beiträgt.

Gesundheitswert

- Vitamin B₆ kann über zwei verschiedene Mechanismen dazu beitragen, Stimmungsbeeinträchtigungen bei Menschen mit Depressionen zu verbessern: (1) durch Förderung der Synthese von Serotonin, Dopamin und Gamma-Aminobuttersäure (GABA), (2) durch Senkung des Homocysteinspiegels. (Homocystein ist eine Aminosäure, die die Entstehung von Depressionen begünstigt.)
- Vitamin B₆ kann bei der Vorbeugung und Behandlung einer Anämie (Blutarmut) helfen.

- Außerdem kann das Vitamin zur Arteriosklerose-Vorbeugung beitragen und so das Risiko für Herz-Kreislauf-Erkrankungen senken.
- Anderen Studien zufolge kann Vitamin B_6 das Risiko für bestimmte Krebsarten verringern, obwohl man noch nicht genau weiß, auf welche Mechanismen diese Schutzwirkung zurückzuführen ist.

Nebenwirkungen, Warnhinweise und Vorsichtsmaßnahmen

Bei Menschen, die hochdosierte Vitamin-B_6-Präparate (mehr als 2 Gramm pro Tag) einnehmen, können unerwünschte Nebenwirkungen wie Taubheitsgefühl, Kribbeln oder Brennen in Händen und Füßen, Kopfschmerzen und Übelkeit auftreten. Die Einnahme hoher Vitamin-B_6-Dosen über einen längeren Zeitraum kann zu schweren Nervenschäden führen.

Mangelerscheinungen

Zu den Anzeichen eines Vitamin-B_6-Mangels gehören:

- Epileptische Anfälle
- Juckender Hautausschlag
- Verwirrtheit
- Depressionen
- Normozytäre oder mikrozytäre Anämie
- Cheilitis (Entzündung der Lippen)
- Glossitis (Entzündung der Zunge)
- Störungen der Immunantwort

Wie viel braucht man?

Vitamin B_6 kann im Körper nicht gespeichert werden; daher ist eine tägliche Zufuhr erforderlich. Die RDA beträgt:

ALTER	MÄNNLICH	WEIBLICH
0–6 Monate	0,1 mg (nicht RDA, sondern AI)*	0,1 mg (nicht RDA, sondern AI)*
7–12 Monate	0,3 mg (nicht RDA, sondern AI)*	0,3 mg (nicht RDA, sondern AI)*
1–3 Jahre	0,5 mg	0,5 mg
4–8 Jahre	0,6 mg	0,6 mg
9–13 Jahre	1,0 mg	1,0 mg
14–18 Jahre	1,3 mg	1,2 mg
19–50 Jahre	1,3 mg	1,3 mg
51+ Jahre	1,7 mg	1,5 mg
Schwangerschaft	–	1,9 mg
Stillzeit	–	2,0 mg

* Für Säuglinge wurden Empfehlungen für eine angemessene Zufuhr (AI) entwickelt, weil die Datenlage für eine empfohlene Tagesdosis (RDA) nicht ausreicht.

Bei Patienten mit leichtem Vitamin-B_6-Mangel treten möglicherweise viele Monate oder Jahre lang gar keine Symptome auf. Wer mit Isoniazid (einem Anti-Tuberkulose-Medikament) behandelt wird, sollte zur Vorbeugung einer Isoniazid-induzierten peripheren Neuropathie ein Vitamin-B_6-Präparat einnehmen. Menschen, die sich pflanzlich ernähren, und Patienten mit Autoimmunerkrankungen, chronischer Niereninsuffizienz und entzündlichen Darmerkrankungen haben ebenfalls ein erhöhtes Risiko für einen Vitamin-B_6-Mangel.

Tolerierbare Obergrenzen (Aufnahme pro Tag)

ALTER	MÄNNLICH	WEIBLICH
0–6 Monate	–	–
7–12 Monate	–	–
1–3 Jahre	30 mg	30 mg
4–8 Jahre	40 mg	40 mg
9–13 Jahre	60 mg	60 mg
14–18 Jahre	80 mg	80 mg
19+ Jahre	100 mg	100 mg
Schwangerschaft	–	100 mg
Stillzeit	–	100 mg

Natürliche Nahrungsquellen

LEBENSMITTEL (PORTIONSGRÖSSE)	VITAMIN B_6 (mg)
Kichererbsen aus der Dose, abgegossen (1 Tasse)	1,1
Rinderleber, in der Pfanne gebraten (85 g)	0,9
Thunfisch, Gelbflossen-, frisch, gekocht (85 g)	0,9
Lachs (Rotlachs), gekocht (85 g)	0,6
Kartoffeln, weiß, gekocht, gehackt (1 Tasse)	0,4
Banane, mittelgroß, geschält	0,4
Pute, nur Fleisch, gebraten (85 g)	0,4
Rinderhackfleischküchlein, 85% mager, gegrillt (85 g)	0,3

Empfehlungen für die Aufnahme

Die beste Nahrungsquelle für Vitamin B_6 sind tierische Lebensmittel. Allerdings reagiert dieses Vitamin empfindlich auf hohe Temperaturen und wird beim Kochen teilweise zerstört. Beim Mahlen und Verarbeiten von Vollkornprodukten geht ebenfalls viel von dem Vitamin verloren.

REZEPT

Türkisches Pittabrot mit viel Vitamin B_6 1 Portion

Dieses stimmungsaufhellende Gericht enthält jede Menge Vitamin B6, liefert aber auch viel Energie und hält Sie gesund.

1 Vollkorn-Pitta-Tasche	30 g) Putenschinken, natur (nitratfrei, natrium-arm)	3 frische Dillzweige (oder 2 Teelöffel getrockneter Dill)
1 Römersalatblatt		
2 Tomatenscheiben	1 Esslöffel Dijon-Senf	2 Scheiben (jeweils ca. 30 g) Provolone
3 Scheiben (jeweils ca.		

PRO PORTION

Kalorien: 500, Fett: 19 g, Eiweiß: 41 g, Natrium: 1705 mg, Ballaststoffe: 6 g, Kohlenhydrate: 40 g, Zucker: 2 g, Vitamin B_6: 0,37 mg

Die Pitta-Tasche rösten und die übrigen Zutaten nach Belieben hineinschichten. Guten Appetit!

Vitamin B₇: Biotin

Im Jahr 1942 entdeckten Vincent du Vigneaud und seine Kollegen dieses Vitamin, als sie feststellten, dass bei Nutztieren, die ein bestimmtes Futter erhielten, Biotinmangel auftrat. Biotin wird auch als Vitamin H bezeichnet, weil es für die Gesundheit von Haut und Haaren so wichtig ist; aber es erfüllt auch noch viele andere Funktionen. Zuerst die gute Nachricht: Ein schwerer Biotinmangel kommt nur selten vor, da dieses Vitamin in sehr vielen Lebensmitteln enthalten ist. Leichter Biotinmangel tritt bei schwangeren Frauen allerdings ziemlich häufig auf. In diesem Kapitel finden Sie Tipps für die Deckung Ihres Biotinbedarfs.

Beschreibung

Ähnlich wie Vitamin B₅ wirkt auch Biotin hauptsächlich an der Aktivierung von Enzymen (den kleinen Katalysatoren, die ganze „Kettenreaktionen" von biochemischen Vorgängen in Ihrem Körper ermöglichen) mit. Eine tägliche Aufnahme von Vitamin B₇ ist für verschiedene Prozesse, die die Zellentwicklung beeinflussen, sehr wichtig; und die richtige Entwicklung Ihrer Zellen ist wiederum für eine gute Funktion Ihrer Organsysteme unerlässlich.

Biotin ermöglicht vor allem Vorgänge im Körper, die für die Verstoffwechselung von Fettsäuren, Glucose und Aminosäuren notwendig sind. (Wenn das alles für Sie ziemlich kompliziert klingt, so liegt das daran, dass diese Prozesse eben leider tatsächlich sehr komplex sind.) Außerdem fungiert Biotin als Kofaktor für fünf Enzyme namens Carboxylasen; und diese Carboxylasen beeinflussen wiederum verschiedene biochemische Vorgänge im Körper, die für Ihren allgemeinen Gesundheitszustand wichtig sind.

Neben seiner Hauptrolle bei der Bildung bestimmter Enzyme erfüllt Biotin auch eine wichtige Funktion bei Histonmodifikationen, bei der Genregulation und der Zellsignalisierung (Anweisung zur Bildung neuer Zellen).

Im Verdauungstrakt wirken außerdem andere vom Körper gebildete biochemische Substanzen auf das verbrauchte Biotin ein, welches dann im Dünndarm resorbiert und in der Leber gespeichert wird.

Aufgaben im Körper

- Biotin wird für die ordnungsgemäße Energieproduktion in den Zellen benötigt.
- Außerdem verhilft Ihnen das Vitamin zu gesundem, glänzendem Haar und kräftigen Nägeln.

Gesundheitswert

Biotin ist aber nicht nur für die Energieproduktion in den Zellen wichtig; eine ganze Reihe wissenschaftlicher Studien deutet außerdem darauf hin, dass man durch Einnahme von Biotin-Präparaten gesündere Haare, Haut und Nägel bekommt. Ob eine tägliche Einnahme von Nahrungsergänzungsmitteln mit Biotin (ohne diagnostizierten Biotin-Mangel) tatsächlich zu einer Verbesserung des Zustands von Haaren, Nägeln und/oder Haut führen kann, dafür gibt es jedoch nach wie vor noch keine eindeutigen wissenschaftlichen Beweise. Problematisch ist außerdem, dass laut einer vor Kurzem durchgeführten Forschungsstudie die meisten Biotin-Präparate, die für „gesündere" Haare, Nägel oder Haut auf dem Markt erhältlich sind, dieses Vitamin in Mengen enthalten, die die empfohlene Tagesdosis (RDA) *überschreiten*.

Nebenwirkungen, Warnhinweise und Vorsichtsmaßnahmen

Es gibt keine besonderen Warnungen vor einer über die RDA hinausgehenden Aufnahme von Biotin mit der Nahrung; und es wird auch nicht vor der Einnahme von Biotin-Präparaten gewarnt, sofern man diese nicht in einer Dosis konsumiert, die die RDA überschreitet. Schwangeren Frauen (die möglicherweise Nahrungsergänzungsmittel zur Behandlung eines Biotinmangels benötigen) wird allerdings empfohlen, keine Präparate einzunehmen, deren Dosis höher liegt als die RDA für Biotin.

Außerdem gibt es Hinweise darauf, dass Menschen, die Antiepileptika und (langfristig) Antibiotika einnehmen, niedrigere Biotinspiegel haben, und zwar auch dann, wenn sie mit der Nahrung genügend Biotin aufnehmen oder Biotin-Präparate einnehmen. Wenn Sie bestimmte hochdosierte Antibiotika oder Medikamente gegen epileptische Anfälle einnehmen, muss Ihr Biotinspiegel also möglicherweise von einer medizinischen Fachkraft (beispielsweise einem

Arzt oder einer Pflegekraft) überwacht werden.

Außerdem sind mehrere Studien zu dem Ergebnis gekommen, dass Diabetes die Resorption von Biotin im Verdauungstrakt beeinträchtigt.

Mangelerscheinungen

Schwer unterernährte Menschen haben ein besonders hohes Risiko für einen Biotinmangel. Die häufigsten Symptome sind:

- Müdigkeit
- Schlafstörungen
- Trockene oder schuppige Haut
- Haarausfall

Menschen, die am Darm operiert wurden, und Patienten mit Darmerkrankungen wie Morbus Crohn können möglicherweise nicht genügend Biotin aus der Nahrung aufnehmen. Wenn Sie zu dieser Risikogruppe gehören, kann die tägliche Einnahme von zusätzlichem Biotin (wie es normalerweise in Vitamin-B-Präparaten enthalten ist) notwendig sein.

Menschen, die chronisch Alkoholkrank sind haben wahrscheinlich einen starken Mangel an Biotin (und anderen B-Vitaminen).

Es gibt eine seltene genetisch bedingte Stoffwechselstörung namens Biotinidasemangel, bei der der Körper Biotin nicht mehr richtig aus der Nahrung aufnehmen kann. In ihrer milden Form geht diese erbliche Erkrankung mit einem schwachen Muskeltonus, Atembeschwerden, Entwicklungsverzögerungen, Hautausschlägen und/oder Haarausfall einher. Laut Angaben der National Organization for Rare Disorders (NORD) kann man Kinder, die mit dieser Erkrankung geboren wurden, mit Biotin-Präparaten behandeln.

Die Einnahme von Nahrungsergänzungsmitteln, die Biotin in Dosen enthalten, welche die RDA überschreiten, ist nicht zu empfehlen, da Biotin aus solchen Präparaten nachweislich die Ergebnisse von Blutuntersuchungen verfälschen kann. Hochdosierte Biotin-Präparate wurden mit falsch-positiven Testergebnissen für Schilddrüsenerkrankungen in Verbindung gebracht.

Empfehlungen für die Aufnahme

Für die meisten Menschen besteht die beste Möglichkeit, sich mit Biotin zu versorgen, in einer gesunden Ernährung. Biotin wird im Verdauungstrakt in optimaler Menge resorbiert, wenn man es tagtäglich in Kombination mit anderen B-Vitaminen aufnimmt. Da das Vitamin mit dem Urin ausgeschieden wird, muss man es seinem Körper jeden Tag (zusammen mit den anderen Vitaminen des B-Komplexes) zuführen. In besonders großen Mengen ist Biotin in Innereien, Eiern, Fisch und vielen Gemüsearten (vor allem in Süßkartoffeln) enthalten. Rohes Eiklar enthält allerdings ein Protein, das an Biotin bindet und den Körper in seiner Fähigkeit, dieses Vitamin zu resorbieren, beeinträchtigt.

Wie viel braucht man? (RDA)

ALTER	MÄNNLICH	WEIBLICH
0–12 Monate	5–6 µg	5–6 µg
1–3 Jahre	8 µg	8 µg
4–8 Jahre	12 µg	12 µg
9–13 Jahre	20 µg	20 µg
14–18 Jahre	25 µg	25 µg
19+ Jahre	30 µg	30 µg
Schwangerschaft	–	30 µg
Stillzeit	–	35 µg

Natürliche Nahrungsquellen

LEBENSMITTEL (PORTIONSGRÖSSE)	BIOTIN (µg)
Rinderleber, gekocht (85 g)	30,8
Ei, gekocht (1 großes)	10
Wildlachs aus der Dose, in Wasser, abgegossen (85 g)	5
Thunfisch in Wasser, abgegossen (85 g)	0,6
Kartoffeln, weiß, gekocht, gehackt (1 Tasse)	0,5
Banane, geschält, in Scheiben geschnitten (½ Tasse)	0,2

REZEPT

Gemüseomelett 1 Portion

Eine ganz einfache Mahlzeit, aber trotzdem voller wertvoller Inhaltsstoffe! Dieses biotinreiche Frühstück garantiert einen schönen Start in den Tag. Sie können es mit frischen Kräutern garnieren oder zur Abwechslung immer wieder andere Gemüsearten dafür verwenden.

1 Teelöffel extra natives Olivenöl	2 große Eier, geschlagen	1 Prise Salz
½ Tasse Brokkoliröschen	1 Esslöffel Wasser	1 Prise schwarzer Pfeffer
½ Tasse in Scheiben geschnittene Champignons	¼ Teelöffel getrockneter Oregano	30 g sonnengetrocknete Tomaten
	1 Prise Cayennepfeffer	

PRO PORTION
Kalorien: 277, Fett: 14 g, Eiweiß: 19 g, Natrium: 518 mg, Ballaststoffe: 5 g, Kohlenhydrate: 21 g, Zucker: 13 g

1 Das Öl bei mittlerer Temperatur in einer mittelgroßen Pfanne erhitzen. Brokkoli und Champignons hineingeben und ca. 3–5 Minuten garen lassen, bis das Gemüse weich ist.

2 In einer kleinen Schüssel die Eier mit Wasser, Oregano, Cayennepfeffer, Salz und schwarzem Pfeffer verquirlen.

3 Die Eimasse über das Gemüse in der Pfanne gießen, die sonnengetrockneten Tomaten dazugeben und die Mischung so lange stocken lassen, bis der Boden des Omeletts fest ist.

4 Wenden und noch 5 Minuten garen, bis die Eimasse fest ist. Servieren.

Vitamin B$_9$: Folat

Vitamin B$_9$ oder Folat ist wahrscheinlich am bekanntesten wegen der Rolle, die es für eine gesunde Ausbildung der Wirbelsäule bei Embryos in den ersten Schwangerschaftswochen spielt. Die Entdeckung dieses Vitamins verdanken wir der bahnbrechenden Forschungsarbeit, die eine brillante Wissenschaftlerin namens Lucy Wills in den 1920er-Jahren leistete. Dr. Wills besuchte die erste medizinische Fakultät in England, an der Frauen studieren durften. Nach Abschluss ihres Medizinstudiums reiste sie um die Welt und entdeckte die Substanz, die heute unter dem Namen Folat bekannt ist, als sie in Bombay (Indien) lebte und arbeitete. Diese wichtige Entdeckung hat dazu beigetragen, dass zahllose Babys gesund zur Welt kommen und schwere Geburtsfehler verhindert werden konnten – ein weiterer enormer Erfolg für das Gesundheitswesen.

Beschreibung

Folat erfüllt viele wichtige Funktionen: Es ist für normales Zellwachstum und normale Zellteilung im menschlichen Körper und vor allem für eine ordnungsgemäße Entwicklung der Wirbelsäule und des Gehirns bei Babys unverzichtbar. Der Name „Folat" kommt vom lateinischen Wort für „Blatt" (*folium*), weil dieses Vitamin in Gemüse (vor allem grünem Blattgemüse) vorkommt. Folat ist die Bezeichnung für das Vitamin, das natürlicherweise in Lebensmitteln vorkommt; Folsäure ist die synthetische Version, die in Nahrungsergänzungsmitteln und angereicherten Lebensmitteln enthalten ist.

Vitamin B$_{12}$ kann nur bei ausreichender Folatzufuhr richtig vom Körper resorbiert werden. Alle B-Vitamine müssen in ausreichender Menge mit der täglichen Ernährung aufgenommen werden, damit jedes Einzelne richtig funktionieren kann; doch in besonderem Maß gilt dies für Vitamin B$_{12}$ und Folat, da diese beiden Vitamine zusammen am Prozess der enzymatischen Methylierung beteiligt sind. Folat spielt für die Bildung roter Blutkörperchen und das Wachstum menschlicher Zellen eine sehr wichtige Rolle. Zusammen mit Vitamin B$_{12}$ bildet es rote Blutkörperchen und beugt so einer Blutarmut (Anämie) vor. Wie bei jeder echten Partnerschaft müssen diese beiden Vitamine in harmonischem Gleichgewicht zueinander stehen, um die richtige Bildung von Blutkörperchen und die Erfüllung anderer wichtiger Funktionen im Körper zu gewährleisten.

Aufgaben im Körper

- Folat spielt beim biochemischen Methylierungsprozess im Körper, der für die DNA-Synthese, Entgiftung und Energieproduktion notwendig ist, eine entscheidende Rolle.
- Auch beim Stoffwechsel von Nukleinsäurevorläufern (der sich auf die Integrität der DNA auswirkt) und beim Stoffwechsel von Aminosäuren (beispielsweise Homocystein) kommt Folat eine wichtige Rolle zu.
- Folatmangel kann zu einer megaloblastischen Anämie führen. Diese Form der Blutarmut entsteht infolge der Bildung unreifer roter Blutkörper-

chen. Bei einer schweren, unbehandelten megaloblastischen Anämie kann es zu Hirnschäden kommen.

- In Kombination mit den Vitaminen B_{12} und B_6 senkt Folat zu hohe Homocysteinspiegel im Blut, die möglicherweise Herz-Kreislauf-Erkrankungen verursachen.

Gesundheitswert

- **Verbessert die Gehirngesundheit:** Eine folatreiche Ernährung ist für die Vorbeugung neurologischer Störungen und anderer Gehirnerkrankungen unverzichtbar. Wie im Jahr 2016 in der Zeitschrift *Psychology Today* festgestellt wurde, ist Folat für die Bildung der Neurotransmitter des Gehirns und für die Zellentgiftung, aber auch für die DNA-Bildung und die richtige Entwicklung des Nervensystems notwendig.
- **Wirkt sich positiv auf die Stimmung aus:** Niedrige Folatwerte können negative Auswirkungen auf die Serotoninsynthese haben, die für die Stimmungsregulation und die Vorbeugung von Depressionen eine Rolle spielt. Ein ausreichend hoher Folatspiegel scheint Stimmungsstörungen wie beispielsweise Depressionen zu bessern oder ihnen vorzubeugen. Viele Wissenschaftler sind sogar der Ansicht, dass man die Gabe von Folat-Präparaten zur Behandlung von Depressionen in Erwägung ziehen sollte; hierzu müssen allerdings erst noch weitere Studien durchgeführt werden.
- **Senkt das Krebsrisiko:** Eine im Jahr 2011 im *American Journal of Epidemiology* erschienene Studie hat gezeigt, dass eine ausreichende Folat-

zufuhr über die Nahrung bei Frauen vor den Wechseljahren das Brustkrebsrisiko senken könnte und dass Frauen mit niedriger Folataufnahme höhere Brustkrebsraten aufweisen.
- **Fördert die Herzgesundheit:** Forschungsergebnisse zeigen, dass Folat wahrscheinlich das Herz schützt und das Risiko für Herz-Kreislauf-Erkrankungen senken kann.
- **Sorgt für gesunde Babys:** Folsäure trägt dazu bei, das Risiko für Hirn- und Wirbelsäulendefekte bei neugeborenen Babys zu senken.

Nebenwirkungen, Warnhinweise und Vorsichtsmaßnahmen

Die Einnahme hochdosierter Folsäurepräparate oder der Verzehr zu vieler mit Folsäure angereicherter Lebensmittel kann zu übermäßiger Erregbarkeit, Schlafstörungen und epileptischen Anfällen führen. In Forscherkreisen mehren sich Bedenken, dass die Aufnahme zu hoher Dosen synthetischer Folsäure (nicht Folat) auch das Krebsrisiko erhöhen könnte. Wenn Sie nicht im gebärfähigen Alter sind, sollten Sie Ihr Folat also ausschließlich aus der Nahrung beziehen.

Bei manchen Medikamenten können unerwünschte Wechselwirkungen mit Folsäure auftreten. Dazu gehören Methotrexat (zur Behandlung von Krebs und Autoimmunerkrankungen), Antiepileptika (beispielsweise Phenytoin) und Sulfasalazin (zur Behandlung von Colitis ulcerosa).

Laboruntersuchungen zufolge kann eine perniziöse Anämie (aufgrund von

Vitamin-B_{12}-Mangel) durch eine hohe tägliche Folsäure-Aufnahme maskiert werden. Daher wird allgemein empfohlen, dass Menschen, die an perniziöser Anämie leiden könnten, keine Folsäure-Präparate einnehmen sollten, um die Diagnose nicht zu verfälschen.

Menschen, deren Körper Folat nicht richtig aufnehmen kann (was zu Folatmangel führt), haben ein erhöhtes Risiko für kognitive Beeinträchtigungen im Alter. In einer 2005 im *American Journal of Clinical Nutrition* erschienenen Studie wurden Zusammenhänge zwischen Folatmangel und Demenz festgestellt.

Mangelerscheinungen

Die Symptome eines Folatmangels (beispielsweise Müdigkeit und Schwindel) können sehr allgemein sein und auch bei anderen gesundheitlichen Problemen auftreten. Ein schwerer Mangel an täglicher Folatzufuhr kann allerdings zu einer Folatmangelanämie führen. Zu den Anzeichen eines schwereren Folatmangels gehören:

• Müdigkeit und Abgeschlagenheit
• Reizbarkeit
• Kognitive Beeinträchtigungen
• Kurzatmigkeit

Menschen, die Probleme mit der Folatresorption haben, leiden normalerweise unter starker Müdigkeit, allgemeinem Unwohlsein und Anämie, die darauf zurückzuführen ist, dass ihr Körper nicht genügend rote Blutkörperchen bilden kann.

Wie viel braucht man? (RDA)

ALTER	MÄNNLICH	WEIBLICH
0–6 Monate	65 µg (nicht RDA, sondern AI)*	65 µg (nicht RDA, sondern AI)*
7–12 Monate	80 µg (nicht RDA, sondern AI)*	80 µg (nicht RDA, sondern AI)*
1–3 Jahre	150 µg	150 µg
4–8 Jahre	200 µg	200 µg
9–13 Jahre	300 µg	300 µg
14–18 Jahre	400 µg	400 µg
19+ Jahre	400 µg	400 µg
Schwangerschaft	–	600 µg
Stillzeit	–	500 µg

* Für Säuglinge wurden Empfehlungen für eine angemessene Zufuhr (AI) entwickelt, weil die Datenlage für eine empfohlene Tagesdosis (RDA) nicht ausreicht.

Übermäßiger Alkoholkonsum (Alkoholismus) und chronisches Rauchen wurden mit einer verminderten Folatresorption in Verbindung gebracht, ebenso entzündliche Darmerkrankungen (beispielsweise Morbus Crohn) und Dickdarmresektionen.

Bei Menschen mit Darmerkrankungen, die die Nährstoffaufnahme beeinträchtigen, kann trotz ausreichender täglicher Zufuhr folathaltiger Lebensmittel ein Folatmangel auftreten. Außerdem haben manche Menschen eine genetische Veranlagung dafür, Folsäure nicht richtig aufnehmen zu können.

Da so viele Menschen keine optimalen Mengen an Folat über die Nahrung aufnehmen, empfiehlt die amerikanische Seuchenschutzbehörde (Centers for Disease Control and Prevention, CDC) Frauen im gebärfähigen Alter, täglich 400 μg Folsäure in Form eines Nahrungsergänzungsmittels einzunehmen. Dahinter steht die Überlegung, dass rund die Hälfte aller Schwangerschaften in den USA nicht geplant sind und dass die schweren Geburtsfehler, die durch Folat verhindert werden können, auftreten, bevor die meisten Frauen überhaupt wissen, dass sie schwanger sind – nämlich etwa drei bis vier Wochen nach der Empfängnis. Für einen optimalen Folatspiegel zu sorgen, kann Ihr Baby also vor schweren Schäden schützen.

Empfehlungen für die Aufnahme

Eine ausgewogene Ernährung ist die beste Möglichkeit, Ihrem Körper genügend Vitamin B_9 zuzuführen – und zwar am besten durch täglichen Verzehr von Obst und grünem Gemüse. Vielen anderen Lebensmitteln wird das Vitamin zugesetzt; so gibt es beispielsweise mit Folsäure angereicherte Frühstücksflocken und Getreideprodukte. Patienten mit Darmerkrankungen, die sich negativ auf die Nährstoffaufnahme auswirken, oder Menschen, die eine höhere Menge des Vitamins benötigen (beispielsweise Frauen im gebärfähigen Alter), müssen wahrscheinlich ein hochwertiges Nahrungsergänzungspräparat einnehmen.

Natürliche Nahrungsquellen

LEBENSMITTEL (PORTIONSGRÖSSE)	FOLAT (μg)
Rinderleber, geschmort (85 g)	215
Blattspinat, gekocht (½ Tasse)	131
Avocado, geschält, entkernt und gewürfelt (½ Tasse)	59
Grüne Erbsen, Tiefkühl-, gekocht (½ Tasse)	47
Weizenkeime (2 Esslöffel)	40
Erdnüsse, trocken geröstet (30 g)	27
Banane, mittelgroß, geschält	24

Detox-Wildreisschüssel 1 Portion

Wildreis hat ein ganz besonderes Aroma und viele wertvolle Inhaltsstoffe. In Kombination mit Gemüse und Linsen ergibt er eine wunderbar ausgewogene Mahlzeit, die Ihrem Körper viel Folat liefert.

½ Esslöffel extra natives Olivenöl	1 kleine Mohrrübe, geraspelt	1 Prise Salz
1 Knoblauchzehe, fein gehackt	1 Tasse gehackter Blattspinat	½ Tasse gekochter Wildreis
¼ Tasse gehackte Frühlingszwiebeln	½ Tasse vorgekochte Linsen oder Linsen aus der Dose (abgespült)	¼ mittelgroße Avocado, geschält, entkernt und in Scheiben geschnitten
½ Teelöffel Kurkuma		

PRO PORTION
Kalorien: 353, Fett: 12 g, Eiweiß: 15 g, Natrium: 356 mg, Ballaststoffe: 15 g, Kohlenhydrate: 50 g, Zucker: 6 g, Folat: 313 µg

1 Das Öl bei mittlerer Temperatur in einer mittelgroßen Pfanne erhitzen. Knoblauch, Zwiebeln, Kurkuma und Mohrrübe hineingeben und 3 Minuten garen lassen.

2 Spinat und Linsen hinzufügen und weitere 2–3 Minuten garen. Je nach Bedarf salzen.

3 Die Linsenmischung über den Wildreis geben und mit den Avocadoscheiben belegen. Guten Appetit!

Vitamin B$_{12}$

Vitamin B12 wird auch das „Energie-Vitamin" genannt. Es ist ein echtes Powerpaket, das dem Körper bei der Bildung von DNA und roten Blutkörperchen hilft. Vitamin B12 ist von seiner chemischen Struktur her das größte B-Vitamin. Es sorgt dafür, dass Ihre Nerven schnell feuern können, und hilft Ihren roten Blutkörperchen bei der Aufnahme von lebensspendendem Sauerstoff. Vitamin B12 ist auch an der Bildung der DNA (unseres genetischen Codes) beteiligt. Wie bei anderen B-Vitaminen (übrigens auch Vitamin C) handelt es sich dabei um ein wasserlösliches Vitamin, sodass nicht viel davon im Körper gespeichert wird und man es täglich einnehmen muss, um optimal damit versorgt zu sein. Laut einem 2017 in der Zeitschrift *American Family Physician* erschienenen Artikel leiden in den USA und Großbritannien bei den unter Sechzigjährigen etwa sechs Prozent und bei den über Sechzigjährigen fast 20 Prozent an einem Vitamin-B12-Mangel. In manchen Ländern Lateinamerikas, Asiens und Afrikas könnten bis zu 70 Prozent der Bevölkerung davon betroffen sein. Doch zum Glück gibt es viele nährstoffreiche Lebensmittel, die Sie sofort in Ihren Speiseplan aufnehmen können, um Ihren Vitamin-B12-Spiegel zu erhöhen!

Beschreibung

Wussten Sie, dass Vitamin B$_{12}$ von Bakterien in Ihrem Darm und auch im Verdauungstrakt vieler Tiere gebildet wird? Deshalb haben tierische Lebensmittel den höchsten Vitamin-B$_{12}$-Gehalt, während als potenzielle nicht-tierische Nahrungsquelle nur Algen infrage kommen. Die Symptome eines zu niedrigen Vitamin-B$_{12}$-Spiegels (beispielsweise Müdigkeit, Schwäche und Depressionen) sind ziemlich allgemein und unspezifisch, und normalerweise wird man beim Arztbesuch auch nicht auf einen Vitamin-B$_{12}$-Mangel hin untersucht, obwohl dies durch einen einfachen Bluttest möglich wäre. Viele Experten empfehlen, dass man seinen Vitamin-B$_{12}$-Spiegel mindestens einmal überprüfen lassen sollte, da es (selbst bei Menschen, die viele tierische Lebensmittel essen) zahlreiche Faktoren gibt, die einen Mangel verursachen können. Verschiedene Krankheiten, zum Beispiel Magen-Darm-Erkrankungen, aber auch Parasiten, eine streng vegane Ernährung, bestimmte Medikamente und Alkohol können den Vitamin-B$_{12}$-Spiegel deutlich senken.

Aufgaben im Körper

Vitamin B$_{12}$ ist normalerweise an folgenden Vorgängen im Körper beteiligt:

* Fettsäure-Synthese
* Energieproduktion
* DNA-Synthese

Menschen, deren Körper Vitamin B$_{12}$ nicht richtig aufnehmen kann, können unter Müdigkeit, Abgeschlagenheit, kognitiven Beeinträchtigungen (beispielsweise Gedächtnisproblemen) oder neurologischen Symptomen (zum Beispiel

Kribbeln und/oder Taubheitsgefühl in Händen und Füßen) leiden.

Gesundheitswert

Der wichtigste Vorteil einer angemessenen Vitamin-B_{12}-Zufuhr besteht darin, dass sie die Symptome einer perniziösen Anämie (auch als megaloblastische Anämie bezeichnet) verhindert. Menschen, denen ein Teil des Magens oder Darms entfernt wurde oder die an einer Schilddrüsen- oder Autoimmunerkrankung (beispielsweise Typ-1-Diabetes) leiden, haben ein erhöhtes Risiko für eine perniziöse Anämie. Daher kann es durchaus sinnvoll sein, auf eine angemessene Vitamin-B_{12}-Zufuhr mit der täglichen Nahrung zu achten, um einem Mangel an dem Vitamin und den damit einhergehenden Beschwerden vorzubeugen.

Laut Ergebnissen einer 2014 im *New England Journal of Medicine* erschienenen Studie berichteten Menschen, bei denen trotz Einnahme von Antidepressiva erneut depressive Symptome auftraten, über ein Nachlassen ihrer Depression, nachdem sie Vitamin-B12-Präparate eingenommen hatten. In anderen medizinischen Fachzeitschriften veröffentlichte Forschungsergebnisse deuten ebenfalls darauf hin, dass die Einnahme von Vitamin-B12-Nahrungsergänzungsmitteln bei Patienten, bei denen ein Mangel an diesem Vitamin diagnostiziert wurde, Symptome von Depressionen und Angstzuständen lindern kann.

Nebenwirkungen, Warnhinweise und Vorsichtsmaßnahmen

Folat (bzw. Folsäure in Nahrungsergänzungsmitteln) wird Patienten oft zusammen mit Vitamin B_{12} zur Behandlung einer perniziösen Anämie verordnet; doch wie bereits erwähnt, kann zu viel Folat die Entstehung eines Vitamin-B_{12}-Mangels fördern. Vitamin-B_{12}-Präparate sollten nicht von Menschen eingenommen werden, die allergisch dagegen sind, unter einer genetisch bedingten Erkrankung namens Optikusatrophie leiden oder bei denen eine Polyzythämie (Form von Blutkrebs) diagnostiziert wurde.

Da Vitamin B_{12} während der Schwangerschaft in die Plazenta übergeht (und später auch in die Muttermilch gelangt), sollten schwangere und stillende Frauen Vitamin-B_{12}-Präparate nur unter ärztlicher Aufsicht einnehmen.

Mangelerscheinungen

Folgende Symptome können auf einen Vitamin-B_{12}-Mangel hindeuten:

- Schwäche
- Müdigkeit und Abgeschlagenheit
- Verwirrtheit
- Verstopfung
- Appetitlosigkeit

Vitamin-B_{12}-Mangel kann aber auch mit Gedächtnisverlust, Depressionen und Zungenbrennen einhergehen. In schweren Fällen kann er Nervenschäden verursachen und muss dann sofort behandelt werden.

Ein Mangel an dem Vitamin kann verschiedene Ursachen haben, zum Beispiel eine unzureichende Vitamin-B_{12}-Aufnahme, aber auch Erkrankungen oder Medikamente, die die Vitamin-B_{12}-Resorption beeinträchtigen.

Im Allgemeinen haben Menschen ab 60 Jahren ein höheres Risiko für einen Vitamin-B_{12}-Mangel als jüngere. Ein Grund dafür ist, dass die Sekretion von Salzsäure (HCl) im Magen mit zunehmendem Alter abnimmt – und diese Säure ist für eine richtige Verdauung von Nährstoffen notwendig.

Menschen, auf die Folgendes zutrifft, entwickeln häufiger einen Vitamin-B_{12}-Mangel:

- Autoimmunerkrankungen, die den Darm betreffen (zum Beispiel Zöliakie oder Morbus Crohn)
- Magenbypass oder andere chirurgische Eingriffe im Verdauungstrakt
- Perniziöse Anämie
- Parasiten- oder Wurminfektionen
- Regelmäßige Einnahme von bestimmten Medikamenten, beispielsweise

Arzneimitteln zur Behandlung von Säurereflux oder Sodbrennen, Metformin (einem Diabetes-Medikament) oder als Hormonersatztherapie (HRT)

Da Vegetarier und Veganer nur wenige bis gar keine tierischen Nahrungsmittel zu sich nehmen, tragen sie ebenfalls ein höheres Risiko für einen Vitamin-B_{12}-Mangel.

Empfehlungen für die Aufnahme

Tierische Produkte wie Eier, Milchprodukte, Fleisch, Fisch und Geflügel sind die besten Quellen für Vitamin B_{12}. Laut Angaben der Mayo-Klinik sind Sie, wenn Sie sich vegan ernähren, möglicherweise besonders anfällig für einen Vitamin-B_{12}-Mangel, da pflanzliche Lebensmittel dieses Vitamin nicht enthalten. Idealerweise sollte man sich das Vitamin über die Nahrung zuführen; doch das ist

Wie viel braucht man?

ALTER	MÄNNLICH	WEIBLICH
0–6 Monate	0,4 µg (nicht RDA, sondern AI)*	0,4 µg (nicht RDA, sondern AI)*
7–12 Monate	0,5 µg (nicht RDA, sondern AI)*	0,5 µg (nicht RDA, sondern AI)*
1–3 Jahre	0,9 µg	0,9 µg
4–8 Jahre	1,2 µg	1,2 µg
9–13 Jahre	1,8 µg	1,8 µg
14+ Jahre	2,4 µg	2,4 µg
Schwangerschaft	–	2,6 µg
Stillzeit	–	2,8 µg

* Für Säuglinge wurden Empfehlungen für eine angemessene Zufuhr (AI) entwickelt, weil die Datenlage für eine empfohlene Tagesdosis (RDA) nicht ausreicht.

vielleicht nicht möglich, wenn Ihr Körper aus irgendeinem Grund nicht in der Lage ist, Vitamin B_{12} zu resorbieren.

Viele angereicherte Frühstücksflocken in den USA, Kanada und Europa enthalten Vitamin B_{12}; für Menschen, die sich vegan ernähren, sind Vitaminpräparate eine weitere Möglichkeit, eine angemessene Aufnahme zu gewährleisten. Menschen, die auf oralem Weg nicht genügend Vitamin B_{12} resorbieren können, kann der Arzt intramuskuläre Injektionen des Vitamins verabreichen.

Natürliche Nahrungsquellen

LEBENSMITTEL (PORTIONSGRÖSSE)	VITAMIN B_{12} (µg)
Muscheln, gekocht (85 g)	84,1
Rinderleber, gekocht (100 g)	70,7
Forelle, Regenbogen-, wild, gekocht (85 g)	5,4
Lachs (Rotlachs), gekocht (85 g)	4,8
Thunfisch „light" aus der Dose, in Wasser, abgegossen (85 g)	2,5
Milch, fettarm (250 ml)	1,2

Rührei „Eiweißbombe" mit grünem Gemüse 1 Portion

Dieses Rührei lässt sich leicht zubereiten und versorgt Sie gleich morgens mit Vitamin B_{12}, gesundem Eiweiß, herzgesunden Fetten, entgiftenden Ballaststoffen und jeder Menge sekundären Pflanzenstoffen aus grünem Gemüse und entzündungshemmenden Gewürzen. Es eignet sich hervorragend als Frühstück, wenn Sie topfit sein müssen oder einfach das Gefühl haben möchten, vor Energie zu strotzen.

2 Teelöffel extra natives Olivenöl	¼ Tasse gehackte Zwiebel	⅛ Teelöffel Paprikapulver
½ Tasse geraspelter Grünkohl	2 große Eier	⅛ Tasse geriebener Mozzarella
	2 Esslöffel fettarme Milch (oder pflanzliche Milch)	
½ Tasse Blattspinat		1 Prise Salz
		1 Prise schwarzer Pfeffer

PRO PORTION
Kalorien: 301, Fett: 21 g, Eiweiß: 18 g, Natrium: 558 mg, Ballaststoffe: 1 g, Kohlenhydrate: 8 g, Zucker: 3 g, Vitamin B_{12}: 1,3 µg

1 Das Öl in einer mittelgroßen, gusseisernen Pfanne oder Antihaftpfanne bei mittlerer Temperatur erhitzen. Grünkohl, Spinat und Zwiebel hineingeben und 4–5 Minuten andünsten, bis die Zwiebel glasig und das grüne Gemüse weich ist.

2 Während das Gemüse gart, die Eier in einer kleinen Schüssel mit Milch und Paprikapulver verquirlen.

3 Die Eimischung in die Pfanne geben und vorsichtig mit dem Gemüse vermischen. Etwa 3–4 Minuten stocken lassen, bis die Eimischung ganz durchgegart ist.

4 Mit Käse, Salz und Pfeffer bestreuen und genießen!

Vitamin C

Erstaunlicherweise können fast alle Säugetiere außer dem Menschen Vitamin C (Ascorbinsäure) synthetisieren. Uns fehlt das dafür notwendige Enzym. Im Jahr 1927 entdeckte der ungarische Biochemiker und Humanist Albert Szent-Györgyi Vitamin C, als ihm klar wurde, dass der Körper Ascorbinsäure benötigt, um Makronährstoffe (Kohlenhydrate, Fett und Eiweiß) besser verwerten zu können. Später erhielt Dr. Szent-Györgyi für seine wissenschaftliche Arbeit und die Entdeckung von Vitamin C den Nobelpreis.

Beschreibung

Vitamin C ist wohl eines der bekanntesten und beliebtesten Vitamine – fast ebenso allgegenwärtig wie die vielen Missverständnisse zu diesem Thema. Wussten Sie, dass Ihr Körper Vitamin C nicht so gut resorbieren und verwerten kann, wenn man es in Form eines Nahrungsergänzungsmittels aufnimmt, wie wenn man es aus vollwertiger Ernährung bezieht? Das liegt wahrscheinlich daran, dass die besten natürlichen Vitamin-C-Quellen – Obst und Gemüse – auch einen hohen Gehalt an vielen anderen wertvollen Nährstoffen und biochemischen Substanzen haben, die die positive Wirkung des Vitamins verstärken; so enthalten sie beispielsweise zahlreiche sekundäre Pflanzenstoffe. Einige dieser Substanzen sind bislang noch nicht einmal identifiziert; doch je mehr Forschung zu dem Thema betrieben wird, umso deutlicher tritt zutage,

dass sie bei der Aufnahme und Verwertung von Vitaminen im Körper synergistisch zusammenwirken. Die Natur steckt voller erstaunlicher Phänomene; und die einfache Isolation einer biochemischen Substanz wie beispielsweise Vitamin C funktioniert normalerweise eben nicht so gut wie das Zusammenwirken des ganzen Nährstoffpakets in einem natürlichen Lebensmittel. Das ist wie bei einer Sinfonie: Zwar klingt auch jedes einzelne Instrument für sich allein schön; doch die Kombination sämtlicher Instrumente in einem Musikstück ist wirklich atemberaubend.

Aufgaben im Körper

Vitamin C hilft beim Aufbau und bei der Reparatur sämtlicher Gewebe im Körper und ist somit ein lebenswichtiger Nährstoff. Zum Beispiel trägt es dazu bei, dass:

- Schnitte und andere Wunden schneller heilen
- Knochen und Knorpel stark bleiben
- Ihr Immunsystem Krankheiten und Infektionen besser abwehren kann

Vitamin C ist auch für die Bildung von Kollagen – dem Hauptprotein unseres Körpers, das zum Aufbau von sämtlichen Geweben, Haut und Muskeln beiträgt – unerlässlich. Die Kollagenproduktion im Körper nimmt ab dem 25. Lebensjahr allmählich ab, was zur Alterung von Haut und Gewebe führen kann. Um die Kollagenproduktion anzuregen und den

Kollagenanteil im Gewebe so hoch wie möglich zu halten, ist Vitamin C wichtig.

Gesundheitswert

Hier ein paar der vielen positiven Wirkungen von Vitamin C:

- Es ist für Reparatur- und Wachstumsvorgänge im ganzen Körper von entscheidender Bedeutung.
- Es trägt dazu bei, Herz-Kreislauf-Erkrankungen, Krebs und Erkältungen hinauszuzögern oder zu verhindern.
- Es wirkt sich positiv auf die Gesundheit der Augen aus.
- Die Aufnahme von Vitamin C zusammen mit Eisen verbessert die Resorption von Eisen im Dünndarm.
- Als Antioxidans neutralisiert Vitamin C freie Radikale im Körper. (Das bedeutet, dass es die durch freie Radikale entstehenden Zellschäden verlangsamt oder sogar völlig verhindert.)
- Vitamin C trägt dazu bei, die Produktion von weißen Blutkörperchen zu erhöhen, die unseren Körper schützen und schädliche Eindringlinge (beispielsweise Erkältungs- und Grippeviren oder ungesunde Bakterien) abtöten.
- Es kann auch zur Senkung des Risikos für chronische Krankheiten beitragen.
- Vitamin C hilft, einem Eisenmangel vorzubeugen, indem es pflanzliches Eisen in eine Form umwandelt, die der Körper leichter aufnehmen kann. Dies ist für alle Menschen wichtig, vor allem aber für Veganer und Vegetarier, die normalerweise weniger Eisen zu sich nehmen, weil sie kein Fleisch essen.

Nebenwirkungen, Warnhinweise und Vorsichtsmaßnahmen

Die Vitamin-C-Resorption nimmt mit zunehmender Zufuhr des Vitamins ab: Wenn Ihre Vitamin-C-Aufnahme mehr als 1 Gramm beträgt, liegt die Resorption unter 50 Prozent. Außerdem sollte man beachten, dass das Vitamin empfindlich auf Hitze, Licht, Oxidation und alkalische Lösungen reagiert: In sauren Lösungen ist es stabiler.

Die Einnahme hoher Vitamin-C-Dosen kann Magen-Darm-Probleme wie Bauchschmerzen und Durchfall verursachen, weil nicht resorbiertes Vitamin C im Dickdarm von Bakterien verstoffwechselt wird. Falls Sie schon einmal unter Nierenproblemen gelitten haben, könnte eine hohe Vitamin-C-Zufuhr bei Ihnen das Risiko für Nierensteine erhöhen.

Mangelerscheinungen

Die Vitamin-C-Mangelkrankheit Skorbut wurde erstmals bei britischen Seeleuten aufgrund ihres Mangels an frischem Obst und Gemüse beobachtet. Nach dieser Entdeckung begannen die Matrosen, Limetten mitzunehmen, wenn sie in See stachen, was ihnen den Spitznamen „Limey" eintrug.

In den entwickelten Ländern ist ein Vitamin-C-Mangel selten; bei Menschen mit zu einseitiger Ernährung, Rauchern und „Passivrauchern" kann er aber durchaus vorkommen.

Symptome von Skorbut treten auf, wenn der gesamte Vitamin-C-Pool im Körper unter 300 Milligramm sinkt. Skorbut ist eine seltene Erkrankung, die aber auch in entwickelten Ländern immer noch vorkommt: Sie kann bei Rauchern und älteren Menschen mit ungesunder Ernährung in Verbindung mit Alkohol- oder Drogenmissbrauch auftreten.

Raucher brauchen 35 Milligramm mehr Vitamin C pro Tag als Nichtraucher.

Empfehlungen für die Aufnahme

Vitamin C wird im gesamten Dünndarm absorbiert. Untersuchungen zeigen, dass die Bioverfügbarkeit des Vitamins sich verbessert, wenn man es in Form von Obst und Gemüse zu sich nimmt.

Da der Körper die Blutspiegel dieses Vitamins genau kontrolliert, ist die Einnahme hoher Dosen (alles, was über 1 Gramm liegt) nur eine zusätzliche Belastung für die Nieren, da sie die überschüssige Menge ausscheiden müssen – außerdem wird die Resorption dadurch stark vermindert. Wenn Sie Ihre Vitamin-C-Aufnahme erhöhen möchten, entscheiden Sie sich statt für ein Nahrungsergänzungsmittel lieber für buntes Obst und Gemüse, und versuchen Sie, mindestens zwei Früchte und vier bis sechs Gemüseportionen pro Tag zu essen.

Wie viel braucht man?

ALTER	MÄNNLICH	WEIBLICH
0–6 Monate	40 mg (nicht RDA, sondern AI)*	40 mg (nicht RDA, sondern AI)*
7–12 Monate	50 mg (nicht RDA, sondern AI)*	50 mg (nicht RDA, sondern AI)*
1–3 Jahre	15 mg	15 mg
4–8 Jahre	25 mg	25 mg
9–13 Jahre	45 mg	45 mg
14–18 Jahre	75 mg	65 mg
19+ Jahre	90 mg	75 mg
Schwangerschaft	–	85 mg
Stillzeit	–	120 mg

* Für Säuglinge wurden Empfehlungen für die angemessene Zufuhr (AI) entwickelt, weil die Datenlage für eine empfohlene Tagesdosis (RDA = Recommended Daily Allowance) nicht ausreicht.

Natürliche Nahrungsquellen

LEBENSMITTEL (PORTIONSGRÖSSE)	VITAMIN C (mg)
Guave (mittelgroß)	126
Paprika, rot, gehackt (½ Tasse)	95
Papaya (klein)	95
Kiwi (1 große)	85
Orange (mittelgroß)	70
Paprika, grün, gehackt (½ Tasse)	60
Erdbeeren, in Scheiben geschnitten (½ Tasse)	49
Brokkoli, gehackt, gekocht, abgegossen (½ Tasse)	39
Tomatensaft, Dose (180 ml)	33
Blumenkohl, roh oder gekocht (½ Tasse)	26

REZEPT

Guten-Morgen-Smoothie mit Mandeln und Goji-Beeren 1 Portion

Dieser fruchtige Smoothie liefert Vitamin C, Antioxidanzien und auch etwas pflanzliches Eiweiß und gibt Ihnen einen leckeren Energieschub nach dem morgendlichen Training!

1 ½ Esslöffel getrocknete Goji-Beeren	¼ Tasse gefrorene Mangostücke	½ mittelgroße Orange, geschält und entkernt
180 ml Sojamilch	½ mittelgroße gefrorene Banane, geschält	1 Tasse Blattspinat
		Eiswürfel nach Bedarf

PRO PORTION
Kalorien: 202, Fett: 4 g, Eiweiß: 8 g, Natrium: 115 mg, Ballaststoffe: 6 g, Kohlenhydrate: 37 g, Zucker: 24 g, Vitamin C: 64 mg

Alle Zutaten in einen Mixer geben und gut pürieren. Falls nötig, mehr Eis hinzufügen, bis der Smoothie die gewünschte Konsistenz erreicht hat. Sofort servieren.

Kalzium

Kalzium ist der im menschlichen Körper am häufigsten vorkommende Mineralstoff; er verhilft Ihnen zu starken Knochen und Zähnen. Kalzium kommt überall in der Natur vor. Es ist das fünfthäufigste Element in der Erdkruste und in vielen Gesteinen (beispielsweise Kalkstein oder Gips) enthalten. Am bekanntesten ist die wichtige Rolle, die dieses Mineral für unsere Knochen spielt; aber es erfüllt auch noch viele andere Funktionen im Körper. Trotz seiner großen Bedeutung zeigen manche Schätzwerte, dass nur 10–15 Prozent aller weiblichen Teenager und Frauen über Fünfzig ihren Kalziumbedarf decken! Bei Jungen im Teenageralter und Männern über 50 Jahren sind die Zahlen etwas besser – rund 20 Prozent nehmen genügend Kalzium über die Nahrung auf, doch das sind immer noch viel zu wenig. In diesem Kapitel erfahren Sie, wie Sie sich kalziumreicher ernähren können – das ist gar nicht so schwierig!

Beschreibung

Es ist sehr wichtig, schon in jungen Jahren genügend Kalzium aufzunehmen, denn unsere Knochen bauen sich bis zum 20. oder 25. Lebensjahr auf und werden in dieser Zeit immer stärker. Man muss sich also bereits in der Jugend kalziumreich ernähren, um kräftige Knochen und Zähne zu bekommen. Ab dem Alter von 25 Jahren nimmt die Knochendichte (oder Stärke der Knochen) dann allmählich wieder ab. Wenn Ihr Körper in diesen jungen Jahren nicht genügend Kalzium bekommt, tragen Sie mit zuneh-

mendem Alter womöglich ein erhöhtes Risiko für Osteoporose (beschleunigte Schwächung der Knochen und Verlust an Knochenmasse). Doch auch nach dem 25. Lebensjahr ist es immer noch wichtig, auf eine ausreichende Kalziumaufnahme zu achten, denn der Mineralstoff spielt bei allen möglichen Signal- und Kommunikationswegen im Körper eine Rolle und ist daher überlebenswichtig. Wenn nicht genügend Kalzium im Blut vorhanden ist, entzieht der Körper es Ihren Knochen, um die Homöostase (das Gleichgewicht) in Ihrem Organismus aufrechtzuerhalten. Das ist ein ganz erstaunlicher, komplexer Mechanismus, der dafür sorgt, dass Ihr Kalziumspiegel stets konstant bleibt – selbst auf Kosten Ihrer Knochengesundheit.

Da es viele Nahrungsmittel mit hohem Kalziumgehalt gibt, sollte es bei einer gesunden, ausgewogenen Ernährung kein allzu großes Problem sein, genügend Kalzium über die Nahrung aufzunehmen. Wenn Sie ein paar tierische Lebensmittel (beispielsweise Milchprodukte und Fisch) essen, bekommen Sie wahrscheinlich genug von dem Mineralstoff. Veganer müssen ihre Mahlzeiten sorgfältiger planen; aber es gibt auch ein paar pflanzliche Kalziumquellen.

Aufgaben im Körper

Kalzium erfüllt verschiedene Funktionen im Körper, unter anderem:

- **Aufbau von Knochen und Zähnen:** 99 Prozent des gesamten Kalziums in unserem Körper sind in Knochen und Zähnen enthalten. Unsere Knochen werden ständig ab- und umgebaut, und Kalzium ist der wichtigste Mineralstoff, den wir für diesen Prozess brauchen.

- **Nervensignale:** Bei sämtlichen Signalen im Gehirn spielt Kalzium eine wichtige Rolle; es sorgt dafür, dass unsere Gehirnaktivitäten in ausgewogenem Gleichgewicht ablaufen.
- **Blutgerinnung:** Das eine Prozent Kalzium, das nicht in unseren Knochen enthalten ist, wirkt im Blut zusammen mit Vitamin K an der Blutgerinnung mit.
- **Muskelfunktion:** In Ihren Muskeln bindet Kalzium Aktin und Myosin und ermöglicht das notwendige Wechselspiel zwischen diesen beiden Filamenten, damit sich die Muskeln zusammenziehen können.

Gesundheitswert

Zu den positiven Wirkungen von Kalzium gehören:

- **Starke Knochen und Größenwachstum:** Kalzium erhöht die Qualität und Dichte der Knochen und wird während der Kindheit gebraucht, damit die Kinder ihr volles Größenwachstum erreichen.
- **Möglicher Schutz vor Diabetes:** Studien zufolge kann eine angemessene Kalzium- und Vitamin-D-Zufuhr dazu beitragen, ein gesundes Körpergewicht und einen adäquaten BMI aufrechtzuerhalten und das Risiko für Typ-2-Diabetes zu senken.
- **Aufrechterhaltung eines normalen Blutdrucks:** Mehrere klinische Studien zeigen, dass ein vermehrter Kalziumkonsum sich positiv auf das Bluthochdruckrisiko auswirkt.
- **Möglicher Schutz vor Krebs:** Untersuchungen zufolge kann die Aufnahme der empfohlenen Menge Kalzium das Risiko für Darm- und Brustkrebs senken.

Nebenwirkungen, Warnhinweise und Vorsichtsmaßnahmen

Eine zu hohe Kalziumzufuhr (die unwahrscheinlich ist, wenn man das Mineral nur über die Nahrung bezieht) ist nicht ohne Risiken. Die Einnahme von über 2500 Milligramm pro Tag aus Nahrungsergänzungsmitteln kann das Risiko für Nierensteine und Nierenschäden erhöhen und dazu führen, dass der Körper andere Mineralstoffe wie Magnesium, Zink und Eisen schlechter aufnimmt.

Mangelerscheinungen

Ein Kalziummangel kann sich in folgenden Symptomen äußern:

- **Schwache Knochen, die zu Osteoporose führen:** Wenn Sie nicht genügend Kalzium aufnehmen, wachsen Ihre Knochen nicht richtig und können schwach und brüchig werden, sodass es leichter zu Knochenbrüchen kommt.
- **Zahnerosion:** Auch Ihre Zähne brauchen genügend Kalzium, um gesund und „erosionsfrei" zu bleiben.
- **Muskelkrämpfe:** Ein niedriger Kalziumspiegel im Blut kann zu Muskelkrämpfen (Tetanie) führen.

Wie viel braucht man? (RDA)

ALTER	MÄNNLICH	WEIBLICH
0–12 Monate	200–260 mg (nicht RDA, sondern AI)*	200–260 mg (nicht RDA, sondern AI)*
1–3 Jahre	700 mg	700 mg
4–8 Jahre	1000 mg	1000 mg
9–18 Jahre	1300 mg	1300 mg
19–50 Jahre	1300 mg	1300 mg
51–70 Jahre	1000 mg	1000 mg
71+ Jahre	1200 mg	1200 mg
Schwangerschaft	–	1000 mg
Stillzeit	–	1000 mg

* Für Säuglinge wurden Empfehlungen für eine angemessene Zufuhr (AI) entwickelt, weil die Datenlage für eine empfohlene Tagesdosis (RDA) nicht ausreicht.

Tolerierbare Obergrenzen (Aufnahme pro Tag)

ALTER	MÄNNLICH	WEIBLICH
0–6 Monate	1000 mg	1000 mg
7–12 Monate	1500 mg	1500 mg
1–8 Jahre	2500 mg	2500 mg
9–18 Jahre	3000 mg	3000 mg
19–50 Jahre	2500 mg	2500 mg
51+ Jahre	2000 mg	2000 mg
Schwangerschaft	–	2500 mg
Stillzeit	–	2500 mg

Empfehlungen für die Aufnahme

Der Körper kann Kalzium nur mithilfe von Vitamin D aufnehmen. Durch eine Kombination von Lebensmitteln mit hohem Gehalt an Kalzium und Vitamin D können Sie optimale Werte beider Nährstoffe erzielen. Eine der besten Kalzium- und Vitamin-D-Quellen sind Fischkonserven wie Sardinen, Hering und Makrele. Die weichen Gräten sind essbar und liefern besonders viel Kalzium. Kleine Fische sind am gesündesten, weil sie weniger Quecksilber und Umweltgifte und mehr Kalzium enthalten als größere Fischarten wie beispielsweise Thunfisch. Denken Sie stets daran, auf den Webseiten von Institutionen wie Seafood Watch nach aktuellen Informationen darüber zu suchen, welche Fischarten am umweltverträglichsten sind! Sie können auf den Etiketten auch nach Zertifikaten wie dem MSC-Siegel (Marine Stewardship Council) für Wildfisch und dem BAP-Siegel (Best Aquaculture Practices) für Zuchtfisch schauen, um sicherzugehen, dass beim Fang bzw. bei der Zucht ökologische, soziale und wirtschaftliche Faktoren berücksichtigt werden.

Wenn Sie Veganer oder Vegetarier sind, gibt es auch für Sie viele Kalziumquellen, zum Beispiel die meisten dunkelgrünen Blattgemüsearten. Denken Sie daran, dass Sie ein bisschen mehr davon essen müssen, um Ihren Kalziumbedarf zu decken, als Menschen, die sich nicht vegetarisch ernähren!

Natürliche Nahrungsquellen

LEBENSMITTEL (PORTIONSGRÖSSE)	KALZIUM (mg)
Joghurt, natur, fettarm (250 g)	415
Mozzarella, halbfett (50 g)	333
Sardinen aus der Dose, in Öl, mit Gräten, abgegossen (85 g)	325
Milch, fettarm (250 ml)	299
Sojamilch, mit Kalzium angereichert (250 ml)	299
Lachs (Wild-) aus der Dose, in Öl, abgegossen (85 g)	261
Chiasamen (30 g)	179
Tofu, weich, mit Kalziumsulfat hergestellt, gewürfelt (½ Tasse)	138
Steckrübe, grün, frisch, gekocht (½ Tasse)	99
Grünkohl, frisch, gekocht (1 Tasse)	94
Blattkohl, roh (1 Tasse)	84
Okra, gekocht (1 Tasse)	82
Chinesischer Senfkohl (Pak choi) (1 Tasse)	74
Blattspinat, roh (½ Tasse)	29
Brokkoli, roh, gehackt (½ Tasse)	21

Auflauf mit Steckrüben, Makrelen und grünem Gemüse 2 Portionen

Dieses Gericht steckt voller natürlicher Kalziumquellen. Makrele, grünes Gemüse und Milchprodukte gehören zu den besten Kalziumquellen. Auch von diesem Auflauf kann man gleich eine größere Menge zubereiten und unter der Woche wieder aufwärmen!

120 ml Mandelmilch	1 Prise Salz	1 Dose (450 g) Wild-makrele, abgegossen
2 große Eier	1 Prise schwarzer Pfeffer	
2 Teelöffel getrockneter Salbei	2 Teelöffel extra natives Olivenöl	½ Tasse gehackter Grün-kohl
2 Teelöffel getrockneter Thymian	2 große Steckrüben, in dünne Scheiben ge-schnitten	¼ Tasse geriebener Par-mesan

PRO PORTION
Kalorien: 522, Fett: 23 g, Eiweiß: 54 g, Natrium: 1287 mg, Ballaststoffe: 4 g, Kohlenhydrate: 19 g, Zucker: 11 g, Kalzium: 757 mg

1 Den Backofen auf 180 °C vorheizen.

2 In einer mittelgroßen Schüssel Mandelmilch, Eier, Salbei, Thymian, Salz und Pfeffer miteinander verquirlen.

3 Eine mittelgroße Auflaufform einfetten und die Hälfte der Rüben hineingeben. Fügen Sie dann eine Schicht Makrele und anschließend eine Schicht Grünkohl hinzu, gefolgt von einer letzten Schicht mit den restlichen Rüben.

4 Die Milch-Ei-Mischung über das Gemüse und die Makrelen gießen, den Auflauf mit Parmesan bestreuen und ca. 25 Minuten backen, bis er oben fest und goldbraun ist.

Chlorid

Chlorid ist als Nährstoff ziemlich unbekannt; dabei ist es eigentlich einer der wichtigsten Mineralstoffe und (zusammen mit Natrium und Kalium) gleichzeitig auch ein Elektrolyt. Elektrolyte helfen bei der Übertragung von elektrischen Signalen und Nervensignalen im Körper. Außerdem erfüllen sie die wichtige Aufgabe, den Flüssigkeitshaushalt innerhalb und außerhalb der Zellen zu regulieren. Chlor und Chlorid sind eng miteinander verwandt, aber nicht identisch. Chlor in seiner reinen Form (als chemisches Element) ist ein grünliches Gas, das Verbindungen mit anderen Mineralien wie beispielsweise Natrium eingeht: Kochsalz ist Natriumchlorid und besteht zu etwa 60 Gewichtsprozent aus Chlorid und 40 Gewichtsprozent aus Natrium.

Beschreibung

Chlorid ist ein überlebenswichtiger Nährstoff. In den entwickelten Ländern kommt ein Mangel an diesem Mineralstoff so gut wie gar nicht vor, da Salz (das ungefähr zur Hälfte aus Natrium und zur Hälfte aus Chlorid besteht) in der Nahrung reichlich verfügbar ist. In seiner gasförmigen Form (als Chlor) ist dieses chemische Element giftig; doch in Kombination mit anderen Mineralstoffen wie beispielsweise Natrium erfüllt es viele wichtige Stoffwechselfunktionen im Körper.

Man kann sich Chlorid als die „bessere Hälfte" des Natriums vorstellen: Die beiden Mineralstoffe kommen meist zusammen vor, aber Chlorid richtet normalerweise viel weniger Schaden an als

sein „Komplize". Chlorid bildet auch mit anderen Mineralstoffen chemische Verbindungen, die zur Behandlung von Mangelzuständen dienen: So dienen Magnesiumchlorid und Kaliumchlorid beispielsweise zur Erhöhung des Magnesium- bzw. Kaliumspiegels im Blut, falls dieser zu niedrig ist.

Aufgaben im Körper

- **Flüssigkeitshaushalt:** Als einer der drei wichtigsten Elektrolyt-Mineralstoffe trägt Chlorid dazu bei, den Flüssigkeitshaushalt innerhalb und außerhalb der Zellen im Gleichgewicht zu halten.
- **Magensäureproduktion:** HCl, KCl und NaCl sind allesamt Bestandteile der Magensäure. Sehen Sie das Cl in den Namen dieser drei chemischen Verbindungen? Das ist Chlorid. Die Magensäure spielt für die Verdauung eine sehr wichtige Rolle: Sie trägt zur Aufspaltung der Nahrung im Magen bei.
- **Ist an der Übertragung elektrischer Impulse im Nervensystem beteiligt:** Zusammen mit anderen Elektrolytmolekülen wirkt Chlorid an der Erzeugung elektrischer Signale mit, damit unsere Muskeln sich zusammenziehen und wieder entspannen können.

Gesundheitswert

- Verdauung und Aufspaltung der Nahrung
- Hydrierung und Flüssigkeitshaushalt
- Übertragung von Signalen zwischen Nervenzellen

Nebenwirkungen, Warnhinweise und Vorsichtsmaßnahmen

Unser Körper scheidet überschüssiges Chlorid vor allem über die Nieren (mit dem Urin) aus. In sehr geringen Mengen wird es auch über den Stuhl und durch Schwitzen ausgeschieden. Hohe Chloridspiegel sind selten, können aber vorkommen, wenn der Körper viel Wasser verliert und die Konzentration von Chlorid im Blut sehr stark ansteigt oder wenn man zu viel Salz zu sich nimmt. Viele Studien deuten darauf hin, dass sehr hohe Chloridwerte im Blut (sogenannte Hyperchlorämie) sogar Nierenschäden verursachen können. Außerdem kann ein hoher Chloridgehalt im Blut den Säure-Basen-Haushalt durcheinanderbringen und den pH-Wert senken. Dies kann sich auf viele verschiedene Prozesse im Körper auswirken, zum Beispiel auf die Neurotransmitterfunktion, die Kontraktion der Blutgefäße und sogar auf die Blutgerinnung.

Mangelerscheinungen

Chloridmangel kommt ziemlich selten vor. Ebenso wie ein Mangel an anderen Elektrolyten kann auch er durch große Flüssigkeitsverluste (beispielsweise starkes Erbrechen, Durchfall usw.) entstehen. In schweren Fällen kann er zu einem lebensbedrohlichen Zustand namens Alkalose führen, bei dem der pH-Wert des Blutes abnormal hoch ist. Auch manche Medikamente (beispielsweise Diuretika) können den Chloridspiegel im Blut senken.

Wie viel braucht man?

Es gibt keine RDA-Angaben, sondern lediglich solche für eine angemessene Aufnahme (AI) für Chlorid. Wenn keine ausreichenden wissenschaftlichen Daten vorliegen, um die RDA für einen Nährstoff festzulegen, liefert die aufgrund von Experimenten und Beobachtungen ermittelte AI eine Orientierungshilfe, um eine angemessene Versorgung mit dem betreffenden Nährstoff sicherzustellen.

ALTER	MÄNNLICH	WEIBLICH
0–6 Monate	0,18 g	0,18 g
7–12 Monate	0,57 g	0,57 g
1–3 Jahre	1,5 g	1,5 g
4–8 Jahre	1,9 g	2,9 g
9–13 Jahre	2,3 g	2,3 g
14–18 Jahre	2,3 g	2,3 g
19–50 Jahre	2,3 g	2,3 g
51+ Jahre	1,8–2,0 g	1,8–2,0 g
Schwangerschaft	–	2,3 g
Stillzeit	–	2,3 g

Obergrenze (Aufnahme pro Tag)

ALTER	MÄNNLICH	WEIBLICH
0–12 Monate	Nicht bekannt	Nicht bekannt
1–3 Jahre	2,3 g	2,3 g
4–8 Jahre	2,9 g	2,9 g
9–13 Jahre	3,4 g	3,4 g
14–18 Jahre	3,6 g	3,6 g
19–50 Jahre	3,6 g	3,6 g
51+ Jahre	3,6 g	3,6 g
Schwangerschaft	–	3,6 g
Stillzeit	–	3,6 g

Ein Chloridmangel kann sich in folgenden Symptomen äußern:

- Schwäche
- Übelkeit und Erbrechen
- Krämpfe
- Koma

Empfehlungen für die Aufnahme

Der einfachste Weg, seinen Körper mit Chlorid zu versorgen, besteht im Verzehr von Salz. Chlorid ist natürlicherweise in Meerwasser enthalten, sodass auch Meerespflanzen wie beispielsweise Algen Chlorid liefern. Die meisten Menschen nehmen zu viel Salz zu sich; man kann seinem Körper also problemlos jede Menge Chlorid zuführen! Ein paar Lebensmittel, die von Natur aus Chlorid enthalten, sind im nächsten Abschnitt aufgeführt.

Natürliche Nahrungsquellen

Normalerweise wird der Chloridgehalt von Nahrungsmitteln nicht gemessen. Von den unten stehenden Lebensmitteln weiß man, dass sie natürlicherweise etwas Chlorid enthalten, auch wenn die genaue Menge in der Regel nicht bekannt ist.

- Salz
- Meeresalgen
- Austern
- Sellerie
- Tomaten
- Gekochte Eier
- Oliven in Salzlake

Sushi-Schüssel mit Wildreis   1 Portion

Meeresalgen sind eine hervorragende Chloridquelle. Dieses köstliche Sushi-Schüssel-gericht ist eine sehr schmackhafte Möglichkeit, Ihren Vorrat an dem Mineralstoff auf-zufüllen.

½ Tasse gekochter Wildreis	1 kleine Mohrrübe, geraspelt	1 Esslöffel eingelegter Ingwer
60 g Thunfisch in Sushi-Qualität	¼ mittelgroße Avocado, geschält, entkernt und in Scheiben geschnitten	1 Esslöffel natriumarme Sojasauce
1 kleiner Kopf Pak choi, gehackt	1 Blatt Nori, zerkleinert	1 Teelöffel Sesamsamen
		1 Teelöffel Wasabipaste

PRO PORTION
Kalorien: 408, Fett: 12 g, Eiweiß: 34 g, Natrium: 1337 mg, Ballaststoffe: 15 g, Kohlenhydrate: 50 g, Zucker: 13 g

1 Reis, Thunfisch, Pak choi, Mohrrübe, Avocado, Nori, Ingwer und Sojasauce in einer mittelgroßen Schüssel anrichten.
2 Nach Belieben mit Sesam und Wasabi garnieren. Guten Appetit!

Cholin

Cholin ist ein Neuling unter den essenziellen Nährstoffen. Obwohl es bereits 1862 entdeckt wurde, bezeichnete das US-amerikanische Institute of Medicine Cholin erst ab dem Jahr 1998 als essenziellen Nährstoff. Ein Mangel an Cholin führt (wie bei jedem lebenswichtigen Vitamin oder Nährstoff) zu Krankheit und – wenn er nicht behandelt wird – letztendlich zum Tod. Bei Cholin handelt es sich um einen ganz besonderen Nährstoff: Es ist weder Vitamin noch Mineralstoff, sondern eine chemische Verbindung, die in ihrer Struktur Ähnlichkeit mit manchen B-Vitaminen aufweist. Wir wissen zwar immer noch nicht genau, welche Rolle Cholin im Körper spielt und wie viel man davon braucht; aber zumindest wissen wir, dass es – wie Sie gleich sehen werden – ein paar hochinteressante Aufgaben erfüllt.

Beschreibung

Obwohl cholinreiche Nahrungsmittel nicht schwer zu finden sind, führen die meisten Menschen ihrem Körper zu wenig von diesem wichtigen Nährstoff zu. Ein niedriger Cholinspiegel kann das Risiko für Schwangerschaftskomplikationen, Leberschäden und Muskelschwäche erhöhen. Zwar bildet auch die Leber in kleinen Mengen Cholin, doch das reicht nicht aus, um unseren Tagesbedarf zu decken. Menschen mit Leberproblemen oder -schäden können oft noch weniger körpereigenes Cholin produzieren als der Durchschnittsmensch. Interessanterweise ist die Cholinproduktion von einem anderen Vitamin (Folat) abhängig: Wenn Ihr Folatspiegel hoch genug ist (eine gute Folatquelle ist beispielsweise grünes Gemüse), kann Ihr Körper mehr Cholin produzieren.

Aufgaben im Körper

- **Entwicklung des Gehirns:** Besonders wichtig ist die Aufnahme von Cholin während der Schwangerschaft, denn es leistet einen Beitrag zur Ausbildung von Gehirn und Nervensystem des ungeborenen Kindes.
- **Leberfunktion:** Immer mehr Forschungsergebnisse zeigen, dass der Körper Cholin für eine gesunde Leber und zur Vorbeugung einer Fettleber benötigt.
- **Stoffwechsel:** Auch für den Fetttransport und Stoffwechsel ist Cholin unverzichtbar. Ein zu niedriger Cholinspiegel kann die Gewichtsabnahme erschweren und zu einer Ansammlung ungesunder Fette im Körper führen.
- **Zellstruktur und -kommunikation:** Die Zellen senden sich über kleine „Boten"-Moleküle (Neurotransmitter) gegenseitig Botschaften zu. Zu diesen Neurotransmittern gehört unter anderem Acetylcholin, das die Muskeln in ihrer Funktion unterstützt, an der Gedächtnisbildung beteiligt ist und dazu beiträgt, Ihr Herz am Schlagen zu halten.

Gesundheitswert

- **Erhält das Herz gesund:** Wissenschaftlichen Untersuchungen zufolge sinkt das Risiko für Herz-Kreislauf-Erkrankungen, wenn man seine Cholinzufuhr optimiert.

- **Kann Ängste abbauen und sich positiv auf die psychische Gesundheit auswirken:** Eine große Studie untersuchte die Auswirkungen von Cholin auf das Angstniveau und zeigte, das Menschen mit niedrigerem Cholinspiegel ängstlicher sind. Zwar reicht die Datenlage zu diesem Thema noch nicht aus; doch bis dahin ist eine cholinreiche Ernährung durchaus sinnvoll, falls Sie mit Ängsten oder anderen psychischen Problemen zu kämpfen haben.
- **Ist eine gute Gehirnnahrung:** Cholin ist ein Bestandteil des Neurotransmitters (Botenmoleküls) Acetylcholin, der unser Gedächtnis und unsere Stimmung, ja sogar unsere Intelligenz beeinflusst. Wenn Sie Ihrem Körper genügend Cholin zuführen, kann sich Ihre Gehirnfunktion dadurch verbessern.

Nebenwirkungen, Warnhinweise und Vorsichtsmaßnahmen

In hohen Dosen kann Cholin sogar gefährlich sein; aber das ist nur dann möglich, wenn man es über Nahrungsergänzungsmittel aufnimmt – ein weiterer Grund, warum Sie Ihre Vitamine *essen* sollten. Eine hochdosierte Einnahme von Cholin-Präparaten (mehr als die Obergrenze von 3500 Milligramm/Tag für Erwachsene) wurde mit unerwünschten Nebenwirkungen wie Leberschäden, niedrigem Blutdruck, „fischigem" Körpergeruch, Erbrechen und übermäßiger Schweißproduktion in Zusammenhang gebracht.

Mangelerscheinungen

Ein Mangel an Cholin kann sich in folgenden Symptomen äußern:

- **Erhöhtes Risiko für Probleme während der Schwangerschaft:** Wissenschaftlichen Untersuchungen zufolge können Frauen, die während der Schwangerschaft ihre Cholinzufuhr erhöhen, das Risiko senken, dass ihr Kind mit einem angeborenen Hirn- oder Rückenmarksdefekt zur Welt kommt.
- **Nicht-alkoholische Fettlebererkrankung (NAFLD):** Cholin ist am Fetttransport aus der Leber beteiligt. Wenn im Körper nicht genügend Cholin vorhanden ist, um diese Aufgabe richtig zu erfüllen, beginnt sich Fett in der Leber anzusammeln, was zu einer NAFLD führt.
- **Energielosigkeit:** Da Cholin an so vielen wichtigen Körperfunktionen (beispielsweise Muskelbewegung, DNA-Synthese und Entgiftung) beteiligt ist, kann eine zu geringe Cholinzufuhr zu Energielosigkeit und Lethargie führen.

Wie viel braucht man?

Wir wissen immer noch nicht genug über Cholin, um eine empfohlene Tagesdosis festzulegen. In solchen Fällen führt das Institute of Medicine Schätzungen für eine angemessene Aufnahme (AI) durch, die der empfohlenen Tagesdosis aufgrund von Beobachtungen und Experimenten an gesunden Personengruppen entspricht. Wir wissen, dass der Cholinbedarf von verschiedenen Faktoren (zum Beispiel genetischer Veranlagung, Aktivitätsniveau und Geschlecht) abhängt, sodass sich die folgenden Zahlen in Zukunft vielleicht noch ändern werden.

ALTER	MÄNNLICH	WEIBLICH
0–6 Monate	125 mg	125 mg
7–12 Monate	150 mg	150 mg
1–3 Jahre	200 mg	200 mg
4–8 Jahre	250 mg	250 mg
9–13 Jahre	375 mg	375 mg
14–18 Jahre	550 mg	400 mg
19+ Jahre	550 mg	425 mg
Schwangerschaft	–	450 mg
Stillzeit	–	550 mg

Empfehlungen für die Aufnahme

Der beste Weg zu einer guten Cholinversorgung besteht darin, möglichst viele verschiedene Nahrungsmittel (vor allem eiweißhaltige Produkte und bestimmte Gemüsearten) zu essen. Veganer und Vegetarier müssen ganz besonders auf ihre Cholinzufuhr achten, da pflanzliche Lebensmittel viel weniger Cholin enthalten als tierische. Eine Möglichkeit, Ihre Cholinzufuhr zu erhöhen, besteht in der Kombination von Eiern mit pflanzlichen Nahrungsmitteln. Zwei große Eier liefern rund 300 Milligramm Cholin. (Ein erwachsener Mann benötigt etwa 550 Milligramm.) Eine Mahlzeit, die viel Cholin liefert, wäre also zum Beispiel ein aus zwei Eiern zubereitetes Rührei mit Shiitake-Pilzen und Brokkoli. Man könnte auch noch etwas Kurkuma und Olivenöl als Entzündungshemmer und für die Herz-Kreislauf-Gesundheit und eine Handvoll grünes Gemüse hineingeben, da dieses einen hohen Folatgehalt hat und somit die körpereigene Produktion von Cholin fördern kann.

Natürliche Nahrungsquellen

Da Cholin erst vor Kurzem als Nährstoff klassifiziert worden ist, wissen wir noch nicht genau, wie viel davon in Lebensmitteln enthalten ist. Die folgende Liste gibt einen Überblick über Lebensmittel mit hohem Cholingehalt; diese Angaben werden sich jedoch wahrscheinlich ändern, sobald mehr wissenschaftliche Untersuchungsergebnisse vorliegen.

LEBENSMITTEL (PORTIONSGRÖSSE)	CHOLIN (mg)
Rinderleber, in der Pfanne gebraten (85 g)	356
Ei, hart gekocht (1 großes)	147
Sojabohnen, geröstet (½ Tasse)	107
Hähnchenbrust, nur Fleisch, gebraten (85 g)	72

LEBENSMITTEL (PORTIONSGRÖSSE)	CHOLIN (mg)
Rinderhack, 93% mager, bei Garstufe „trockene Hitze" gekocht (85 g)	72
Kabeljau, Atlantischer, gekocht (85 g)	71
Shiitake-Pilze, gekocht (½ Tasse)	58
Rote Kartoffel, gebacken, Fleisch und Haut (1 große)	57
Kidneybohnen aus der Dose, abgegossen (½ Tasse)	45
Quinoa, gekocht (1 Tasse)	43
Rosenkohl, gekocht, abgegossen (½ Tasse)	32
Brokkoli, gehackt, gekocht, abgegossen (½ Tasse)	31
Blumenkohl, gekocht (½ Tasse)	24

REZEPT

Rührei mit Rosmarin   1 Portion

Der Verzehr von Eiern ist eine der einfachsten, schnellsten und erschwinglichsten Möglichkeiten, Ihrem Körper eine Menge Cholin zu liefern. Rosmarin verleiht diesem einfachen Gericht sein unverwechselbares pikantes Aroma.

2 Teelöffel extra natives Olivenöl	¼ Tasse entkernte, gehackte orange Paprika	2 Esslöffel fettarme Milch (oder Milchersatz Ihrer Wahl)
¼ Tasse gehackte Zwiebel	2 große Eier	1 Prise Salz
½ Tasse gehackte Löwenzahnblätter	1 Teelöffel gehackter frischer Rosmarin	1 Prise schwarzer Pfeffer

PRO PORTION
Kalorien: 276, Fett: 18 g, Eiweiß: 15 g, Natrium: 469 mg, Ballaststoffe: 3 g, Kohlenhydrate: 11 g, Zucker: 4 g, Cholin: 305 mg

1 Das Öl in einer mittelgroßen, gusseisernen oder Antihaftpfanne bei mittlerer Temperatur erhitzen. Die Zwiebelwürfel dazugeben und 2–3 Minuten andünsten, dann Löwenzahnblätter und Paprika hinzufügen und weitere 2–3 Minuten dünsten.

2 Während das Gemüse dünstet, die Eier in einer kleinen Schüssel mit Rosmarin, Milch, Salz und Pfeffer verquirlen.

3 Die Eimischung in die Pfanne geben, vorsichtig mit dem Gemüse vermengen und stocken lassen, bis sie ganz durchgegart ist (ca. 3–4 Minuten).

4 Auf einen Teller geben und genießen!

Chrom

Die alten Griechen hatten ein Wort für „Farbe": *chróma.* Daraus leitet sich der Name von Chrom her. In der Natur ist Chrom ein Metall, das in vielen verschiedenen Farbstoffen – beispielsweise Orange, Grün, Violett und Schwarz – Verwendung findet. In unserem Körper ist Chrom (in winzigen Mengen) lebenswichtig und hat eine unglaublich starke Wirkung. Eine Studie aus den 1960er-Jahren untersuchte Krankenhauspatienten, die per Infusion ernährt wurden. Diese entwickelten plötzlich unerklärliche Diabetessymptome – bis man erkannte, dass Chrommangel dafür verantwortlich war. Daraufhin verabreichte man den Patienten Chrom, und die Diabetessymptome verschwanden. Seit einiger Zeit wissen wir, dass der Körper Chrom braucht, um Insulin und den Zucker im Blut richtig verwerten zu können. Außerdem ist das Metall am Abbau und an der Speicherung von Kohlenhydraten, Fett und Eiweiß beteiligt. Es gibt noch vieles, was wir über dieses interessante Spurenelement nicht wissen. Lesen Sie weiter, um zu erfahren, wie Sie sich über Ihre Ernährung möglichst gut damit versorgen können!

Beschreibung

Chrom kommt in verschiedenen chemischen Formen vor, von denen manche giftig, andere nicht essbar und nur einige wenige tatsächlich für den menschlichen Körper verträglich sind. Doch selbst bei den verträglichen Formen ist die Resorptionsrate normalerweise ziemlich niedrig. Der Mensch braucht die dreiwertige (3+) Form; daher werden wir hier auch ausschließlich auf diese Form eingehen. Chrom fungiert wie eine Art Insulinverstärker: Es hilft dem Insulin, seine Aufgabe zu erfüllen, nämlich Ihren Geweben und Zellen zu signalisieren, dass sie die aufgenommene Nahrung verwerten und speichern sollen.

Chrom kommt in den verschiedensten Lebensmitteln vor; doch die meisten enthalten das Spurenelement nur in sehr geringen Mengen. Die Menge kann sogar in denselben Arten von Lebensmitteln variieren, je nachdem, in welchem Boden diese angebaut und wie sie verarbeitet wurden. Selbst wenn Sie Lebensmittel essen, die Chrom enthalten, nimmt Ihr Körper nur geringe Mengen davon auf. Je höher der Verarbeitungsgrad eines Lebensmittels, umso weniger Chrom enthält es wahrscheinlich. Interessanterweise können manche Nährstoffe die Chromaufnahme fördern, während andere genau das Gegenteil bewirken. Der Verzehr von Obst, Gemüse und Vollkornprodukten kann beispielsweise dazu beitragen, die Aufnahme von Chrom im Darm zu erhöhen, da solche Lebensmittel Vitamin C und Niacin enthalten, die die Chromresorption fördern. Das Trinken von Limonaden und anderen zuckerhaltigen Getränken und der Verzehr einfacher Kohlenhydrate (Weißbrot, Kuchen, Muffins usw.) können dagegen dazu führen, dass ein Teil des Chroms aus dem Körper herausgeschwemmt wird, sodass mit der Zeit womöglich sogar ein Chrommangel entsteht.

Aufgaben im Körper

- **Insulinverstärker:** Chrom ist Bestandteil eines Moleküls namens Chromodulin, welches das Insulin in seiner Funktion unterstützt.
- **Stoffwechsel der Makronährstoffe:** Chrom trägt zum Abbau von Kohlenhydraten, Eiweiß und Fett bei und sorgt dafür, dass diese Nährstoffe vom Körper entweder verwertet oder gespeichert werden.

Gesundheitswert

- **Trägt zur Stabilisierung des Blutzuckerspiegels bei:** Wenn genügend Chrom im Körper vorhanden ist, kann er angemessen auf Kohlenhydrate und Zucker aus Ihren Lebensmitteln reagieren und diese entweder verwerten oder speichern, sodass Ihr Blutzuckerspiegel im Gleichgewicht bleibt.
- **Kann Appetit und Hungergefühl eindämmen:** Einer Studie zufolge kann ein Chrom-Präparat möglicherweise dazu beitragen, Appetit und „Essattacken" zu reduzieren. Allerdings sind noch weitere Untersuchungen erforderlich, die feststellen, ob diese Ergebnisse reproduzierbar sind und ob in Lebensmitteln enthaltenes Chrom die gleiche positive Wirkung hat.
- **Kann beim Gewichtsmanagement bzw. bei der Gewichtsabnahme helfen:** Dies steht allerdings noch nicht fest; es müssen erst noch weitere Forschungsarbeiten durchgeführt werden, um herauszufinden, wie Chrom sich auf das Körpergewicht auswirkt. Einige Studien, die sich mit diesen Zusammenhängen befassen, haben jedoch gezeigt, dass Chrom anscheinend positive Auswirkungen auf das Gewicht hat.

Nebenwirkungen, Warnhinweise und Vorsichtsmaßnahmen

Es kann zu Wechselwirkungen zwischen Chrom und anderen Nährstoffen kommen. Eisen und Chrom konkurrieren miteinander um den Transport im Körper. Vitamin C kann die Chromaufnahme verbessern, wenn beide Substanzen zusammen aufgenommen werden. Eine Ernährung mit hohem Gehalt an Einfachzuckern erhöht die Chromausscheidung über den Urin.

Wenn Sie Chrom-Präparate einnehmen, können unerwünschte Wirkungen auftreten, falls die eingenommene Menge die empfohlene Dosis (25–45 µg/Tag bei Erwachsenen) übersteigt; dazu gehören Kopfschmerzen, Durchfall, Müdigkeit und Abgeschlagenheit, Schwindel, Übelkeit, Erbrechen und Nesselsucht.

Es gibt auch Wechselwirkungen zwischen Chrom-Präparaten und anderen Medikamenten; eine der wichtigsten ist die Interaktion mit Insulin. Also lassen Sie sich bei diesen und allen anderen Nahrungsergänzungsmitteln, die Sie einnehmen, unbedingt von Ihrem Arzt beraten!

Mangelerscheinungen

Chrommangel ist selten, kann aber bei Menschen auftreten, die viele stark verarbeitete Lebensmittel und zuckerhaltige Getränke zu sich nehmen. Möglicherweise kann es auch bei älteren Erwachsenen im Zuge des Alterungsprozesses zu einem Mangel an Chrom kommen. Derzeit gibt es kein etabliertes Verfahren zur Messung des Chromspiegels im Körper, sodass unser Wissen über die in verschiedenen Altersgruppen erforderlichen Chromspiegel begrenzt ist; mit zunehmendem Alter scheint jedoch entweder weniger Chrom resorbiert oder mehr Chrom ausgeschieden zu werden. Daher ist es wichtig, reichlich chromhaltige Lebensmittel zu sich zu nehmen (was nicht schwierig ist, da dieses Spurenelement in so vielen verschiedenen Nahrungsquellen vorkommt)!

Ein Mangel kann sich in folgenden Symptomen äußern:

- Störungen im Glukosestoffwechsel/ Fortschreiten eines Diabetes

- Energiemangel/Müdigkeit und Abgeschlagenheit
- Vermehrte Ängstlichkeit

Empfehlungen für die Aufnahme

Bisher liegen nur wenige Daten darüber vor, wie Chrom und Chrom-Präparate im menschlichen Verdauungstrakt resorbiert werden, und wir haben auch (noch) keine gute Methode zur Messung des Chromspiegels. Untersuchungen von Haaren, Schweiß und Blut deuten jedoch darauf hin, dass der Chromspiegel mit zunehmendem Alter abnehmen könnte, sodass ältere Menschen vielleicht zusätzlich ein chromhaltiges Nahrungsergänzungsmittel einnehmen müssen. Allerdings sind hierzu noch viel mehr Untersuchungen erforderlich, um diese Theorie zu bestätigen. Daher wird in der AI-Tabelle keine erhöhte Chromzufuhr für ältere Erwachsene empfohlen.

Wie viel braucht man?

Leider reicht die derzeitige Datenlage nicht aus, um eine RDA für Chrom festzulegen. Daher sind in der unten stehenden Tabelle die Werte für eine angemessene Aufnahme (AI) aufgeführt:

ALTER	MÄNNLICH	WEIBLICH
0–6 Monate	0,2 µg	0,2 µg
7–12 Monate	5,5 µg	5,5 µg
1–3 Jahre	11 µg	11 µg
4–8 Jahre	15 µg	15 µg
9–13 Jahre	25 µg	21 µg
14–18 Jahre	35 µg	24 µg
19–50 Jahre	35 µg	25 µg
51+ Jahre	30 µg	20 µg
Schwangerschaft	–	29–30 µg
Stillzeit	–	44–45 µg

Chrom ist ein Spurenelement; das bedeutet, dass man es nur in winzig kleinen Mengen benötigt. Eine abwechslungsreiche Ernährung mit möglichst wenigen stark verarbeiteten Lebensmitteln und viel (mehr als fünf Portionen pro Tag) Obst und Gemüse dürfte sicherstellen, dass Sie gut damit versorgt sind. Die Sicherheit von Chrom-Präparaten wurde bisher noch nicht gründlich erforscht; außerdem variieren diese Nahrungsergänzungsmittel in ihrer Qualität sehr stark. Also ist die Einnahme eines solchen Präparats wahrscheinlich eher nicht gerechtfertigt, es sei denn, Sie können aus irgendeinem Grund keine Lebensmittel mit hohem Chromgehalt zu sich nehmen.

Natürliche Nahrungsquellen

LEBENSMITTEL (PORTIONSGRÖSSE)	CHROM (µg)
Brokkoli, roh, gehackt (½ Tasse)	11
Kartoffelbrei (1 Tasse)	3
Knoblauch, getrocknet (1 Teelöffel)	3
Basilikum, getrocknet (1 Teelöffel)	2
Rindfleisch (85 g)	2
Vollkornweizenbrot (2 Scheiben)	2
Banane, geschält (1 mittelgroße)	1
Grüne Bohnen, gehackt (½ Tasse)	1
Schwarzer Pfeffer (2 Teelöffel)	0,93

Bunter Kichererbsensalat mit Brokkoli (und viel Chrom) 2 Portionen

Dieses Rezept ist nicht nur eine hervorragende Quelle für Chrom und andere Mikronährstoffe, sondern enthält auch viel pflanzliches Eiweiß, das sättigt und gegen Heißhunger hilft.

SALAT

1 Tasse gekochte Quinoa

1 Tasse gehackte Brokkoliröschen

½ Tasse (gespült und abgetropft, falls aus der Dose) Kichererbsen

¼ Tasse getrocknete Cranberries

¼ Tasse gehackte Walnüsse

DRESSING

½ Esslöffel extra natives Olivenöl

½ Esslöffel Zitronensaft

¼ Teelöffel fein gehackter Knoblauch

1 Prise Salz

1 Prise schwarzer Pfeffer

PRO PORTION
Kalorien: 311, Fett: 15 g, Eiweiß: 11 g, Natrium: 200 mg, Ballaststoffe: 8 g, Kohlenhydrate: 36 g, Zucker: 4 g, Chrom: 14 µg (Schätzwert)

1 Die Quinoa nach Anleitung auf der Verpackung kochen, dann abgießen und beiseite stellen.

2 Brokkoliröschen blanchieren: Dazu etwas Wasser in einem kleinen Topf zum Kochen bringen, Brokkoli hineingeben und 2–3 Minuten garen lassen (gerade so lange, bis der Brokkoli hellgrün und zart ist).

3 Brokkoli und Quinoa in einer mittelgroßen Schüssel miteinander vermischen und abkühlen lassen.

4 Für das Dressing Öl, Zitronensaft, Knoblauch, Salz und Pfeffer in einer kleinen Schüssel miteinander verquirlen und beiseite stellen.

5 Sobald die Quinoa-Mischung auf Zimmertemperatur abgekühlt ist, Kichererbsen, Cranberries und Walnüsse dazugeben.

6 Kurz vor dem Servieren das Dressing hinzufügen.

Kobalt

Wussten Sie, dass Kobalt sich schon seit Jahrtausenden großer Wertschätzung erfreut? Aus Kobalt wurden die kräftigen blauen Farbtöne in altägyptischem Buntglas und traditioneller chinesischer Keramik hergestellt. Heute ist das Metall ein wichtiger Bestandteil einer modernen Errungenschaft, die in unseren Augen wohl noch wertvoller ist als Kunstwerke: nämlich unserer elektronischen Geräte. Kobalt ist eine der Hauptkomponenten von iPhone- und Tesla-Akkus. Auch in Ihrem Körper spielt dieses Spurenelement eine wichtige Rolle. Kobalt gehört zu den am meisten unterschätzten Nährstoffen – es ist so etwas wie der heimliche Held unter den Mineralstoffen. Denn Kobalt ist nicht nur ein wichtiger Bestandteil von Vitamin B_{12}, sondern, wie Sie in diesem Kapitel erfahren werden, auch ein sehr wertvoller Nährstoff.

Beschreibung

Kobalt steht im Hinblick auf seine Häufigkeit in der Erdkruste an 33. Stelle. Obwohl Sie es nur in sehr geringen Mengen benötigen, spielt es eine wichtige Rolle für Ihre Gesundheit. Bisher wurden noch nicht sehr viele wissenschaftliche Untersuchungen über Kobalt und über die Mengen durchgeführt, in denen wir dieses Spurenelement aufnehmen müssen; es gibt noch nicht einmal eine offizielle empfohlene Tagesmenge (Recommended Daily Amount = RDA) dafür. Neuere Analysen – zum Beispiel ein im Jahr 2018 in der Zeitschrift *Nutrition* erschienener Artikel – deuten allerdings darauf

hin, dass die erstaunlichen Eigenschaften von Kobalt (beispielsweise seine antioxidative und entzündungshemmende Wirkung) stark unterschätzt werden. Da viele kobalthaltige Lebensmittel problemlos zugänglich sind und gleichzeitig auch viele andere wertvolle Nährstoffe enthalten, sollten Sie diesem Mineralstoff wahrscheinlich mehr Aufmerksamkeit schenken.

Kobalt gilt als lebenswichtiges Spurenelement, weil es ein Bestandteil von Vitamin B_{12} ist. Dieses Vitamin wird auch als Cobalamin bezeichnet, da es ohne Kobalt nicht hergestellt werden kann. Normalerweise wird es von Bakterien im Magen von Wiederkäuern synthetisiert; daher führt man seinem Körper Kobalt am besten über die Aufnahme von Vitaminen B_{12} aus der Nahrung zu. Tierische Nahrungsquellen haben einen besonders hohen Gehalt an Kobalt.

Aufgaben im Körper

- **Ist für die Herstellung roter Blutkörperchen notwendig:** Als wichtigen Bestandteil von Vitamin B_{12} brauchen wir Kobalt, damit unser Körper rote Blutkörperchen in der richtigen Menge und Größe bilden kann.
- **Sorgt für eine einwandfreie Funktion Ihres Nervensystems:** Kobalt trägt zur Bildung und Reparatur von Nervenscheiden (Myelin) bei.
- **Kann die Wirkung anderer Mineralstoffe ersetzen:** Kobalt kann bei Bedarf an die Stelle bestimmter anderer Mineralstoffe wie beispielsweise Zink

und Mangan treten und diese in ihrer Funktion ersetzen.

Gesundheitswert

- **Vorbeugung von Blutarmut (Anämie):** Durch Vitamin B_{12}-Mangel entsteht eine bestimmte Form von Anämie, der man durch Aufnahme von Kobalt vorbeugen kann.
- **Adäquate Stoffwechselfunktion:** Kobalt ist an der Produktion einiger Enzyme beteiligt; dazu gehört auch das Schilddrüsenhormon Thyroxin. (Die Schilddrüse reguliert unseren Stoffwechsel.)
- **Kann Entzündungen eindämmen:** Zu diesem Thema sind zwar noch weitere Forschungsarbeiten notwendig; doch Kobalt könnte dazu beitragen, Entzündungsprozesse im Körper (eine wichtige Krankheitsursache) einzudämmen.
- **Unterstützung der antioxidativen Abwehr:** Auch auf diesem Gebiet muss erst noch weiter geforscht werden; doch einige wissenschaftliche Untersuchungen deuten darauf hin, dass Kobalt bestimmte antioxidative Enzyme und Entgiftungsenzyme stimulieren kann.

Nebenwirkungen, Warnhinweise und Vorsichtsmaßnahmen

In hohen Dosen kann Kobalt schädlich sein. Zu den Symptomen einer schweren Kobalt-Toxizität gehören:
- Hautausschlag
- Übermäßige Produktion roter Blutkörperchen
- Unfruchtbarkeit
- Hautentzündung (Dermatitis)
- Panikattacken
- Herzinsuffizienz

Mangelerscheinungen

Kobaltmangel geht normalerweise auch mit einem Mangel an Vitamin B_{12} einher. Er kann sich in folgenden Symptomen äußern:
- Taubheitsgefühl
- Blutarmut (Anämie)
- Starke Müdigkeit und Abgeschlagenheit
- Kribbeln in Händen und Füßen
- Kurzatmigkeit

Wie viel braucht man?

Eine sichere empfohlene Tagesdosis für Kobalt wurde bisher noch nicht festgelegt. In manchen Quellen wird die tägliche Aufnahme von Kobalt in den unten

ALTER	MÄNNLICH	WEIBLICH
0–12 Monate	0,006 µg	0,006 µg
1–3 Jahre	0,006 µg	0,006 µg
4–8 Jahre	0,006 µg	0,006 µg
9–13 Jahre	10–20 µg	10–20 µg
14–18 Jahre	10–20 µg	10–20 µg
19+ Jahre	10–20 µg	10–20 µg

stehenden Mengen empfohlen. Diese Angaben bedürfen zwar noch weiterer Untersuchung und Überprüfung, bieten aber zumindest eine erste Orientierungshilfe.

Empfehlungen für die Aufnahme

Spuren von Kobalt finden sich in den meisten Lebensmitteln. Produkte mit hohem Vitamin-B$_{12}$-Gehalt sind nach bisherigem Wissensstand die einzigen Kobaltquellen, die der Körper nutzen kann, obwohl erste Untersuchungen darauf hinzudeuten scheinen, dass freies Kobalt (das nicht in Vitamin B$_{12}$, aber in zahlreichen anderen Nahrungsquellen wie beispielsweise pflanzlichen Lebensmitteln und Fischen enthalten ist) eine

wichtigere Rolle spielen könnte als bisher angenommen.

Natürliche Nahrungsquellen

Es gibt nur sehr wenige Informationen über den Kobaltgehalt von Nahrungsmitteln. Hier eine Liste von Lebensmitteln, die Kobalt enthalten:

- Vollkornweizen
- Milch
- Nüsse
- Feigen
- Grünes Blattgemüse
- Kopfkohl
- Meeresfrüchte
- Meeresgemüse

Buchweizensalat 2 Portionen

Buchweizen ist ein uraltes Getreide und ein echtes Superfood. Er hat viele wertvolle Inhaltsstoffe und ein mildes, nussiges Aroma. In diesem Rezept wurden gesunde Zutaten zu einer schmackhaften, sättigenden Mahlzeit kombiniert.

1 Tasse Rucola	30 g Feta-Käse	¼ Teelöffel rote Paprikaflocken
1 Tasse gekochter Buchweizen	1 Esslöffel geröstete Pinienkerne	1 Prise Salz
¼ Tasse geraspelter Rotkohl	1 kleine Feige, in Scheiben geschnitten	1 Prise schwarzer Pfeffer
¼ mittelgroße Avocado, geschält, entkernt und in Scheiben geschnitten	2 Esslöffel gehackte frische Petersilie	1 Esslöffel extra natives Olivenöl
		1 Teelöffel Honig

PRO PORTION
Kalorien: 260, Fett: 15 g, Eiweiß: 6 g, Natrium: 285 mg, Ballaststoffe: 5 g, Kohlenhydrate: 27 g, Zucker: 8 g

1 Rucola in eine mittelgroße Schüssel geben, Buchweizen und Rotkohl darüberschichten.
2 Dann die Avocadoscheiben in die Schüssel geben und Feta, Pinienkerne und Feigenscheiben darüberstreuen.
3 Petersilie, Paprikaflocken, Salz und Pfeffer hinzufügen. Zuerst mit Öl und dann mit etwas Honig beträufeln. Servieren.

Kupfer

Kupfer ist ein Spurenelement, von dem man wenig hört, obwohl es viele wichtige Funktionen erfüllt. Ohne Kupfer könnte unser Körper keine neuen roten Blutkörperchen bilden, kein Kollagen herstellen und Krankheiten nicht so gut abwehren. Wie bei den meisten Nährstoffen kommt es darauf an, seinem Körper weder zu viel noch zu wenig davon zuzuführen; beides kann negative Auswirkungen haben, sie wurden unter anderem mit der Alzheimer-Krankheit in Verbindung gebracht. Doch sowohl Kupfermangel als auch Toxizität aufgrund einer übermäßigen Zufuhr dieses Spurenelements sind selten und kommen normalerweise nur bei bestimmten genetischen Erkrankungen vor. Bis zum Jahr 1982 wurden Pennys fast vollständig (zu 95 Prozent) aus Kupfer hergestellt; doch als dieses Mineral zu teuer wurde, kostete die Herstellung der Pennys mehr, als sie wert waren. Heute werden Pennys hauptsächlich aus Zink hergestellt und enthalten nur noch ungefähr 2,5 Prozent Kupfer. Obwohl Kupfermangel nicht häufig vorkommt, ist es dennoch eine gute Idee, Lebensmittel, die etwas Kupfer enthalten, in Ihren Speisezettel aufzunehmen, da solche Nahrungsmittel normalerweise auch viele andere wertvolle Nährstoffe enthalten.

Beschreibung

In alten Kulturen wurde Kupfer wegen seiner Schönheit und Zweckmäßigkeit geschätzt. Im alten Ägypten diente das Mineral vielen verschiedenen Zwecken; unter anderem verwendete man es für die Herstellung von Rohren, Spiegeln, Schmuck, Obelisken und Tempeldekorationen. Auch heute noch wird es für Rohrleitungen, Schmuck und elektrische Geräte verwendet (da es Strom sehr gut leitet) und spielt natürlich auch in Ihrem Körper eine wichtige Rolle: Zwei der wichtigsten Aufgaben von Kupfer sind die Synthese roter Blutkörperchen und die Energieproduktion. Kupfer fungiert als eine Art „Briefträger", der Eisen aufnimmt und abliefert: Es ist nämlich Bestandteil eines Moleküls, das Eisen aus dem Darm aufnimmt und zu den Körpergeweben transportiert, wo es für die Bildung roter Blutkörperchen verwendet wird. Kupfer spielt aber auch bei der Energieproduktion in den Zellen eine wichtige Rolle. Normalerweise kommt das Mineral in besonders hoher Konzentration in Körperteilen vor, in denen extrem hohe Aktivität herrscht, wie beispielsweise Leber, Nieren, Herz, Gehirn, Skelett und Muskeln.

Aufgaben im Körper

- **Synthese roter Blutkörperchen:** Kupfer ist ein wichtiger Bestandteil der Moleküle, die dazu beitragen, Eisen zu transportieren und in eine für den Körper verwertbare Form umzuwandeln.
- **Bildung von Kollagen und Elastin:** Kupfer trägt zur Beschleunigung einer biochemischen Reaktion bei, durch die Elastin und Kollagen im Körper produziert werden. Beide sind für

gesunde Haut, Gelenke und Gewebe wichtig.

- **Immunsystem:** Man weiß, dass weiße Blutkörperchen, die Krankheitserreger in unserem Organismus umhüllen und zerstören, Kupfer sammeln und als Waffe gegen die Eindringlinge verwenden. Zu wenig Kupfer schwächt also das Immunsystem. Aber auch zu viel Kupfer schadet dem Körper.
- **Hilft bei der Bildung von Melanin:** Als Teil des Enzyms (Helfermoleküls) Tyrosinase wirkt Kupfer als Katalysator an zwei chemischen Reaktionen mit, die zur Bildung von Melanin (dem Pigment, durch das die Farbe von Haut, Haaren und Augen entsteht) führen.
- **Ist an der Myelinbildung beteiligt:** Myelin ist eine Schutzschicht, die die Nervenzellen isoliert und an der Weiterleitung von Nervensignalen im Körper mitwirkt. Kupfer wird für die Herstellung bestimmter Fettarten benötigt, die diese Myelin-Schutzschicht bilden.
- **Bildung von Enzymen:** Enzyme sind kleine Helfermoleküle, die den Ablauf chemischer Reaktionen im Körper beschleunigen. Kupfer ist für die Bildung von verschiedenen Enzymen notwendig: zum Beispiel Cytochrom-c-Oxidase, einem für die Energieproduktion wichtigen Enzym, und Superoxid-Dismutase, einem sehr wirksamen Antioxidans, das der Körper ohne Kupfer nicht herstellen kann.
- **Unterstützt die Schilddrüse in ihrer Funktion:** Kupfer trägt zur Aufrechterhaltung gesunder Schilddrüsenhormonspiegel bei.

Gesundheitswert

- Beugt Blutarmut (Anämie) vor
- Trägt zu einer einwandfreien Funktion des Nervensystems bei
- Leistet einen wichtigen Beitrag zu strahlender Haut und gesundem Bindegewebe
- Hilft beim Aufbau starker, gesunder Knochen
- Schützt vor Infektionen und macht Sie weniger krankheitsanfällig
- Kann als Antioxidans wirken

Nebenwirkungen, Warnhinweise und Vorsichtsmaßnahmen

Zu viel Kupfer schadet dem Körper; daher ist die Einnahme von Kupfer-Präparaten normalerweise nicht zu empfehlen, zumal Sie nur winzige Mengen von diesem Mineralstoff benötigen, die man leicht aus der Nahrung beziehen kann. Über die mögliche Rolle, die Kupfer bei der Alzheimer-Krankheit spielt, liegen widersprüchliche Daten vor. In den Plaques im Gehirn von Menschen mit dieser degenerativen Erkrankung wurden Kupferablagerungen gefunden; man weiß jedoch nicht, ob das Kupfer bei der Bildung dieser Plaques eine Rolle spielt oder ob es eine vorbeugende Funktion erfüllt. Dies ist zurzeit Gegenstand vieler wissenschaftlicher Untersuchungen und Diskussionen unter Hirnforschern; es müssen aber erst noch weitere Forschungsarbeiten durchgeführt werden, um zu zuverlässigen Ergebnissen zu kommen.

Mangelerscheinungen

Woran erkennt man, ob man seinem Körper genügend Kupfer zuführt oder nicht? Das kann schon ein bisschen schwierig sein, denn die Anzeichen eines Kupfermangels spürt man nicht so leicht. Ein niedriger Kupferspiegel kann zu unspezifischen Symptomen wie Müdigkeit, Abgeschlagenheit, Schwäche, schwachem Immunsystem und Gedächtnis- und Lernproblemen führen. Kupfer spielt auch bei vielen Stoffwechselprozessen eine wichtige Rolle, zum Beispiel bei der Energieproduktion, der Bildung von Blutkörperchen (durch Erhöhung der Eisenresorption) und der Aufrechterhaltung der Körpertemperatur (durch Beeinflussung der Schilddrüse).

Ein Kupfermangel kann sich in folgenden Symptomen äußern:

- Müdigkeit und Abgeschlagenheit
- Schwäche
- Unterdrückung der Immunfunktion
- Beeinträchtigung der Gedächtnisfunktion und Lernprobleme

- Probleme bei der Körpertemperaturregulation
- Blutarmut (Anämie)
- Störungen von Wachstum und Knochenbildung

Empfehlungen für die Aufnahme

Am besten ist es, seinen Körper über die Nahrung mit Kupfer zu versorgen. Zink konkurriert mit Kupfer um die Resorption im Körper. Ein richtiges Verhältnis zwischen diesen beiden Mineralstoffen ist wichtig, um möglichen Gesundheitsproblemen und unerwünschten Nebenwirkungen vorzubeugen, die unter anderem zu vermehrten Entzündungsprozessen und einer Schwächung des Immunsystems führen können. Dies kann man erreichen, indem man genügend Nahrungsquellen für beide Mineralstoffe zu sich nimmt und nach Möglichkeit keine Nahrungsergänzungsmittel einnimmt, die das Gleichgewicht zwischen den beiden Nährstoffen stören könnten.

Wie viel braucht man? (Aufnahme pro Tag)

ALTER	MÄNNLICH	WEIBLICH
0–6 Monate	200 µg (AI)	200 µg (AI)
7–12 Monate	220 µg (AI)	220 µg (AI)
1–3 Jahre	340 µg	340 µg
4–8 Jahre	440 µg	440 µg
9–13 Jahre	700 µg	700 µg
14–18 Jahre	890 µg	890 µg
19–69 Jahre	900 µg	900 µg
70+ Jahre	900 µg	900 µg
Schwangerschaft	–	1000 µg
Stillzeit	–	1300 µg

Tolerierbare Obergrenze

ALTER	MÄNNLICH	WEIBLICH
0–6 Monate	Keine Angaben	Keine Angaben
7–12 Monate	Keine Angaben	Keine Angaben
1–3 Jahre	1 mg	1 mg
4–8 Jahre	3 mg	3 mg
9–13 Jahre	5 mg	5 mg
14–18 Jahre	8 mg	8 mg
19+ Jahre	10 mg	10 mg
Schwangerschaft	–	8–10 mg
Stillzeit	–	8–10 mg

Natürliche Nahrungsquellen

LEBENSMITTEL (PORTIONSGRÖSSE)	KUPFER (µg)
Leber, Rind (75 g)	10.500
Austern, bei Garstufe „feuchte Hitze" gekocht (100 g)	5700
Sonnenblumenkerne, trocken geröstet (¼ Tasse)	600
Champignons, weiß, gekocht, abgegossen (½ Tasse)	390
Mandeln, trocken geröstet (30 g)	310
Sojabohnen, gekocht (½ Tasse)	149
Erdnüsse, trocken geröstet (30 g)	120

Asiatische Low-Carb-Reisschüssel 1 Portion

Schüsselgerichte sind eine gute Methode, möglichst viele verschiedene Lebensmittel in Ihre Ernährung einzubauen. Dieses von der asiatischen Küche inspirierte Gericht wird mit Blumenkohlreis zubereitet, um den Kohlenhydratgehalt zu senken; wenn Sie Ihrem Körper mehr komplexe Kohlenhydrate und Ballaststoffe zuführen möchten, können Sie stattdessen auch braunen Reis oder Wildreis dafür verwenden.

1 Teelöffel Sesamöl	½ Tasse tiefgekühlte Edamame-Bohnen	1 ½ Tassen gekochter Blumenkohlreis
1 Knoblauchzehe, gehackt	1 Teelöffel Chiliflocken	1 Teelöffel Sesamsamen
½ Tasse weiße Champignons	1 Teelöffel Kokos Aminos (oder natriumarme Sojasauce)	

PRO PORTION
Kalorien: 208, Fett: 10 g, Eiweiß: 14 g, Natrium: 145 mg, Ballaststoffe: 9 g, Kohlenhydrate: 19 g, Zucker: 6 g, Kupfer: 520 µg

1 Das Öl bei mittlerer Temperatur in einer mittelgroßen Pfanne erhitzen. Knoblauch hineingeben und 1 Minute in dem Öl andünsten.
2 Die Champignons hinzufügen und ca. 3 Minuten dünsten, bis sie weich sind. Dann die Edamame-Bohnen dazugeben und weitere 1–2 Minuten garen.
3 Chiliflocken und Kokos Aminos hinzufügen. Umrühren, um alle Zutaten miteinander zu vermischen.
4 Den Blumenkohlreis in eine Servierschüssel geben und mit der gekochten Gemüsemischung übergießen. Mit Sesam bestreuen und genießen!

Vitamin D

In den letzten Jahren gab es ein enormes Interesse an diesem Vitamin, und es wurde viel darüber geforscht. Schätzungen zufolge haben etwa eine Milliarde Menschen weltweit einen zu niedrigen Spiegel dieses wichtigen Nährstoffs; die tatsächlichen Zahlen könnten sogar noch viel höher sein. Dieses faszinierende Vitamin spielt bei vielen Vorgängen im Körper eine Rolle – von der Gesundheit der Knochen und des Immunsystems bis hin zu unserem Gewicht und unserer Stimmung. Leider ist es nicht in sehr vielen Lebensmitteln enthalten.

Beschreibung

Streng genommen ist Vitamin D eigentlich gar kein Vitamin, sondern ein Hormon, das Ihr Körper herstellt, wenn Sie Ihre Haut dem Sonnenlicht aussetzen. Ist das nicht unglaublich? Ihr Körper besitzt tatsächlich die Fähigkeit, einen wichtigen Nährstoff selbst herzustellen! Wie viel Vitamin D Ihre Haut bilden kann, hängt von vielen verschiedenen Faktoren ab, beispielsweise der Jahres- und Tageszeit und der Pigmentierung Ihrer Haut. Die ultravioletten Sonnenstrahlen, die der Körper braucht, um Vitamin D auf natürlichem Weg herzustellen, sind in den höheren Breitengraden von Oktober bis März nicht stark genug. Wenn Sie in nördlichen Breiten leben, bekommen Sie während dieser Monate also vielleicht nicht genügend Vitamin D. Menschen mit dunklerer Haut bilden weniger Vitamin D, und bei Afroamerikanern ist der Mangel an dem Vitamin noch viel höher. Obwohl manche Lebensmittel natürlicherweise etwas Vitamin D enthalten, liefert unsere Nahrung nicht genug davon. Daher sind angereicherte Lebensmittel die beste Nahrungsquelle für Vitamin D.

Der Körper stellt das Vitamin auch aus Cholesterin her, und zwar in einem Prozess, der durch die Wirkung des Sonnenlichts auf die Haut ausgelöst wird – daher der Spitzname „Sonnenvitamin". Viele Menschen führen ihrem Körper jedoch nicht genügend Vitamin D über das Sonnenlicht zu, und zwar aus mehreren Gründen: Die meisten Leute verbringen heute weniger Zeit an der Sonne als früher und verwenden dabei Sonnenschutzmittel oder bedecken ihren Körper.

Aufgaben im Körper

- Trägt zur Resorption von Kalzium bei
- Reguliert die Immunantwort

Die Hauptaufgabe von Vitamin D besteht darin, dem Körper bei der Aufnahme von Kalzium zu helfen und die Knochen zu stärken. Möglicherweise kann Vitamin D auch vor Krebserkrankungen schützen, da es bei der Zelldifferenzierung und -proliferation eine Rolle spielt. Der Vitamin-D-Rezeptor wird von vielen Immunzellen exprimiert. Vitamin D trägt auch zur Regulation der Immunantwort bei. Manche wissenschaftliche Untersuchungen deuten darauf hin, dass es vor verschiedenen Autoimmunkrankheiten (beispielsweise Multipler Sklerose oder Typ-1-Diabetes) schützen könnte.

Gesundheitswert

- Hält die Knochen stark
- Kann Depressionen lindern
- Kann zur Appetitregulation beitragen und die Gewichtsabnahme fördern

Vitamin D hilft dem Körper bei der Aufnahme von Kalzium und Phosphor und trägt dadurch zur Erhaltung starker Knochen bei. Manche Untersuchungen zeigen, dass sich durch Optimierung des Vitamin-D-Spiegels sogar die Symptome einer Depression lindern lassen. Und in einer Studie aus dem Jahr 2013 nahmen Menschen, die Vitamin-D- und Kalzium-Präparate einnahmen, leichter ab. Die Autoren der Studie gingen davon aus, dass eine Kombination dieser beiden Nährstoffe zur Appetitregulation beitragen könnte.

Nebenwirkungen, Warnhinweise und Vorsichtsmaßnahmen

Die Einnahme von Vitamin-D-Megadosen (ca. 60.000 internationale Einheiten) führt nach ein paar Monaten zu Toxizität. Die wichtigste Nebenwirkung einer Vitamin-D-Toxizität ist eine Anhäufung von Kalzium im Blut (Hyperkalzämie), die wiederum die Nierenfunktion beeinträchtigen und Übelkeit, Erbrechen und Schwäche verursachen kann. Längerfristig führt eine Hyperkalzämie zu Nieren- und Herz-Kreislauf-Versagen und einer Verkalkung der Weichteile. Diese Erkrankung ist jedoch sehr selten, und die meisten Nahrungsergänzungsmittel enthalten keine so großen Mengen, sodass Sie sich über die Toxizität oder die Aufnahme von zu viel Vitamin D wahrscheinlich keine Sorgen machen müssen.

Mangelerscheinungen

Bei Vitamin-D-Mangel kann der Körper möglicherweise nicht mehr genügend Kalzium aufnehmen. Daher gehört Osteoporose zu den größten Risiken eines Vitamin-D-Mangels. Ein leichter Mangel kann sich in folgenden Anzeichen äußern:

Wie viel braucht man?

Je nach Altersgruppe benötigt man unterschiedliche Mengen Vitamin D. Unten stehend finden Sie die neuesten, aktualisierten RDA-Referenzbereiche.

Es ist eine gute Idee, mithilfe eines Ernährungsberaters zu überprüfen, wie viel Vitamin D Ihr Körper durch Ihre Ernährung und Ihren Lebensstil bereits erhält, um dann die richtige Dosis für ein Vitamin-D-Präparat wählen zu können, falls Sie eines einnehmen möchten.

Kleinkinder 0–12 Monate	400 IE (internationale Einheiten)/10 µg (AI)
Kinder 1–18 Jahre	600 IE/15 µg
Erwachsene	600–1000 IE/15 µg
Erwachsene 70+ Jahre	800–1000 IE/20 µg

Tolerierbare Obergrenze

Kleinkinder 0–6 Monate	1000 IE (internationale Einheiten)/25 µg
Kleinkinder 7–12 Monate	1500 IE/38 µg
Kinder 1–3 Jahre	2500 IE/63 µg
Kinder 4–8 Jahre	3000 IE/75 µg
Über 9 Jahre	4000 IE/100 µg

- Müdigkeit, Abgeschlagenheit
- Schwaches Immunsystem
- Knochenschmerzen
- Schwäche
- Schlechte Wundheilung

Empfehlungen für die Aufnahme

Nehmen Sie dieses Präparat zu einer Mahlzeit und zusammen mit einer gesunden Fettquelle ein, weil es dann besser resorbiert werden kann.

Vitamin-D-Präparate nimmt man am besten in einer Dosis von mindestens 600 IE pro Tag ein. Das Vitamin hilft Ihrem Körper, Kalzium und Phosphor (die für starke Knochen ebenfalls eine wichtige Rolle spielen) besser aufzunehmen. Da Vitamin D fettlöslich ist, kann es in Ihrem Verdauungstrakt am besten resorbiert werden, wenn es zusammen mit einer Mahlzeit aufgenommen wird. Wenn Sie dazu auch noch eine gesunde Fettquelle (beispielsweise Meeresfrüchte, Avocado oder Nüsse) essen, verbessert sich die Resorption des Vitamins noch mehr.

Natürliche Nahrungsquellen

Es gibt nicht viele Vitamin-D-Nahrungsquellen. Die beste Möglichkeit, Ihren Körper mit diesem Vitamin zu versorgen, ist die Einnahme eines Nahrungsergänzungsmittels (obwohl Sonnenlichtexposition – in Maßen – ebenfalls zur Erhöhung des Vitamin-D-Spiegels beiträgt). Etwas Vitamin D ist in Milchprodukten, Meeresfrüchten und angereicherten Lebensmitteln enthalten. Hier ein paar Vitamin-D-Quellen:

- Lachs
- Sardinen
- Eigelb
- Garnelen
- Pilze
- Milch (angereichert)
- Frühstücksflocken (angereichert)
- Joghurt (angereichert)
- Orangensaft (angereichert)

Superfood-Sardinensalat   2 Portionen

Sardinen gehören zu den gesündesten Fischarten, die es gibt. Sie haben einen hohen Gehalt an den supergesunden Omega-3-Fettsäuren DHA und EPA, die gut für Herz, Gefäße und Gehirn sind und auch noch viele andere positive Wirkungen haben. Sardinen enthalten normalerweise weniger Quecksilber als viele andere Fischarten und sind reich an Eiweiß. Achten Sie darauf, Sardinen aus nachhaltiger Fischerei zu kaufen, zum Beispiel, indem Sie einen Blick auf die Liste der Seafood Watch werfen und Produkte wählen, die das MSC-Label (Marine Stewardship Council) tragen! Dieser kreative Salat ist leicht zuzubereiten und kann selbst jemanden, der glaubt, keine Sardinen zu mögen, zu einem echten Fan machen. Wenn Sie möchten, können Sie die Sardinen auch durch Thunfisch, Lachs oder andere Fischkonserven ersetzen – aber Sie sollten es unbedingt zuerst mit den Sardinen probieren!

---

1 Dose (180 g) Sardinen in Wasser

1 große Tomate, gehackt

1 mittelgroße Selleriestange, gehackt

1 kleine Gurke, gehackt

¼ mittelgroßer Kopf Rot- oder Grünkohl, geraspelt

1 Esslöffel extra natives Olivenöl

1 Esslöffel Balsamico-Essig

1 Prise Meersalz

1 Prise schwarzer Pfeffer

1 Teelöffel Senfpulver

⅛ Teelöffel Kurkuma

PRO PORTION
Kalorien: 273, Fett: 14 g, Eiweiß: 20 g, Natrium: 503 mg, Ballaststoffe: 5 g, Kohlenhydrate: 18 g, Zucker: 10 g, Vitamin D: 87 µg/3480 IE

1 Die Sardinen abtropfen lassen und in eine große Rührschüssel geben.
2 Restliche Zutaten hinzufügen, gründlich miteinander vermischen und mit Salz und Pfeffer abschmecken. Guten Appetit!

Vitamin E

Die positiven Wirkungen von Vitamin E lesen sich wie die Heilsversprechen eines Wundermittels: Das Vitamin repariert die Haut, verlangsamt den Alterungsprozess, hat starke antioxidative Eigenschaften, hilft vielleicht sogar gegen Alzheimer, erhält das Sehvermögen und vieles andere mehr. Eigentlich handelt es sich bei diesem faszinierenden Nährstoff um eine Gruppe acht verschiedener chemischer Substanzen. Bei Weitem am bekanntesten und am besten untersucht ist Alpha-Tocopherol, welches das Immunsystem stärkt und der Entstehung von Blutgerinnseln vorbeugt. Auf den Gesundheitswert mancher anderer Verbindungen (vor allem der Tocotrienole, die unter anderem dazu beitragen können, Schäden durch freie Radikale im Magen-Darm-Trakt vorzubeugen) wird die Wissenschaft erst jetzt allmählich aufmerksam. In diesem Kapitel erfahren Sie mehr über diesen ganz besonderen Nährstoff und darüber, in welchen Lebensmitteln er enthalten ist und worauf man bei der Aufnahme achten muss.

Beschreibung

Als fettlösliches Vitamin ist Vitamin E in vielen verschiedenen Lebensmitteln – beispielsweise Nüssen, Kernen und Ölen, aber (in kleineren Mengen) auch in manchen Obst- und Gemüsearten – enthalten. Dieses hochwirksame Vitamin ist für die Gesundheit von Haut und Haaren, aber auch für Sehvermögen, Immunsystem und Fortpflanzung wichtig. Es gibt eine ganze Reihe interessanter

Forschungsarbeiten über die Auswirkungen von Vitamin E auf verschiedene Krankheiten (beispielsweise Herz-Kreislauf-Erkrankungen oder Krebs) und auf die Gehirngesundheit. Obwohl Vitamin-E-Präparate sich großer Beliebtheit erfreuen, brauchen die meisten Menschen sie nicht; am besten ist es, möglichst viele gesunde Nahrungsmittel mit hohem Vitamingehalt zu essen.

Die acht verschiedenen Vitamin-E-Formen werden in vier Tocopherole und vier Tocotrienole unterteilt. Das wichtigste Tocopherol (Alpha-Tocopherol) ist in Ihrem Blut in der höchsten Konzentration vorhanden und hat die meisten bioaktiven Wirkungen. Da es im Verdauungstrakt am besten resorbiert werden kann, ist Alpha-Tocopherol die bekannteste Form, und bisher haben sich die wissenschaftlichen Untersuchungen hauptsächlich darauf konzentriert. Neuere Forschungsarbeiten haben sich jedoch auch mit einigen der anderen Formen befasst, wobei sich herausgestellt hat, dass Tocotrienol zwar seltener und nicht in so vielen Nahrungsquellen enthalten ist, aber ebenfalls einen hohen Gesundheitswert (zum Beispiel eine starke antioxidative Wirkung, vor allem im Darm) hat.

Aufgaben im Körper

- **Wirkt als Antioxidans:** Das ist die wichtigste positive Wirkung von Vitamin E: Es schützt Körpergewebe und Organe vor Schäden durch freie Radikale (chemische Substanzen, die Zellen schädigen, wenn sie nicht durch Antioxidanzien neutralisiert werden), spielt aber auch eine Rolle bei der Regulation des Cholesterinspiegels und senkt somit das Risiko für Herz-Kreislauf-Erkrankungen und Schlaganfälle.

- **Stärkt das Immunsystem:** Vitamin E trägt dazu bei, dass die T-Zellen (die für die Zellimmunität eine wichtige Rolle spielen) sich richtig teilen und somit einwandfrei funktionieren können, und schützt den Körper auf diese Weise vor Viren und Bakterien.
- **Hemmt Entzündungen:** Vitamin E hat eine starke entzündungshemmende Wirkung, vor allem auf Herz und Gefäße.
- **Signalübertragung zwischen Zellen:** Vitamin E steuert etliche Signalübertragungswege und Proteine, vor allem in der Leber und im Magen-Darm-Trakt.
- **Tocotrienole:** Diese Vitamin-E-Formen sind noch nicht so gut erforscht, aber man weiß, dass sie für unsere Gesundheit ebenfalls eine wichtige Rolle spielen; zum Beispiel reduzieren sie Entzündungsprozesse, tragen zur Gesunderhaltung des Gehirns bei und schützen möglicherweise sogar vor Alzheimer und Parkinson.

Gesundheitswert

- **Schützt vor Krebs:** Da Vitamin E eine starke antioxidative Wirkung hat und Schäden durch freie Radikale reduzieren kann, schützt es den Körper auch vor Krebs.
- **Fördert die Hautregeneration und Wundheilung:** Vitamin E schützt die Haut vor UV-Licht und kann gegen Pig-

mentflecken und Falten und bei der Wundheilung helfen.
- **Kann zur Vorbeugung von Herz-Kreislauf-Erkrankungen beitragen:** Vitamin E beugt der Ablagerung von Fettplaques an den Arterieninnenwänden vor und senkt dadurch das Risiko für Herz-Kreislauf-Erkrankungen.
- **Erhält die Augen gesund:** Vitamin E schützt Ihre Augen vor altersbedingten Erkrankungen.
- **Kann bei PMS-Symptomen helfen:** Vitamin E reduziert bei manchen Frauen möglicherweise schmerzhafte Krämpfe, Heißhungerattacken und Depressionen vor der Menstruation.

Nebenwirkungen, Warnhinweise und Vorsichtsmaßnahmen

Während die Zufuhr von Vitamin E aus Lebensmitteln bedenkenlos möglich ist, kann man durch eine hochdosierte Einnahme von Vitamin-E-Präparaten genau das Gegenteil von dem erreichen, was man möchte. Obwohl es zu Vitamin-E-Präparaten unterschiedliche wissenschaftliche Untersuchungsergebnisse gibt, deutet die Datenlage doch darauf hin, dass hohe Vitamin-E-Dosen das Blutungs- und Schlaganfallrisiko erhöhen, die Wirkung von bestimmten Medikamenten (beispielsweise Blutverdünnern) verringern und Vitamin K in seiner Wirksamkeit beeinträchtigen können. Also lassen Sie sich vor der Einnahme von Nahrungsergänzungsmitteln unbedingt von Ihrem Arzt und Ihrem Ernährungsberater beraten, vor allem, wenn Sie unter Herz-Kreislauf-Problemen leiden oder bereits andere Medikamente einnehmen!

Mangelerscheinungen

Ein Vitamin-E-Mangel kann bei Problemen mit der Fettresorption auftreten – zum Beispiel bei Menschen, bei denen vor Kurzem eine Gewichtsreduktionsoperation durchgeführt wurde, bei Mukoviszidose-Patienten und bei zu früh oder mit sehr niedrigem Gewicht geborenen Babys. Zu den Symptomen eines Vitamin-E-Mangels gehören:

- **Abgeschwächte Immunreaktion:** Bei zu niedriger Vitamin-E-Zufuhr kann Ihr Körper vielleicht nicht mehr so effektiv auf Krankheiten reagieren und Infektionen bekämpfen.

- **Beeinträchtigung der Nerven- und Muskelfunktion:** Da Vitamin E für die Signalübertragung und Kommunikation zwischen Zellen so wichtig ist, könnte ein Mangel zu Schäden und Beeinträchtigungen führen.

- **Sehbehinderung und -schäden:** Vitamin E ist für eine einwandfreie Funktion der Netzhaut der Augen notwendig. Ein zu niedriger Spiegel des Vitamins kann Netzhautschäden verursachen.

Empfehlungen für die Aufnahme

Wann immer möglich, ist die Zufuhr von Vitamin E über die Nahrung der

Wie viel braucht man?

In der unten stehenden Tabelle finden Sie die RDA für Vitamin E. (Bitte beachten Sie, dass sich diese Daten nur auf Alpha-Tocopherol beziehen, da dies die einzige gründlich untersuchte Vitamin-E-Form ist. Ab dem 1. Januar 2021 wird Vitamin E nach den neuen Kennzeichnungsvorschriften in Milligramm statt in internationalen Einheiten angegeben. Um keine Verwirrung zu stiften, werden in der unten stehenden Tabelle bereits die Milligrammangaben verwendet.

ALTER	MÄNNLICH	WEIBLICH
0–6 Monate	4 mg (nicht RDA, sondern AI)*	4 mg (nicht RDA, sondern AI)*
7–12 Monate	5 mg (nicht RDA, sondern AI)*	5 mg (nicht RDA, sondern AI)*
1–3 Jahre	6 mg	6 mg
4–8 Jahre	7 mg	7 mg
9–13 Jahre	11 mg	11 mg
14+ Jahre	15 mg	15 mg
Schwangerschaft	–	15 mg
Stillzeit	–	19 mg

* Für Säuglinge wurden Empfehlungen für eine angemessene Zufuhr (AI) entwickelt, weil die Datenlage für eine empfohlene Tagesdosis (RDA) nicht ausreicht.

Natürliche Nahrungsquellen

LEBENSMITTEL (PORTIONSGRÖSSE)	VITAMIN E (mg)
Weizenkeimöl (1 Esslöffel)	20,3
Sonnenblumenkerne, trocken geröstet (2 Esslöffel)	7,4
Mandeln, trocken geröstet (2 Esslöffel)	6,8
Haselnüsse, trocken geröstet (2 Esslöffel)	4,3
Pinienkerne (¼ Tasse)	3
Erdnussbutter (2 Esslöffel)	2,9
Eier, gekocht (2 große)	2,3
Sardinen in Öl, abgegossen (⅓ Tasse)	2
Blattspinat, gekocht (½ Tasse)	1,9
Rübstiele, gekocht (½ Tasse)	1,4
Brokkoli, gehackt, gekocht, abgegossen (½ Tasse)	1,1
Kiwi (1 mittelgroße)	1,1
Avocado (¼ mittelgroße)	0,8

Einnahme von Nahrungsergänzungsmitteln vorzuziehen. In manchen Fällen (beispielsweise bei frühgeborenen Babys oder Menschen mit Resorptionsstörungen) lässt sich die Einnahme von Vitamin-E-Präparaten jedoch nicht vermeiden. Aus Nahrungsquellen wird das Vitamin allerdings in höheren Raten aufgenommen (da seine Bioverfügbarkeit in dieser Form besser ist). Außerdem kommt man auch noch in den Genuss vieler anderer Vorteile, wenn man seinem Körper Vitamin E über eine vollwertige Ernährung zuführt: Denn die liefert gleichzeitig auch alle anderen Vitamine, Mineral- und Ballaststoffe. Außerdem laufen Sie dann (ebenso wie bei den meisten anderen Vitaminen und Nährstoffen) auch keine Gefahr, zu viel von dem Vitamin aufzunehmen. Denken Sie daran, dass Vitamin E durch starke Hitze zerstört wird! Durch Kochen mit Ölen bei hoher Temperatur (beispielsweise Braten oder Frittieren) sinkt der Vitamin-E-Gehalt des Öls oder geht vielleicht sogar ganz verloren.

Lebensmittel mit hohem Tocotrienol-Gehalt

Um genau angeben zu können, wie hoch der Tocotrienol-Gehalt dieser Lebensmittel ist, sind noch nähere wissenschaftliche Untersuchungen erforderlich; doch für den Fall, dass Sie Ihrem Körper mit der Nahrung mehr Tocotrienole (die weniger bekannten Formen von Vitamin E, die aber anscheinend eine sehr starke antioxidative Wirkung haben) zuführen möchten, habe ich hier eine Liste von Lebensmitteln für Sie zusammengestellt, die Sie unbedingt in Ihren Speisezettel aufnehmen sollten:

- Leinsamen
- Annatto-Samen
- Palmfrüchte
- Reiskleie
- Hafer

- Kürbiskerne
- Gerste
- Roggen
- Sonnenblumenkerne

REZEPT

Smoothie für strahlende Haut   1 Portion

Dieser Smoothie liefert jede Menge Vitamin E, das Ihre Haut gesund erhält. Nach diesem nährstoffreichen Frühstück haben Sie garantiert gleich morgens das Gefühl, Bäume ausreißen zu können!

250 ml ungesüßte Mandelmilch	½ Tasse gefrorene Nektarinenstücke	1 Esslöffel Mandelbutter
1 mittelgroße Kiwi, geschält	½ mittelgroße gefrorene Banane, geschält	2 Teelöffel Weizenkeime
	½ Tasse Blattspinat	Eiswürfel nach Bedarf

PRO PORTION
Kalorien: 273, Fett: 12 g, Eiweiß: 8 g, Natrium: 194 mg, Ballaststoffe: 8 g, Kohlenhydrate: 39 g, Zucker: 20 g, Vitamin E (Alpha-Tocopherol): 1011 mg

Alle Zutaten in einen Mixer geben und gründlich miteinander vermischen. Sofort genießen.

Ballaststoffe

Wussten Sie, dass es mehrere Arten von Ballaststoffen gibt, die jeweils andere gesundheitsfördernde Wirkungen haben? Lebensmittel haben einen unterschiedlich hohen Ballaststoffgehalt; und normalerweise enthalten sie eine Kombination aus mehreren verschiedenen Ballaststoffarten. Doch auf solche Details brauchen Sie beim Kauf ballaststoffhaltiger Lebensmittel gar nicht zu achten; am wichtigsten ist es, Ihrem Körper insgesamt genügend Ballaststoffe zuzuführen, denn dann erhalten Sie wahrscheinlich ganz von allein eine Mischung aus verschiedenen Arten dieses wertvollen Nährstoffs.

Beschreibung

Ballaststoffe sind die einzigen Nährstoffe, die der Körper nicht vollständig verdauen oder resorbieren kann. Dank dieser besonderen Eigenschaft wirken sie sich unter anderem positiv auf Appetit, Gewichtsabnahme und Cholesterinspiegel aus.

Es gibt zwei Hauptkategorien von Ballaststoffen: lösliche und unlösliche. Die löslichen Ballaststoffe lösen sich in Wasser auf und nehmen dann eine gummiartige Konsistenz an. Diese Ballaststoffe fördern die Verdauung, senken den Cholesterinspiegel und verlangsamen den Blutzuckeranstieg. Unlösliche Ballaststoffe lösen sich nicht in Wasser auf, binden aber Wasser im Dickdarm und vergrößern das Stuhlvolumen. Ballaststoffe haben eine starke entgiftende Wirkung, weil sie Gift- und Abfallstoffe im Darm binden und dazu beitragen, dass diese schnell und gründlich ausgeschieden werden.

Die wichtigsten Ballaststoffarten sind:

BALLASTSTOFFART (L = LÖSLICH, U = UNLÖSLICH)	FUNKTION
Beta-Glucan (l)	Senkt nachweislich den Spiegel des „schlechten" LDL-Cholesterins und schützt dadurch vor Herz-Kreislauf-Erkrankungen
Inulin (l) (nicht mit Insulin zu verwechseln)	Fermentierbarer Ballaststoff; wirkt auch als Präbiotikum
Lignin (u)	Beugt Verstopfung vor und beschleunigt die Ausscheidung von Abfallstoffen aus dem Körper

BALLASTSTOFFART (L = LÖSLICH, U = UNLÖSLICH)	FUNKTION
Cellulose (u)	Fördert die Verdauung, wirkt wie ein natürlicher „Besen" im Verdauungssystem
Hemicellulose (u) (l)	Verzögert die Magenentleerung und vermittelt dadurch ein Sättigungsgefühl
Pflanzengummis (l)	Senken den Cholesterinspiegel
Pektine (l)	Senken den Blutzuckerspiegel, sind fermentierbar
Schleimstoffe (l)	Verringern die Aufnahme von Fett und Cholesterin im Verdauungstrakt

Aufgaben im Körper

- **Gewichtsmanagement:** Wissenschaftliche Untersuchungen haben wiederholt gezeigt, dass eine ballaststoffreiche Ernährung mit einem geringeren Körpergewicht einhergeht.
- **Entgiftung und Ausscheidung von Abfallstoffen:** Unlösliche Ballaststoffe binden an Gift- und Abfallstoffe, „fegen" diese aus dem Körper heraus und haben eine entgiftende Wirkung.
- **Blutzuckerregulation:** Untersuchungen zufolge verlangsamt ein vermehrter Verzehr von (insbesondere löslichen) Ballaststoffen den Anstieg des Blutzuckerspiegels nach einer Mahlzeit.
- **Sättigungsgefühl:** Ballaststoffreiche Mahlzeiten haben mehr Volumen; dadurch sättigen sie stärker, und man braucht auch mehr Zeit, um sie zu essen, sodass man schon nach einer geringeren Kalorienaufnahme satt ist.
- **Präbiotische Wirkung:** Viele Ballaststoffe sind Präbiotika, dienen also gesunden Darmbakterien als Nahrungsquelle.
- **Bildung kurzkettiger Fettsäuren:** Aus manchen fermentierbaren Ballaststoffen bilden die Darmbakterien kurzkettige Fettsäuren. Diese erhöhen die Aufnahme bestimmter Vitamine und Mineralstoffe, stärken das Immunsystem und geben Ihnen sogar einen Energieschub.
- **Darmgesundheit:** Ballaststoffe sind für einen gesunden Verdauungstrakt und regelmäßigen Stuhlgang unverzichtbar. Fermentierbare Ballaststoffe (die in Bohnen und anderen Hülsenfrüchten vorkommen) bilden ein Milieu, in dem gesunde Darmbakterien gut gedeihen. Dadurch stärken sie das Immunsystem und helfen sogar gegen Nahrungsmittelempfindlichkeiten und -unverträglichkeiten.
- **Herzgesundheit:** Manche Ballaststoffe tragen dazu bei, den Spiegel des „schlechten" LDL-Cholesterins zu senken.

- **Immunsystem:** Ballaststoffe können das Wachstum schädlicher Bakterien unterdrücken und Entzündungsprozesse eindämmen.

Gesundheitswert

- Aufrechterhaltung eines gesunden Gewichts bzw. Gewichtsabnahme
- Natürliche Entgiftung
- Stärkung des Immunsystems
- Senkung des Blutzuckerspiegels
- Gesunde Darmfunktion
- Senkung des Risikos für Herz-Kreislauf-Erkrankungen
- Verbesserung der Cholesterinwerte
- Senkung des Risikos für bestimmte Krebsarten (vor allem Dickdarmkrebs) und Infektionen
- Senkung des Risikos für Hämorrhoiden (schmerzhafte, geschwollene Venen im Afterbereich) aufgrund weicherer Stühle, die kein so starkes Pressen beim Stuhlgang erfordern
- Leisten einen Beitrag zur Blutdrucksenkung
- Verbessern den pH-Wert im Darm
- Sorgen für eine bessere Resorption bestimmter wichtiger Vitamine und Mineralstoffe

Nebenwirkungen, Warnhinweise und Vorsichtsmaßnahmen

Eine plötzliche Erhöhung der Ballaststoffzufuhr kann zu vorübergehenden Darmproblemen und Beschwerden wie Blähungen und Durchfall führen. Daher sollten Sie Ihren Körper langsam – über einen Zeitraum von 1–4 Wochen – an eine erhöhte Ballaststoffaufnahme gewöhnen und die tägliche Zufuhr über mehrere Monate hinweg jeden Tag ein kleines bisschen erhöhen.

Menschen, die sich FODMAP-arm ernähren müssen (FODMAPs sind fermentierbare Oligosaccharide, Disaccharide, Monosaccharide und Polyole), dürfen normalerweise nicht zu viele Ballaststoffe zu sich nehmen. Falls Sie zu dieser Personengruppe gehören, sollten Sie Ihren Ballaststoffverzehr mit einem Ernährungsberater besprechen, der sich auf Patienten mit Verdauungsproblemen spezialisiert hat.

Mangelerscheinungen

Die meisten Menschen in den USA haben einen Mangel an Ballaststoffen, weil sie normalerweise zu wenig ballaststoffreiche Lebensmittel wie Gemüse, Hülsenfrüchte und Vollkorngetreide essen. Menschen mit Magen-Darm-Problemen wie beispielsweise Reizdarmsyndrom (IBS), für die es schwierig ist, ihrem Körper genügend Ballaststoffe zuzuführen, können ebenfalls unter Ballaststoffmangel leiden. Dieser kann sich in folgenden Symptomen äußern:

- Fatigue/Schwäche
- Verstopfung/unregelmäßiger Stuhlgang
- Verdauungsbeschwerden
- Darmdysbiose/unausgewogene Darmflora
- Erhöhte Anfälligkeit für Krankheiten und Infektionen

Wie viel braucht man?

Es gibt keine tolerierbare Obergrenze für Ballaststoffe; doch eine Aufnahme von über 60 Gramm pro Tag kann die Resorption von Vitaminen, Mineralstoffen und anderen wertvollen Nährstoffen im Verdauungstrakt beeinträchtigen und zu Magen-Darm-Verstimmungen führen. Es ist schwierig, seinem Körper mit der Nahrung so viele Ballaststoffe zurückzuführen; doch bei Einnahme zu vieler Ballaststoff-Präparate ist dies durchaus möglich.

Die angemessene Zufuhr (AI) für Ballaststoffe beträgt:

ALTER	MÄNNLICH	WEIBLICH
0–12 Monate	–	–
1–3 Jahre	19 g	19 g
4–8 Jahre	25 g	25 g
9–13 Jahre	31 g	26 g
14–18 Jahre	38 g	26 g
19–50 Jahre	38 g	25 g
51+ Jahre	30 g	21 g
Schwangerschaft	–	28 g
Stillzeit	–	29 g

Empfehlungen für die Aufnahme

Ballaststoffe sind in vielen nicht stark verarbeiteten Lebensmitteln enthalten; Obst und Gemüse in ihrer natürlichen Verpackung (Schale!) sind also eine hervorragende Ballaststoffquelle. Grünes Gemüse und Hülsenfrüchte wie Bohnen und Linsen haben ebenfalls einen hohen Gehalt an Ballaststoffen. (Das gilt allerdings nicht für verarbeitete Produkte wie beispielsweise Bohnenmus). Auch Nüsse und Kerne und sämtliche Vollkorngetreide enthalten Ballaststoffe. Sie sollten *sämtliche* Ballaststoffe aus der Nahrung und nicht aus Nahrungsergänzungsmitteln beziehen, es sei denn, Sie können aufgrund einer Krankheit nicht genügend ballaststoffreiche Lebensmittel essen.

Natürliche Nahrungsquellen

LEBENSMITTEL (PORTIONSGRÖSSE)	BALLASTSTOFF-GEHALT	LÖSLICH	UNLÖSLICH
Linsen, gekocht (1 Tasse)	15,6 g	6,73 g	8,87 g
Schwarze Bohnen (1 Tasse)	15 g	5,4 g	9,6 g
Kichererbsen aus der Dose, abgegossen (1 Tasse)	12 g	3,87 g	9,87 g
Haferflocken, trocken (1 ¼ Tassen)	10 g	4,2 g	5,8 g
Maiskleie (1 Tasse)	7,9 g	0,24 g	7,66 g
Blattkohl, Tiefkühl- (1 Tasse)	4,8 g	2,39 g	2,41 g
Avocado, mittelgroß (1 ganze)	3,5 g	1,95 g	1,55 g
Brauner Reis, gekocht (1 Tasse)	3,5 g	0,39 g	3,11 g
Haselnüsse (¼ Tasse)	3,3 g	1,1 g	2,2 g
Nektarine (1 mittelgroße)	2,4 g	1,4 g	1,0 g
Aprikosen (3 ganze)	2,1 g	1,4 g	0,70 g
Grapefruit (½ mittelgroße)	1,4 g	1,05 g	0,35 g

Verdauungsförderndes buntes Schüsselgericht 1 Portion

Dieses Gericht enthält 35 Gramm Kohlenhydrate und 9 Gramm Ballaststoffe (also mindestens 50 Prozent der Ballaststoffmenge, die Sie sich täglich zuführen sollten) und außerdem eine sehr gesunde Menge an Kohlenhydraten – genug, um Ihnen einen ordentlichen Energieschub zu geben und Sie satt zu halten, ohne Ihren Blutzucker in die Höhe zu treiben!

SALAT	¼ Tasse geraspelter Rotkohl	3 Esslöffel Wasser (bei Bedarf mehr)
½ Tasse gehackter Mangold	1 Esslöffel geröstete Kichererbsen	1 Esslöffel cremiger Tahini
½ Tasse gehackter Babygrünkohl	3 Kirschtomaten, halbiert	¼ Teelöffel Knoblauchpulver
¼ Tasse gekochte Linsen		1 Esslöffel extra natives Olivenöl
¼ Tasse Blumenkohlreis	DRESSING	
¼ Tasse gekochter brauner Reis	Saft von ½ mittelgroßen Zitrone	1 Prise Salz
		1 Prise schwarzer Pfeffer

PRO PORTION
Kalorien: 358, Fett: 21 g, Eiweiß: 11 g, Natrium: 373 mg, Ballaststoffe: 9 g, Kohlenhydrate: 35 g, Zucker: 5 g

1 Alle Salatzutaten in eine mittelgroße Schüssel geben.
2 In einer kleinen Schüssel die Dressingzutaten zu einer glatten Mischung verrühren. Bei Bedarf mehr Wasser hinzufügen, bis die gewünschte Konsistenz erreicht ist.
3 Den Salat mit dem Tahini-Dressing anrichten und genießen!

Fluorid

Viele Vitamine, Mineralstoffe und sonstige Nährstoffe sind in geringen Dosen gesund, können in großen Mengen aber schädlich sein. So tut ein kleines bisschen Sonnenlicht uns beispielsweise gut; doch zu viel Sonne kann zu Sonnenbrand führen und das Hautkrebsrisiko erhöhen. Wir wissen, dass unser Körper Fluorid zur Erhaltung gesunder, kariesfreier Zähne braucht. Trotzdem ist die Anreicherung von Zahnpasta oder auch Trinkwasser mit Fluorid ein kontroverses Thema, da Bedenken über mögliche Schäden durch zu viel Fluorid aufgekommen sind. Obwohl man weiß, dass dieses Spurenelement einige positive Auswirkungen hat, ist man sich immer noch nicht hundertprozentig darüber im Klaren, ob es für unsere Gesundheit wirklich unbedingt notwendig ist. In diesem Kapitel erfahren Sie mehr über Fluorid, die aktuellen Empfehlungen zur Aufnahme dieses Nährstoffs und die Gründe, warum er so umstritten ist.

Beschreibung

Das Fluorid, das Sie über die Nahrung aufnehmen, stammt größtenteils aus Wasser. Nicht in allen Ländern wird das Trinkwasser fluoridiert (d. h. mit Fluorid angereichert); daher ist die Fluoridaufnahme weltweit unterschiedlich hoch. In den USA werden ungefähr 75 Prozent des Fluorids aus Wasser, Erfrischungsgetränken und Saft aufgenommen. Über 300 Millionen Menschen in Ländern wie Australien, Kanada, Malaysia und den USA werden mit künstlich fluoridiertem Trinkwasser versorgt. Zu den Ländern, in denen das Trinkwasser von Natur aus Fluorid enthält, gehören China, Gabun und Schweden. In vielen europäischen Ländern werden (anstelle von Wasser) Salz und Milch mit Fluorid angereichert. Über die Vorteile der Wasserfluoridierung und darüber, ob sie gesund ist oder nicht, sind die Meinungen geteilt. Manchen Studien zufolge trägt die Fluoridierung des Trinkwassers zur Zahngesundheit bei; andere Studien zeigen wiederum, dass die topische Anwendung an den Zähnen (beispielsweise über Zahnpasta) ausreicht, um in den Genuss der Vorteile dieses Spurenelements zu kommen, und dass man es seinem Körper nicht in oraler Form zuzuführen braucht. Im Jahr 2015 senkte das amerikanische Gesundheitsministerium seine Empfehlung für die Fluoridaufnahme von 0,7−1,2 auf 0,7 ppm (Teile pro Million), um einem kosmetischen Problem namens Fluorose (Verfärbung der Zähne) vorzubeugen, das bei Einnahme zu hoher Fluoriddosen auftritt.

Fluorid ist ein sehr umstrittenes Thema. Es wurden viele Bedenken über mögliche neurotoxische Auswirkungen einer Fluoridanreicherung (vor allem auf die noch in der Entwicklung begriffenen Gehirne von Kindern) geäußert. Über 50 Studien zeigen, dass Fluorid die Lernfähigkeit und Gedächtnisleistung bei Ratten und Mäusen negativ beeinflusst. Diese Ergebnisse sind besorgniserregend; doch die meisten Menschen nehmen keine extrem hohen Fluoriddosen auf. Außerdem verstoffwechseln wir chemische Substanzen anders als Ratten oder Mäuse, sodass bei der Interpretation und praktischen Umsetzung solcher Erkenntnisse Vorsicht geboten ist.

Aufgaben im Körper

- Kräftigt den Zahnschmelz
- Beugt Karies vor
- Kann die Knochen stärken

Gesundheitswert

- Untersuchungen zufolge beugt eine Fluoridierung der Entstehung von Karies (Löchern in den Zähnen) vor.
- Durch Stärkung der Knochen kann Fluorid außerdem zur Vorbeugung von Osteoporose beitragen.

Nebenwirkungen, Warnhinweise und Vorsichtsmaßnahmen

Im Jahr 1945 begannen die USA, ihrem Trinkwasser Fluorid zuzusetzen. In den letzten Jahren wurden Bedenken geäußert, dass zu viel Fluorid das Risiko für Geburtsfehler, Krebs, Herz- und Lebererkrankungen, Alzheimer und andere Probleme erhöhen kann. Dafür gibt es jedoch keine wissenschaftlichen Beweise. Fast alle chemischen Substanzen – auch die meisten Vitamine und Mineralstoffe – haben in extrem hohen Dosen toxische Wirkungen. Das gilt auch für Fluorid. Eine sehr hohe Fluoridaufnahme kann dem Körper schaden; beispielsweise kann sie das Gehirn schädigen,

Wie viel braucht man?

Die offiziellen Aufnahmeempfehlungen für Fluorid wurden im Jahr 1997 aktualisiert. Allerdings lagen nicht genügend Informationen für eine empfohlene Tagesdosis (RDA) vor, sodass stattdessen eine angemessene Aufnahme (AI) festgelegt wurde. Diese Empfehlungen beruhen auf den minimalen Fluoriddosen, die nachweislich zu einer Abnahme von Karies führen, ohne die unerwünschte Nebenwirkung einer Zahnverfärbung zu verursachen.

ALTER	MÄNNLICH	WEIBLICH
0–6 Monate	0,01 mg	0,01 mg
7–12 Monate	0,5 mg	0,5 mg
1–3 Jahre	0,7 mg	0,7 mg
4–8 Jahre	1 mg	1 mg
9–13 Jahre	2 mg	2 mg
14–18 Jahre	3 mg	3 mg
19+ Jahre	4 mg	3 mg
Schwangerschaft	–	3 mg
Stillzeit	–	3 mg

Tolerierbare Obergrenze (Aufnahme pro Tag)

ALTER	MÄNNLICH	WEIBLICH
0–6 Monate	0,7 mg	0,7 mg
7–12 Monate	0,9 mg	0,9 mg
1–3 Jahre	1,3 mg	1,3 mg
4–8 Jahre	2,2 m g	2,2 mg
9–13 Jahre	10 mg	10 mg
14–18 Jahre	10 mg	10 mg
19+ Jahre	10 mg	10 mg
Schwangerschaft	–	10 mg
Stillzeit	–	10 mg

die Schilddrüsenfunktion beeinträchtigen und das Risiko für Knochenbrüche und Knochenkrebs erhöhen. Solche unerwünschten Nebenwirkungen treten jedoch nur bei einer Aufnahme von Fluorid in Mengen auf, die weit über den empfohlenen Dosen liegen. So etwas kommt sehr selten vor und ist ohne versehentliche Überdosierung unwahrscheinlich.

Die aktuelle Einschätzung der Academy of Nutrition and Dietetics lautet: „Nach Ansicht der Academy of Nutrition and Dietetics ist eine optimale systemische und topische Fluoridzufuhr eine wichtige Maßnahme zum Schutz der öffentlichen Gesundheit, um die Mundgesundheit und die allgemeine Gesundheit während des ganzen Lebens zu fördern."

Mangelerscheinungen

Ein Mangel an Fluorid kann sich in folgenden Anzeichen äußern:
- Karies (Löcher in den Zähnen)
- Schwächung von Zähnen und/oder Zahnschmelz

Empfehlungen für die Aufnahme

In den USA wird das Spurenelement größtenteils über fluoridiertes Wasser aufgenommen, und die meisten Menschen dort erhalten es so in ausreichenden Mengen. Aber selbst wenn Sie kein fluoridiertes Wasser trinken, dürfte es ausreichen, Ihre Zähne mit fluoridhaltiger Zahnpasta zu putzen, um in den Genuss der Anti-Karies-Wirkung und der positiven Auswirkungen von Fluorid auf den Zahnschmelz zu kommen.

Natürliche Nahrungsquellen

Hierzu können lediglich Schätzwerte angeführt werden. Der Fluoridgehalt von Lebensmitteln hängt davon ab, wie viel Fluorid im Boden oder Wasser der jeweiligen Region enthalten ist.

LEBENSMITTEL (PORTIONSGRÖSSE)	FLUORID (mg)
Krebsfleisch aus der Dose, abgegossen (100 g)	0,21
Reis, braun, gekocht (100 g)	0,04
Fisch aus der Dose, abgegossen, gekocht (100 g)	0,02
Hähnchenfleisch, gekocht (100 g)	0,015
Mohrrüben, in Scheiben geschnitten (4 Tassen)	0,03
Erdbeeren, in Scheiben geschnitten (4 Tassen)	0,04

REZEPT

Da Fluorid in Lebensmitteln nur in Spuren enthalten ist, wird Fluorid in den USA hauptsächlich aus dem Trinkwasser aufgenommen, in europäischen Ländern aus mit Fluorid angereicherter Zahnpasta.

Jod

Jod ist für die ordnungsgemäße Funktion der Schilddrüse (eines kleinen, schmetterlingsförmigen Organs an der Vorderseite des Halses) unverzichtbar. Gleichzeitig ist die Schilddrüse das Organ, in dem das meiste Jod in Ihrem Körper gespeichert wird. Jodmangel kommt weltweit ziemlich häufig vor und hat verheerende Auswirkungen. In den USA ging der Jodmangel stark zurück, als man Salz mit Jod anzureichern begann; die Jodierung von Kochsalz ist in den USA allerdings nicht obligatorisch, und manche wissenschaftliche Untersuchungen (beispielsweise ein im Jahr 2015 in der Zeitschrift *Nutrients* erschienener Artikel) gehen davon aus, dass nur etwa die Hälfte der Bevölkerung genügend Jod aufnimmt. Tatsächlich ist die Jodzufuhr in den westlichen Ländern in den letzten Jahrzehnten sogar *zurückgegangen*, und zwar aus verschiedenen Gründen, zum Beispiel aufgrund der Auslaugung der Böden und der Verarbeitung von Lebensmitteln. Schwangere Frauen haben das höchste Risiko für eine unzureichende Jodzufuhr, da der Jodbedarf während der Schwangerschaft steigt, um auch den Bedarf des ungeborenen Kindes zu decken.

Beschreibung

Jod fungiert wie eine Art Kontrollhebel für die Produktion von Hormonen, die wichtige Abläufe in Ihrem Körper (beispielsweise den Stoffwechsel) beeinflussen. Bei einem zu niedrigen oder zu hohen Jodspiegel gerät die Schilddrüse aus dem Gleichgewicht, was Symptome wie Müdigkeit, Gewichtszunahme und andere Probleme verursacht. Die Schilddrüse bildet die Hormone T3 und T4, von denen Jod ein wichtiger Bestandteil ist. Jodmangel führt mit der Zeit zur Entstehung eines Kropfes (einer Vergrößerung der Schilddrüse, die als Geschwulst vorne am Hals sichtbar ist), da die Schilddrüse sich dann vergrößert, um mehr von dem im Körper zirkulierenden Jod aufzunehmen.

Da ein Großteil des Jods aus dem Meer stammt, enthalten die Böden in küstennahen Regionen normalerweise mehr Jod, und auch die dort angebauten Nahrungspflanzen (die einen Teil des Jods aus dem Boden aufnehmen) haben einen höheren Jodgehalt. Wenn Sie nicht in Meeresnähe leben, müssen Sie also vielleicht ganz besonders darauf achten, Ihrem Körper genügend Jod zuzuführen.

Aufgaben im Körper

- **Stoffwechselregulation:** Die Schilddrüse benötigt Jod zur Produktion von Schilddrüsenhormonen, die den Stoffwechsel regulieren und im Gleichgewicht halten.
- **Bildung von Enzymen:** Jod ist eine der chemischen Substanzen, die für die Bildung von Enzymen zur Synthese von Schilddrüsenhormonen benötigt werden.
- **Stärkung des Immunsystems:** Wissenschaftlichen Untersuchungen zufolge wirkt Jod als Antioxidans; das heißt, es beseitigt schädliche freie

Radikale aus dem Körper und senkt dadurch das Risiko für Krebs und andere chronische Erkrankungen.

- **Gehirnentwicklung beim Baby:** Für Babys ist eine ausreichende Jodaufnahme besonders wichtig, damit sie genügend Schilddrüsenhormone bilden können, was wiederum für ein normales Wachstum wichtig ist.

Gesundheitswert

- **Fördert ein gesundes Gewicht:** Jod wird für die Produktion von Schilddrüsenhormonen benötigt, die die Stoffwechselgeschwindigkeit regulieren und zur Erhaltung eines gesunden Körpergewichts beitragen.
- **Gesundes Haar und gesunde Nägel:** Eine ausreichende Jodzufuhr ist wichtig, damit die Zellen von Haaren und Nägeln sich richtig regenerieren können.
- **Erhöht Energie und Ausdauer:** Schilddrüsenhormone spielen bei der Bereitstellung von Energie, die der Körper braucht, um seine Funktio-

nen optimal erfüllen zu können, eine wichtige Rolle.

- **Stärkt das Immunsystem:** Jod stärkt die körpereigene Abwehr gegen Krankheiten und hilft Ihnen auf diese Weise, gesund zu bleiben.
- **Entgiftung:** Jod hat eine antioxidative Wirkung und bekämpft schädliche freie Radikale im Körper.

Nebenwirkungen, Warnhinweise und Vorsichtsmaßnahmen

Zu viel Jod kann ähnliche Symptome verursachen wie ein Jodmangel. Dazu gehören:

- Übelkeit, Erbrechen und Durchfall
- Kropf und Schilddrüsenentzündung

Jodvergiftungen kommen selten vor; wenn Jod jedoch in Mengen weit über der Obergrenze (ab mehreren Gramm) aufgenommen wird, kann es eine akute Vergiftung verursachen, die sich in einem brennenden Gefühl in Mund, Rachen und Magen sowie in Durchfall,

Wie viel braucht man? (RDA)

ALTER	MÄNNLICH	WEIBLICH
0–6 Monate	110 µg (AI)	110 µg (AI)
7–12 Monate	130 µg (AI)	130 µg (AI)
1–3 Jahre	90 µg	90 µg
4–8 Jahre	90 µg	90 µg
9–13 Jahre	120 µg	120 µg
14–18 Jahre	150 µg	150 µg
19+ Jahre	150 µg	150 µg
Schwangerschaft	–	220 µg
Stillzeit	–	290 µg

Tolerierbare Obergrenzen für Jod (Aufnahme pro Tag)

ALTER	MÄNNLICH	WEIBLICH
0–12 Monate	Nicht bekannt	Nicht bekannt
1–3 Jahre	200 µg	200 µg
4–8 Jahre	300 µg	300 µg
9–13 Jahre	600 µg	600 µg
14–18 Jahre	900 µg	900 µg
19+ Jahre	1100 µg	1100 µg
Schwangerschaft	–	1100 µg
Stillzeit	–	1100 µg

Erbrechen und anderen Beschwerden äußert.

Mangelerscheinungen

Ein Jodmangel kann folgende Symptome hervorrufen:

- Frieren
- Brüchiges Haar
- Müdigkeit, Abgeschlagenheit, Schwäche
- Schwellung des Halses/Kropf

Einer großen statistischen Erhebung in den Vereinigten Staaten zufolge leidet etwa ein Drittel aller schwangeren Frauen zumindest an einem leichten Jodmangel. Das ist ein Problem, da das ungeborene Kind für eine ordnungsgemäße Gehirnentwicklung auf die Jodspeicher der werdenden Mutter angewiesen ist. Frauen, die keine Milchprodukte, Meeresfrüchte oder Meeresgemüse essen, müssen möglicherweise ein Jod-Präparat einnehmen (falls ihnen dieses im Rahmen ihrer Schwangerschaftsvorsorge nicht ohnehin schon verordnet worden ist), um ihren Jodbedarf und den ihres ungeborenen Kindes zu decken.

Empfehlungen für die Aufnahme

Es gibt nicht allzu viele jodhaltige Lebensmittel; daher erfordert es schon etwas Planung und bewusste Bemühung, für eine ausreichende Jodzufuhr zu sorgen. Die Mühe lohnt sich aber, denn Jod bietet viele gesundheitliche Vorteile. Es wird im Verdauungstrakt schnell resorbiert, und überschüssiges Jod wird mit dem Urin ausgeschieden.

Manche Lebensmittel enthalten chemische Substanzen namens Goitrogene, die die Aufnahme von Jod in die Schilddrüse blockieren. Dazu gehören bestimmte Gemüsearten wie Kopfkohl, Steckrüben, Maniok, Brokkoli, Blattkohl, Pak choi, Rosenkohl, Blumenkohl, Grünkohl, Blattspinat und Blattsenf. Es besteht jedoch keine Notwendigkeit, den Verzehr dieser Gemüsearten einzuschränken, es sei denn, Sie leiden bereits unter Jodmangel.

Meeresgemüse ist eine hervorragende natürliche Jodquelle. Wenn Sie nicht bereits regelmäßig Meeresalgen wie beispielsweise Kombu (die Hauptzutat der Misosuppe) essen, sollten Sie versuchen, diese in Ihren Speisezettel aufzunehmen.

Eine weitere wichtige Jodquelle ist Jodsalz; also verwenden Sie dieses nach Möglichkeit in Ihrer Küche!

Wenn Sie nicht in der Lage sind, Ihren Jodbedarf über die Nahrung zu decken, gibt es verschiedene Jod-Präparate mit unterschiedlichen Wirkungen und Resorptionsraten. Besprechen Sie mit Ihrem Arzt und Ihrem Ernährungsberater, welches Präparat in welcher Dosis für Sie am besten geeignet ist.

Natürliche Nahrungsquellen

LEBENSMITTEL (PORTIONSGRÖSSE)	JOD (µg)
Meeresalgen (1 Blatt)	16–2984 (je nach Herkunft; zum Beispiel enthalten Meeresalgen aus Japan normalerweise viel mehr Jod als Algen aus anderen Regionen)
Meeresgemüse (1 Teelöffel) (zum Beispiel Seetang, Kombu, Arame, Wakame und Dulse)	750
Jakobsmuscheln, gedämpft (120 g)	135
Kabeljau, gebacken (100 g)	115
Joghurt, natur, fettarm (1 Tasse)	75
Sardinen aus der Dose, abgegossen (130 g)	35
Garnelen (85 g)	35
Lachs (120 g)	32
Ei (1 großes)	24
Trockenpflaumen (5 Stück)	13
Limabohnen, gekocht (½ Tasse)	8
Blattspinat (1 Tasse)	360

Hausgemachte Ramen-Suppe mit Seetangnudeln
2 Portionen

Ramen-Suppe ist tatsächlich eine Art Hühnersuppe für die Seele! Wenn man sie mit Seetangnudeln und Gemüsebrühe zubereitet, ist sie besonders gesund. Dieses kalorienarme Gericht ist warm und sättigend.

500 ml natriumarme Gemüse- oder Pilzbrühe	1 Knoblauchzehe, fein gehackt	1 Blatt Nori, längs in Scheiben geschnitten, zum Garnieren
1 Teelöffel Sesamöl	1 Tasse in Scheiben geschnittene Champignons	1 Bund Frühlingszwiebeln, in Scheiben geschnitten, zum Garnieren
1 Esslöffel fein gehackter frischer Ingwer	1 kleiner Kopf Pak choi, gehackt	
½ Teelöffel rote Paprikaflocken	180 g Seetangnudeln	½ Teelöffel Sojasauce

PRO PORTION
Kalorien: 112, Fett: 3 g, Eiweiß: 9 g, Natrium: 542 mg, Ballaststoffe: 7 g, Kohlenhydrate: 20 g, Zucker: 10 g

1 Die Gemüse- oder Pilzbrühe in einen großen Suppentopf geben. Sesamöl, Ingwer, rote Paprikaflocken und Knoblauch hinzufügen. Zum Kochen bringen, dann die Hitze zurückschalten und 10 Minuten köcheln lassen.
2 Champignons und Pak choi dazugeben und 5 Minuten kochen.
3 Die Seetangnudeln hinzufügen und umrühren.
4 Mit Nori, Frühlingszwiebeln und Sojasauce garnieren und servieren.

Eisen

Eisen ist einer der wichtigsten Mineralstoffe in Ihrem Körper; es leistet einen wichtigen Beitrag dazu, Sie gesund zu halten und Ihnen die Energie zu liefern, die Sie brauchen. Das Mineral erfüllt viele wichtige Aufgaben; doch eine seiner interessantesten und wichtigsten Funktionen besteht in seiner Fähigkeit, Sauerstoff zu sämtlichen Zellen Ihres Körpers zu transportieren. Abgesehen davon spielt Eisen aber auch für die Entwicklung von Gehirn und Körper eine wichtige Rolle. Kinder brauchen genügend Eisen, um sich in der Schule gut konzentrieren und lernen zu können. Aber Eisen hat auch eine Kehrseite: In großen Mengen kann es schädlich sein. In diesem Kapitel möchte ich Ihnen ein paar faszinierende Fakten über diesen Mineralstoff vermitteln; außerdem erfahren Sie, wie Sie Ihren Eisenspiegel optimieren können, um gesund zu bleiben.

Beschreibung

Eisen ist für Ihren Körper so wichtig, dass er es gleich in zwei verschiedenen Formen aufnimmt: als Hämeisen und Nicht-Hämeisen. Der Körper kann Eisen sowohl aus pflanzlichen (Nicht-Hämeisen) als auch aus tierischen Quellen (Hämeisen) gewinnen. Hämeisen ist leichter resorbierbar, während Nicht-Hämeisen (zum Beispiel aus dunklem Blattgemüse und Bohnen) dazu einen „Helfer" in Form von Vitamin C braucht, das die Aufnahme von pflanzlichem Eisen fördert.

Es ist wichtig, auf einen optimalen Eisenspiegel zu achten, denn sowohl zu wenig als auch zu viel Eisen kann schädlich sein: Bei zu niedrigem Eisenspiegel kann eine sogenannte Eisenmangelanämie entstehen, die unter anderem zu Erschöpfungszuständen, geschwächtem Immunsystem und Schwangerschaftskomplikationen führen kann. Zu viel Eisen ist aber auch nicht gesund: Denn Eisen ist zwar ein essenzieller (lebensnotwendiger) Mineralstoff, aber gleichzeitig auch ein Oxidans, was bedeutet, dass es Gewebeschäden verursacht und bei übermäßigem Konsum sogar das Risiko für bestimmte chronische Krankheiten erhöhen kann.

Aufgaben im Körper

- **Bildung roter Blutkörperchen:** Eisen hilft bei der Produktion roter Blutkörperchen. Diese werden ungefähr alle vier Monate neu gebildet; ein Teil des darin enthaltenen Eisens wird recycelt und vom Körper wiederverwendet.
- **Transport von Sauerstoff zu sämtlichen Organsystemen, Zellen und Muskeln:** Das ist die Hauptaufgabe von Eisen und für die Gesundheit und das Funktionieren Ihres Körpers von grundlegender Bedeutung.
- **Für eine normale Stoffwechselfunktion notwendig:** Ein gut funktionierender Stoffwechsel trägt zur Regulation von Gewicht und Körpertemperatur bei. Eisen wird gebraucht, um Ihren Stoffwechsel in Gang zu halten.

- **Wird für eine gesunde Entwicklung von Säuglingen und Kindern gebraucht:** Während des Wachstums spielt Eisen eine besonders wichtige Rolle. Nur bei ausreichender Eisenversorgung können Gehirn und Körper sich richtig entwickeln.
- **Bildung von Hormonen:** Eisen bildet Myoglobin – ein Eiweiß, das auch für die Produktion bestimmter Hormone wichtig ist.
- **Optimale Immunfunktion:** Nur wenn Ihre Gewebe optimal mit Sauerstoff versorgt sind, können sie richtig funktionieren und ihre Zellen regelmäßig erneuern. Das ist eine wichtige Voraussetzung für ein gesundes Immunsystem.
- **Umwandlung von Betakarotin in aktives Vitamin A:** Eisen hilft bei der Umwandlung von Provitamin A in die aktive Form, die Ihr Körper verwerten kann.
- **Bildung von Kollagen:** Kollagen hält das Gewebe zusammen. Eisen plus Vitamin C helfen bei der Synthese dieses Eiweißes.

Gesundheitswert

- **Unterstützt die Muskelfunktion:** Eisen sorgt dafür, dass Ihre Muskeln genügend Sauerstoff bekommen, damit sie optimal arbeiten können.
- **Verbessert das Denkvermögen:** Eisen versorgt Ihr Gehirn mit Sauerstoff, einer wichtigen „Gehirnnahrung".
- **Erhöht Ihr Energieniveau:** Eisen versorgt Sie mit Energie, sodass Sie Ihren Alltag besser bewältigen können. Ein typisches Symptom für einen zu niedrigen Eisenspiegel ist ständige Müdigkeit.

- **Reguliert die Körpertemperatur:** Eisen wird für die Regulation von Stoffwechsel und Körpertemperatur gebraucht. Wenn man ständig friert, kann das ein Zeichen von Eisenmangel sein.
- **Bekämpft Infektionen, Erkältungen und Grippe:** Eisenmangel schwächt das Immunsystem und kann dazu führen, dass man häufiger krank wird.
- **Verbessert die Konzentration:** Wenn Sie Ihr Gehirn richtig mit Sauerstoff versorgen, können Sie sich besser konzentrieren.

Nebenwirkungen, Warnhinweise und Vorsichtsmaßnahmen

Viele Menschen wissen, dass Eisen gesund für sie ist; aber nicht jeder weiß auch, dass zu viel Eisen schädlich ist. Immer mehr wissenschaftliche Untersuchungen sprechen dafür, dass man sich in erster Linie pflanzlich ernähren sollte; dadurch vermeidet man gleichzeitig auch eine zu hohe Eisenzufuhr (da Eisen aus Fleisch leichter resorbierbar ist). Denn Ihr Körper reguliert die Eisenaufnahme zwar auf natürliche Weise je nach Ihrem aktuellen Bedarf, kann Eisen aber nur schwer wieder ausscheiden.

Es gibt eine seltene genetische Erkrankung namens Hämochromatose, bei der große Eisenmengen im Körper gespeichert werden, was zu Organschäden und anderen Problemen führen kann. Diese Krankheit kann anhand von genetischen Untersuchungen diagnostiziert werden.

Mangelerscheinungen

Eisenmangel ist weltweit der häufigste Mineralstoffmangel; auch in den USA leiden schätzungsweise 10 Millionen Menschen darunter. Manchmal ist bei niedrigem Eisenspiegel die Einnahme eines Eisen-Präparats erforderlich; doch dies sollte nur für eine begrenzte Zeitdauer geschehen. Bitte fragen Sie vor der Einnahme von Nahrungsergänzungsmitteln stets einen Ernährungsberater um Rat.

Da Frauen bei der Monatsblutung Eisen verlieren, haben menstruierende Mädchen und Frauen normalerweise das höchste Risiko für einen Eisenmangel; und da der Eisenbedarf während der Schwangerschaft steigt, sollten Schwangere ganz besonders auf eine optimale Eisenzufuhr achten. Auch Kinder können einen Eisenmangel und eine Eisenmangelanämie entwickeln, vor allem, wenn sie bereits mit einem geringen Eisenvorrat zur Welt gekommen sind, weil ihre Mütter nicht genügend von dem Mineralstoff aufgenommen haben.

Ein Eisenmangel kann sich in folgenden Symptomen äußern:

- Müdigkeit und Schwächegefühl
- Probleme bei der Körpertemperaturregulation; Frieren
- Schwindelgefühl/Benommenheit
- Kopfschmerzen
- Zungenentzündung (Glossitis)
- Erhöhte Anfälligkeit für Krankheiten/Infektionen

Wie viel braucht man? (RDA)

ALTER	MÄNNLICH	WEIBLICH
0–6 Monate (AI)*	0,27 mg	0,27 mg
7–12 Monate	11 mg	11 mg
1–3 Jahre	8 mg	8 mg
4–8 Jahre	10 mg	10 mg
9–13 Jahre	12 mg	15 mg
14–18 Jahre	12 mg	15 mg
19–50 Jahre	10 mg	15 mg
51+ Jahre	10 mg	10 mg
Schwangerschaft	–	30 mg
Stillzeit	–	20 mg

* Angemessene Zufuhr (die Menge, die Babys über die Muttermilch oder über Säuglingsnahrung aufnehmen, welche mit Eisen angereichert wurde).

Obergrenze (Aufnahme pro Tag)

ALTER	MÄNNLICH	WEIBLICH
0–6 Monate	40 mg	40 mg
7–12 Monate	40 mg	40 mg
1–3 Jahre	40 mg	40 mg
4–8 Jahre	40 mg	40 mg
9–13 Jahre	40 mg	40 mg
14–18 Jahre	45 mg	45 mg
19+ Jahre	45 mg	45 mg
Schwangerschaft	–	45 mg
Stillzeit	–	45 mg

Empfehlungen für die Aufnahme

Der Körper kann Eisen aus der Nahrung nicht sehr gut aufnehmen; mit anderen Worten: Die Bioverfügbarkeit dieses Mineralstoffs ist gering. Zwar ist Hämeisen besser bioverfügbar als Nicht-Hämeisen; aber auch davon werden nur 15–35 Prozent resorbiert. Bei Nicht-Hämeisen ist der Anteil noch geringer: Davon nimmt der Körper nur 5–12 Prozent auf. Dies wurde bei den RDA-Empfehlungen berücksichtigt; solange Sie also genügend eisenhaltige Lebensmittel zu sich nehmen und Ihre Eisenaufnahme durch eine Vitamin-C-reiche Ernährung unterstützen, können Sie Ihren Bedarf problemlos decken.

Leider wird die Situation dadurch erschwert, dass manche Lebensmittel chemische Substanzen enthalten, die die Eisenaufnahme hemmen. Dazu gehören Phytate (in Vollkorngetreide), manche Polyphenole, Chlorogensäure (in Kaffee und Kakao) und Tannine (in Tee). Solange Sie Kaffee, Tee und Kakao ungefähr eine Stunde vor oder nach dem Essen trinken, können Sie diese resorptionshemmende Wirkung großenteils umgehen. Und wenn Sie darauf achten, Obst und Gemüse (die Vitamin C enthalten) in Ihre Mahlzeiten einzubauen (statt sie „zwischendurch" zu essen), können Sie die Eisenresorption in Ihrem Verdauungstrakt steigern.

Eine weitere interessante Tatsache ist, dass Fleisch umso mehr Eisen enthält, je dunkler es ist! Wenn Sie Ihrem Körper also auf natürlichem Weg mehr Eisen zuführen möchten, sollten Sie lieber dunkles Hähnchen- oder Putenfleisch kaufen als helles. Rinderleber enthält viel mehr Eisen als anderes Rindfleisch. Das liegt daran, dass Eisen (in Form von Hämoglobin) dem Fleisch eine tiefrote Farbe verleiht.

Natürliche Nahrungsquellen
NAHRUNGSQUELLEN FÜR HÄMEISEN

LEBENSMITTEL (PORTIONSGRÖSSE)	EISEN (mg)
Muscheln, gekocht (100 g)	28 (kann in Abhängigkeit vom Ernteort der Muscheln variieren)
Rinderleber, in der Pfanne gebraten (85 g)	15
Hühnerleber, in der Pfanne gebraten (85 g)	13
Austern, bei Garstufe „feuchte Hitze" gekocht (85 g)	8
Sardinen aus der Dose, in Öl, abgegossen (85 g)	2
Mageres Rindfleisch, gekocht (85 g)	2
Hähnchenfleisch, gebraten, mit Haut (85 g)	1
Thunfisch aus der Dose, in Wasser, abgegossen (85 g)	1
Putenfleisch, gebraten, mit Haut (85 g)	1

NAHRUNGSQUELLEN FÜR NICHT-HÄMEISEN

LEBENSMITTEL (PORTIONSGRÖSSE)	EISEN (mg)
Weiße Bohnen aus der Dose, abgegossen (1 Tasse)	8
Kürbiskerne (2 Esslöffel)	4,2
Pistazien (1 Tasse)	4,8
Tofu, gewürfelt (½ Tasse)	3
Blattspinat, gekocht und abgegossen (½ Tasse)	3
Quinoa, gekocht (1 Tasse)	2,8
Kichererbsen, gekocht und abgegossen (½ Tasse)	2
Cashewnüsse, in Öl geröstet (2 Esslöffel)	2
Dunkle Schokolade, 45–69% Kakaotrockenmasse (30 g)	2
Brokkoli, gehackt, gekocht, abgegossen (1 Tasse)	1

Rindfleisch mit Brokkoli und Erdnüssen nach asiatischer Art 1 Portion

Dieses ungeheuer schmackhafte asiatische Gericht ist eine hervorragende Eisenquelle und eignet sich sehr gut für ein schnelles Abendessen an hektischen Wochentagen.

¼ Esslöffel extra natives Olivenöl

¼ Pfund Flanksteak, in mundgerechte Stücke geschnitten

½ mittelgroße Schalotte, geschält und gehackt

1 mittelgroße Frühlingszwiebel, gehackt

1 Knoblauchzehe, gehackt

2 Esslöffel fein gehackte Erdnüsse

1 Tasse chinesischer Brokkoli, gehackt

½ Esslöffel Maisstärke

3 Esslöffel Wasser

2 Teelöffel natriumarme Sojasauce

½ Esslöffel brauner Zucker

½ Tasse gekochter brauner Reis

PRO PORTION
Kalorien: 493, Fett: 19 g, Eiweiß: 33 g, Natrium: 352 mg, Ballaststoffe: 5 g, Kohlenhydrate: 44 g, Zucker: 10 g, Eisen: 3,3 mg

1 Das Öl in einer mittelgroßen Pfanne bei mittlerer bis hoher Temperatur erhitzen. Das Rindfleisch ca. 5 Minuten in dem Öl anbräunen, dann aus der Pfanne nehmen und beiseite stellen.

2 In derselben Pfanne Schalotte, Frühlingszwiebel, Knoblauch und Erdnüsse mit dem Bratenfett vermischen und unter häufigem Umrühren 1 Minute lang andünsten.

3 Brokkoli dazugeben und 3–4 Minuten zugedeckt dünsten.

4 In einer kleinen Schüssel Maisstärke und Wasser zu einer glatten Mischung verrühren, dann Sojasauce und Zucker einrühren. Den Deckel von der Pfanne nehmen und die Sauce hineingeben. Etwa 4 Minuten kochen lassen, bis die Sauce einzudicken beginnt.

5 Zum Schluss das Rindfleisch wieder in die Pfanne geben, umrühren und weiterkochen, bis das Fleisch durchgewärmt ist.

6 Auf braunem Reis servieren.

Vitamin K

Haben Sie sich schon mal an einem Papier geschnitten und festgestellt, wie schnell die Wunde zu bluten aufhörte? Das verdanken wir dem Vitamin K. Man nennt es so, weil es nach seiner Entdeckung durch den dänischen Forscher Henrik Dam in einer deutschen Zeitschrift als *Koagulationsvitamin* (Koagulation = Gerinnung) bezeichnet wurde. Diese Gerinnung oder Verdickung des Blutes führt dazu, dass Blutungen schnell wieder zum Stillstand kommen. Obwohl dies die wichtigste und bekannteste Funktion von Vitamin K in unserem Körper ist, erfüllt es auch noch eine ganze Reihe anderer interessanter und wichtiger Aufgaben, die Sie vielleicht überraschen werden.

Beschreibung

Vitamin K ist eines der wenigen Vitamine, die der Körper selbst herstellen kann – oder genauer gesagt: Der größte Teil davon wird von bestimmten nützlichen Darmbakterien gebildet. Das ist einer der Gründe, warum Sie mit der Einnahme von Antibiotika vorsichtig sein sollten; denn wenn man solche Medikamente zu häufig oder über längere Zeit einnimmt, können sie nützliche Bakterien im Darm abtöten, sodass der Vitamin-K-Spiegel sinkt.

Es gibt zwei Hauptformen von Vitamin K: K_1 und K_2. Beide sind fettlöslich und von Natur aus in folgenden Lebensmitteln enthalten:

- K_1: in pflanzlichen Nahrungsmitteln wie grünem Gemüse (Spinat, Mangold und Grünkohl)

- K_2: in fermentierten Produkten wie Nattō (einem traditionellen japanischen Lebensmittel, das aus fermentierten Sojabohnen hergestellt wird) und einigen tierischen Nahrungsmitteln wie Hühnerfleisch, Schweinekotelett und Rinderleber.

Es gibt zwar viele Lebensmittel, in denen diese beiden Vitamin-K-Arten enthalten sind; trotzdem wird Schätzungen zufolge bis zur Hälfte des täglichen Vitamin-K-Bedarfs durch Ihre Darmbakterien gedeckt.

Aufgaben im Körper

- **Blutgerinnung:** Vitamin K wirkt an der Synthese von mindestens vier der 13 Faktoren im Blut mit, die das Blut gerinnen lassen, um Blutungen so schnell wie möglich zu stoppen.
- **Dämmt die Ablagerung von Kalzium an den Gefäßwänden ein:** Vitamin K sorgt dafür, dass das Kalzium dorthin gelangt, wo es hin soll (Knochen), und nicht dahin, wo es nicht hin soll (Blutgefäße).
- **Zellsignalisierung und Zellteilung:** Neue Untersuchungen zeigen, dass Vitamin K zur Bildung von Zellbestandteilen beiträgt, die für die Übertragung von Signalen im Nervensystem und für die richtige Zellteilung zuständig sind.

- **Ist an der Bildung von Nährstoffen beteiligt, die Nieren, Knochen und Blut in ihrer Funktion unterstützen:** Zusammen mit Vitamin D stärkt Vitamin K Ihre Knochen. Außerdem trägt es dazu bei, Nieren und Blut gesund zu erhalten.

Gesundheitswert

- **Bringt übermäßige Blutungen zum Stillstand und sorgt für die Wundheilung:** Vitamin K ist dafür zuständig, dass sich nach einer Verletzung schnell Gerinnungsfaktoren bilden. Dadurch trägt es dazu bei, Blutungen zu stillen und den Heilungsprozess zu beschleunigen.
- **Senkt das Risiko für Herz-Kreislauf-Erkrankungen:** Die Verhärtung der Arterien (durch Verkalkung, d. h. Ablagerung von Kalzium an den Arterieninnenwänden) ist eine der Hauptursachen für Herz-Kreislauf-Erkrankungen. Vitamin K sorgt dafür, dass sich Kalzium an den richtigen Stellen ablagert, und schützt uns dadurch vor dieser gefährlichen Arteriosklerose.
- **Kann das Osteoporose-Risiko senken:** In manchen Studien hatten Frauen, die ihre Vitamin-K-Zufuhr optimierten, ein geringeres Risiko für Osteoporose (geschwächte Knochen) und Hüftfrakturen.

Nebenwirkungen, Warnhinweise und Vorsichtsmaßnahmen

Es gibt keine Obergrenze für die Zufuhr von Vitamin K; doch manche Menschen müssen mit der Aufnahme dieses Vitamins vorsichtig sein, wenn sie unter bestimmten Erkrankungen leiden und Medikamente einnehmen, die in unerwünschte Wechselwirkungen damit treten können. (Dies gilt beispielsweise für Gerinnungshemmer wie Warfarin.)

Mangelerscheinungen

Ein Vitamin-K-Mangel ist bei erwachsenen US-Amerikanern selten, kann aber bei Säuglingen durchaus vorkommen. Dies ist nicht nur auf ihren sterilen Verdauungstrakt zurückzuführen (d. h. sie haben noch nicht so viele Darmbakterien, die Vitamin K bilden können), sondern auch auf den Mangel an Vitamin K in der Muttermilch. Wer Antibiotika einnimmt, hat möglicherweise ein besonders hohes Risiko für einen Vitamin-K-Mangel. Auch Menschen mit Störungen der Fett- und Nährstoffaufnahme wie beispielsweise Mukoviszidose, Zöliakie, Morbus Crohn, chronische Bauchspeicheldrüsenentzündung oder Lebererkrankungen und Personen, die sich einer Magen-Darm-Bypass-Operation unterzogen haben, können unter Vitamin-K-Mangel leiden.

Er äußert sich unter anderem in folgenden Symptomen:

- Man bekommt schnell blaue Flecken
- Übermäßig starke Blutungen (vor allem im Bereich von Zahnfleisch oder Nase)
- Geschwächte Knochen

Empfehlungen für die Aufnahme

Fettlösliche Vitamine wie Vitamin K sollte man idealerweise zusammen mit fetthaltigen Lebensmitteln aufnehmen, um die Resorption zu verbessern. Eine Möglichkeit dazu besteht darin, an den meisten Tagen dunkelgrünes Blattgemü-

Wie viel braucht man?

Für Vitamin K gibt es derzeit keine empfohlene Tagesdosis, und wir wissen auch nicht genug über das Vitamin, um überhaupt Empfehlungen abgeben zu können. Für die angemessene Aufnahme von Vitamin K_1 gelten folgende Richtlinien:

ALTER	MÄNNLICH	WEIBLICH
0–6 Monate	2 µg	2 µg
7–12 Monate	2,5 µg	2,5 µg
1–3 Jahre	30 µg	30 µg
4–8 Jahre	55 µg	55 µg
9–13 Jahre	60 µg	60 µg
14–18 Jahre	75 µg	75 µg
19+ Jahre	120 µg	90 µg
Schwangerschaft	–	90 µg
Stillzeit	–	90 µg

se zu essen und dieses in etwas Olivenöl zu dünsten, um die Vitamin-K-Aufnahme zu steigern. Viele Menschen erhalten nicht genügend Vitamin K2, das in bestimmten tierischen Produkten und fermentierten Lebensmitteln enthalten ist. Probieren Sie einmal ein paar der fermentierten Lebensmittel aus der zweiten Liste und essen Sie diese ungefähr einmal pro Woche, um Ihrem Körper mehr Vitamin K2 zuzuführen!

Natürliche Nahrungsquellen

LEBENSMITTEL (PORTIONSGRÖSSE)	VITAMIN K_1 (µg)
Blattkohl, Tiefkühl-, gekocht (½ Tasse)	530
Rübstiele, Tiefkühl-, gekocht (½ Tasse)	426
Blattsenf, gekocht (½ Tasse)	415
Blattspinat, roh (1 Tasse)	145
Grünkohl, roh (1 Tasse)	113
Rosenkohl (½ Tasse)	109
Okra, roh (½ Tasse)	16
Pinienkerne, getrocknet (30 g)	15
Weintrauben (½ Tasse)	11

LEBENSMITTEL (PORTIONSGRÖSSE)	VITAMIN K$_2$ (µG)
Nattō (85 g)	850 (der Gehalt kann in Abhängigkeit von den verwendeten Bakterienstämmen variieren)
Schweinekotelett, gekocht (85 g)	59
Hähnchenbrust, nur Fleisch, gekocht (85 g)	13
Kürbisfleisch aus der Dose (½ Tasse)	20
Sauerkraut, roh (85 g)	10 (der Gehalt kann in Abhängigkeit von den verwendeten Bakterienstämmen variieren)
Rinderhack, gegrillt (85 g)	6
Hähnchenleber, geschmort (85 g)	6
Miso (1 Esslöffel)	5 (der Gehalt kann in Abhängigkeit von den verwendeten Bakterienstämmen variieren)
Ei, hart gekocht (1 großes)	4

REZEPT

Reisschüssel mit Kimchi und Nattō 1 Portion

Das Nattō in diesem Rezept enthält viel Vitamin K$_2$. Nattō wird aus fermentierten Sojabohnen hergestellt und ist in Japan ein beliebtes Nahrungsmittel. Kimchi ist fermentierter Kohl. Zusammen bilden diese beiden Lebensmittel eine köstliche Geschmackskombination und geben Ihnen einen kräftigen Vitaminschub.

1 kleiner Kopf Pak Choi, gehackt	1 großes Ei	1 Esslöffel natriumarme Sojasauce
½ Tasse gedämpfter brauner Reis	1 Esslöffel Nattō	1 Blatt Nori
½ Tasse Kimchi	1 Handvoll Mungbohnensprossen	1 Teelöffel scharfe Sauce

PRO PORTION
Kalorien: 376, Fett: 10 g, Eiweiß: 28 g, Natrium: 1466 mg, Ballaststoffe: 13 g, Kohlenhydrate: 52 g, Zucker: 13 g

1 Pak Choi, Reis und Kimchi in einer Schüssel anrichten.
2 In einer kleinen Pfanne das Ei nach Belieben anbraten und auf das Reisgericht geben.
3 Nattō, Sprossen und Sojasauce obendrauf geben. Das Nori-Blatt auseinanderreißen und das Gericht damit bestreuen.
4 Scharfe Sauce dazugeben und servieren.

Toskanische Grünkohlsuppe 3 Portionen

Dieses Gericht hat einen hohen Gehalt an Vitamin K_1 und eignet sich hervorragend als Abendessen an Wochentagen, wenn man nicht viel Zeit hat. Bereiten Sie gleich einen großen Topf davon zu und frieren Sie ein paar Portionen ein, die Sie dann nur noch aufzutauen brauchen, wenn Sie Lust auf eine schnelle, gesunde Mahlzeit haben! Wenn Sie zu dieser Suppe ein paar Scheiben Vollkornbrot reichen, liefert Ihre Mahlzeit noch mehr Ballaststoffe.

1 mittelgroße Küchenzwiebel, geschält und gewürfelt	¼ Tasse Linsen	1 Teelöffel getrockneter Oregano
½ Esslöffel extra natives Olivenöl	1 mittelgroße Selleriestange, gehackt	½ Teelöffel zerdrückte rote Pfefferkörner
1 Knoblauchzehe, gehackt	1 kleine Süßkartoffel, geschält und gehackt	1 Prise Salz
¼ Teelöffel Kurkuma	1 kleine Mohrrübe, geschält und gehackt	1 Prise schwarzer Pfeffer
750 ml natriumarme Gemüsebrühe	1 kleine Zucchini, gehackt	1 Tasse gehackter Grünkohl
	1 Tasse gewürfelte Tomaten aus der Dose	1 frischer Thymianzweig

PRO PORTION
Kalorien: 174, Fett: 3 g, Eiweiß: 8 g, Natrium: 432 mg, Ballaststoffe: 7 g, Kohlenhydrate: 32 g, Zucker: 11 g, Vitamin K: 1,5 g

1 Die Zwiebelwürfel in einen großen Suppentopf geben und 3–5 Minuten in dem Öl andünsten. Knoblauch und Kurkuma hinzufügen und weitere 1–2 Minuten dünsten lassen.
2 Die Brühe hinzufügen und zum Kochen bringen.
3 Die restlichen Zutaten (außer Grünkohl und Thymian) hineingeben und 40 Minuten köcheln lassen.
4 Grünkohl und frischen Thymian in die Suppe geben und 5 Minuten kochen lassen, bis der Grünkohl weich ist.

Magnesium

Die vielfältigen positiven Wirkungen von Magnesium können gar nicht hoch genug eingeschätzt werden. Trotzdem zeigen neue Schätzwerte, dass 50–80 Prozent der US-amerikanischen Bevölkerung nicht genug von diesem wichtigen Nährstoff zu sich nehmen. Die Hauptgründe für diesen landesweiten Magnesiummangel liegen in der Auslaugung der Böden, mangelnder Darmgesundheit durch langfristige Einnahme von Medikamenten wie beispielsweise Schmerzmitteln oder Antibiotika und in einer Ernährung, die hauptsächlich aus verarbeiteten Lebensmitteln besteht. Es ist höchste Zeit für eine Kurskorrektur! Wir müssen endlich mehr Magnesium in unsere Ernährung aufnehmen. Zum Glück ist es gar nicht so schwierig, den ganzen Tag über immer wieder magnesiumhaltige Lebensmittel zu essen – man muss nur wissen, wo dieser wichtige Nährstoff drinsteckt.

Beschreibung

Es gibt sieben lebenswichtige Mineralstoffe, die der Mensch in hohen Dosen benötigt. Eines dieser „Makromineralien" ist Magnesium. Das meiste davon wird in Ihren Knochen, Geweben und Muskeln gespeichert; eine kleine Menge schwimmt im Blut und in anderen Körperflüssigkeiten herum. Wussten Sie, dass jede einzelne Zelle Ihres Körpers Magnesium enthält? Das Mineral ist an über 300 verschiedenen wichtigen chemischen Reaktionen beteiligt, die in Ihrem Körper ständig ablaufen, um Sie gesund und am Leben zu erhalten.

Diese Reaktionen umfassen alles Mögliche – von der Energieproduktion, Eiweißsynthese und Gentranskription bis hin zur Aufrechterhaltung Ihrer Muskelfunktion (einschließlich des Herzmuskels).

Da in letzter Zeit immer mehr wissenschaftliche Untersuchungen über Magnesium erscheinen, weiß man inzwischen, dass ein Mangel an diesem Mineralstoff möglicherweise auch an Krankheiten wie Diabetes, Herz-Kreislauf-Erkrankungen, Depressionen und Angstzuständen, Schlafstörungen, chronischen Schmerzen und Bluthochdruck mitbeteiligt ist. Manche Wissenschaftler sind sogar der Ansicht, dass die steigenden Raten von Stimmungsstörungen in unserer Gesellschaft zum Teil damit zusammenhängen könnten, dass wir nicht genügend magnesiumhaltige Lebensmittel essen.

Aufgaben im Körper

- **Gesunde Knochen:** Magnesium trägt dazu bei, Kalzium in die Knochen einzulagern, erhöht die Knochendichte und beugt auf diese Weise einer Osteoporose vor. Magnesium ist aber auch an der Aktivierung von Vitamin D in den Nieren beteiligt; und dieses Vitamin ist wiederum erforderlich, damit das Magnesium seine Aufgaben im Körper richtig erfüllen kann.

- **Enzymfunktion:** Hunderte und Aberhunderte verschiedener Enzyme sind für die Erfüllung ihrer Aufgaben im Körper auf Magnesium als Kofaktor angewiesen.
- **Verarbeitung von Zucker und anderen Kohlenhydraten:** Der Körper braucht genügend Magnesium, um den Abbau und Stoffwechsel von Kohlenhydraten und Zucker und die Insulinfunktion zu regulieren.
- **Muskelbewegung:** Magnesium ist für die Kontraktion und Entspannung Ihrer Muskeln unerlässlich. Sportler und andere körperlich sehr aktive Menschen haben einen besonders hohen Magnesiumbedarf.
- **Blutdruck:** Magnesium ist an der Blutdruckregulation beteiligt. Eine ausgewogene Ernährung mit genügend Magnesium kann dazu beitragen, dass sich die Blutgefäße weit stellen, und dadurch sinkt wiederum der Blutdruck.
- **Ausgewogener Neurotransmitterhaushalt:** Magnesium wirkt sich auf Ihre Gehirnfunktion und Ihre Stimmung aus. Magnesiummangel wurde mit einem erhöhten Risiko für Depressionen in Verbindung gebracht.

Gesundheitswert

- **Fördert die Herzgesundheit:** Studien zufolge besteht ein Zusammenhang zwischen höheren Magnesiumwerten im Blut und einem niedrigeren Risiko für Herz-Kreislauf-Erkrankungen.
- **Lindert Depressionen:** Wissenschaftliche Untersuchungen zeigen, dass Menschen mit Depressionen, Angstzuständen und anderen psychischen Störungen oft einen viel niedrigeren Magnesiumspiegel haben. Einigen Studien zufolge könnte eine Erhöhung des Magnesiumspiegels bei manchen Menschen genauso wirksam sein wie ein Antidepressivum.
- **Steigert die sportliche Leistungsfähigkeit:** Sportler brauchen genügend Magnesium, um ihre Leistung zu optimieren. (Je nach körperlichem Aktivitätsniveau haben sie oft sogar einen erhöhten Magnesiumbedarf.)
- **Lindert Migränekopfschmerz:** Ein gesunder Magnesiumspiegel kann zur Vorbeugung von Kopfschmerzen und Migräne beitragen.
- **Hilft gegen PMS-Symptome:** Magnesium kann dazu beitragen, die Symptome einer prämenstruellen Störung bei Frauen (beispielsweise Blähungen, Kopfschmerzen, Schwindel und Süßhunger) zu lindern.
- **Reguliert den Schlaf-wach-Zyklus:** Es bestehen nachweislich Zusammenhänge zwischen Magnesium und Schlafarchitektur. Eine erhöhte Magnesiumzufuhr kann helfen, unseren Schlaf zu regulieren, der wiederum für viele andere Aspekte unserer körperlichen und geistigen Gesundheit von entscheidender Wichtigkeit ist.
- **Fördert die Verdauung:** Genügend Magnesium ist wichtig für einen gesunden Stuhlgang und kann zur Vorbeugung oder Linderung von Verstopfung beitragen.

Nebenwirkungen, Warnhinweise und Vorsichtsmaßnahmen

Sie brauchen sich keine Gedanken darüber zu machen, zu viel Magnesium aus Ihrer Nahrung aufzunehmen, denn der Körper scheidet Überschüsse auf natür-

Wie viel braucht man? (RDA)

ALTER	MÄNNLICH	WEIBLICH
0–6 Monate	30 mg (AI)	30 mg (AI)
7–12 Monate	75 mg (AI)	75 mg (AI)
1–3 Jahre	80 mg	80 mg
4–8 Jahre	130 mg	130 mg
9–13 Jahre	240 mg	240 mg
14–18 Jahre	410 mg	360 mg
19–30 Jahre	400 mg	310 mg
31–50 Jahre	420 mg	320 mg
51+ Jahre	420 mg	320 mg
Schwangerschaft	–	350–360 mg
Stillzeit	–	310–320 mg

Tolerierbare Obergrenzen für Magnesium-Präparate (Dosis pro Tag)

ALTER	MÄNNLICH	WEIBLICH
0–12 Monate	Nicht bekannt	Nicht bekannt
1–3 Jahre	65 mg	65 mg
4–8 Jahre	110 mg	110 mg
9–18 Jahre	350 mg	350 mg
19+ Jahre	350 mg	350 mg
Schwangerschaft	–	350 mg
Stillzeit	–	350 mg

lichem Weg aus, um seinen Magnesiumspiegel im Gleichgewicht zu halten. Bei Einnahme von Nahrungsergänzungsmitteln besteht jedoch durchaus die Gefahr, seinem Körper zu viel Magnesium zuzuführen, was zu unerwünschten Nebenwirkungen wie Durchfall, Übelkeit, Erbrechen und Schwäche führen kann. Eine starke Überdosierung kann Atembeschwerden und Herzrhythmusstörungen verursachen.

Untersuchungen zufolge können Magnesium-Präparate außerdem mit vielen Arzneimitteln (beispielsweise Antibiotika, Diuretika und Medikamenten gegen Herz-Kreislauf-Erkrankungen) in Wechselwirkung treten. Daher ist es sehr wichtig, vor der Einnahme von Nahrungsergänzungsmitteln mit Ihrem Arzt und Ernährungsberater zu sprechen.

Natürliche Nahrungsquellen

LEBENSMITTEL (PORTIONSGRÖSSE)	MAGNESIUM (mg)
Sonnenblumenkerne (½ Tasse)	228
Kürbiskerne (½ Tasse)	176
Mandeln, trocken geröstet (30 g)	80
Blattspinat, gekocht (½ Tasse)	78
Cashewnüsse, trocken geröstet (30 g)	74
Erdnüsse, in Öl geröstet (¼ Tasse)	63
Schwarze Bohnen, gekocht (½ Tasse)	60
Edamame-Bohnen, enthülst, gekocht (½ Tasse)	50
Avocado, geschält, entkernt und gewürfelt (1 Tasse)	44
Kartoffel, in der Schale gebacken (100 g)	43

Mangelerscheinungen

Ein Magnesiummangel kann sich in folgenden Symptomen äußern:

- **Schlafprobleme:** Magnesium spielt für die Funktion von GABA (einem Neurotransmitter, der den Tiefschlaf fördert) eine wichtige Rolle.
- **Angst- und Stimmungsstörungen:** Da Magnesium für die Gehirnfunktion und Weiterleitung von Nervensignalen im Gehirn wichtig ist, kann Magnesiummangel das Risiko für Angstzustände, Stimmungsstörungen und Depressionen erhöhen.
- **Fatigue, Schwäche:** Ein Magnesiummangel kann möglicherweise auch zu Fatigue (körperlicher und geistiger Erschöpfung) und Muskelschwäche führen.
- **Taubheitsgefühl, Krämpfe, Kribbeln und epileptische Anfälle:** Ein schwerer Magnesiummangel (der sehr selten vorkommt) kann Taubheitsge-

fühl, Zuckungen, Zittern und Muskelkrämpfe verursachen.
- **Herzrhythmusstörungen:** Sehr niedrige Magnesiumspiegel können Herzrhythmusstörungen verursachen, da Magnesium zur Aufrechterhaltung eines gesunden Herzrhythmus' beiträgt.

Empfehlungen für die Aufnahme

Magnesium ist nur begrenzt bioverfügbar; daher sollte man seinem Körper an den meisten Tagen (am besten sogar jeden Tag) ausreichende Mengen davon zuführen – zum Beispiel, indem man eine Handvoll Nüsse und Kerne (vor allem Sonnenblumenkerne) knabbert, die eine hervorragende Quelle für Magnesium und viele andere gesunde Nährstoffe darstellen. Magnesium ist das zentrale Ion im Chlorophyllmolekül, der chemischen Substanz, die den Pflanzen ihre grüne Farbe verleiht. Daher enthalten grüne Blattgemüse normalerweise ziemlich viel Magnesium und weisen auch sonst eine hohe Nährstoffdichte auf.

Grüner Guten-Morgen-Smoothie   1 Portion

Dieser Smoothie liefert jede Menge Magnesium und viele andere Nährstoffe! Ein wunderbares Frühstück für alle, die morgens nicht viel Zeit haben.

1 mittelgroße gefrorene Banane, geschält	1 Tasse frischer Blattspinat	2 Esslöffel Sonnenblumenkerne
250 ml Macadamia-Milch	¼ mittelgroße Avocado, geschält, entkernt und in Scheiben geschnitten	Eiswürfel nach Bedarf
¼ Tasse gefrorene Mangostücke		

PRO PORTION
Kalorien: 328, Fett: 18 g, Eiweiß: 7 g, Natrium: 121 mg, Ballaststoffe: 10 g, Kohlenhydrate: 42 g, Zucker: 20 g, Magnesium: 104 mg

Alle Zutaten in einen Mixer geben und glatt pürieren. Je nach Wunsch 1–2 Eiswürfel hineingeben.

Mangan

Mangan gehört zu den essenziellen Spurenelementen. Sein Name leitet sich vom griechischen Wort für „Magie" her – eine sehr treffende Bezeichnung, da dieses Mineral zahlreiche wichtige Funktionen erfüllt und so viele lebenswichtige Reaktionen im Körper katalysiert, dass man es fast schon für ein Wunder halten könnte. Außerdem ist Mangan ein ziemlich rätselhaftes Spurenelement, denn es müssen erst noch weitere wissenschaftliche Untersuchungen durchgeführt werden, um die verschiedenen Aufgaben, die es im Körper erfüllt, richtig zu verstehen und herauszufinden, was passiert, wenn man zu wenig oder zu viel Mangan aufnimmt. In diesem Kapitel erfahren Sie, warum man seine Manganaufnahme optimieren sollte und in welchen Lebensmitteln dieses Spurenelement enthalten ist.

Beschreibung

Mangan aktiviert verschiedene Enzyme (Substanzen, die chemische Reaktionen im Körper beschleunigen), welche für den Stoffwechsel und die Bekämpfung freier Radikale, aber auch für Knochenentwicklung, Kollagenbildung und vieles andere benötigt werden. Auch bei der Vorbeugung chronischer Erkrankungen scheint das Spurenelement eine Rolle zu spielen. Es sind zwar noch mehr wissenschaftliche Untersuchungen erforderlich, um die dahinterstehenden Wirkmechanismen zu verstehen; doch ein Manganmangel oder suboptimale Manganwerte scheinen die Entstehung von Krankheiten wie Diabetes und Osteoporose zu begünstigen.

Ein Teil des Mangans in unserem Körper wird in Nieren, Leber, Bauchspeicheldrüse und Knochen gespeichert; das reicht aber nicht aus, um unseren Bedarf zu decken. Wir müssen uns also trotzdem über die Nahrung mit Mangan versorgen. Zu den besten Manganquellen gehören Vollkornprodukte und bestimmte Obst- und Gemüsearten wie Süßkartoffeln und Ananas.

Aufgaben im Körper

- **Ist Teil eines starken Antioxidans:** Mangan ist ein Bestandteil des hochwirksamen antioxidativen Enzyms Mangan-Superoxid-Dismutase (MnSOD), das in Ihren Mitochondrien (wo Energie produziert wird!) Zellschäden verringert, die durch die Nebenprodukte von Energieerzeugung und Sauerstoff entstehen.
- **Kohlenhydrat-, Eiweiß- und Fettstoffwechsel:** Mangan geht Verbindungen mit anderen chemischen Substanzen ein, die an der Aufspaltung von Nahrungsmitteln in winzig kleine Moleküle mitwirken, welche vom Körper verwertet werden können, und hilft auf diese Weise bei der Verdauung oder Verstoffwechselung von Makronährstoffen (Eiweiß, Kohlenhydraten und Fett) mit.
- **Ist wichtig für die Knochenbildung:** In Kombination mit einigen anderen Mineralstoffen fördert Mangan die Knochenbildung und Knochendichte.

- **Ist an der Kollagenbildung beteiligt:** Für die Kollagensynthese wird die Aminosäure Prolin benötigt; und zur Herstellung von Prolin braucht der Körper Mangan.
- **Wirkt als „Helfer" an vielen chemischen Prozessen im Körper mit:** Mangan geht Verbindungen mit verschiedenen Enzymen ein und trägt so dazu bei, dass wichtige Prozesse im Körper effizient ablaufen können.
- **Ist für die Gehirnfunktion notwendig:** Mangan hilft, das Gehirn vor freien Radikalen (schädlichen Molekülen) zu schützen, und trägt außerdem zur Aktivierung einiger Neurotransmitter bei, die Sie brauchen, damit elektrische Signale in Ihrem Körper schneller weitergeleitet werden können.

Gesundheitswert

- **Kann zur Eindämmung von Entzündungsprozessen beitragen:** Als Bestandteil des hochwirksamen Antioxidans MnSOD trägt Mangan dazu bei, Zellschäden durch freie Radikale (und somit auch Entzündungsprozesse) einzudämmen.
- **Könnte eine Rolle bei der Blutzuckerregulation spielen:** Manchen Studien zufolge scheinen Diabetiker niedrigere Manganwerte zu haben; allerdings weiß man noch nicht, ob diese niedrigen Manganspiegel zu Blutzuckerproblemen führen oder umgekehrt.
- **Kann möglicherweise gegen PMS-Symptome bei Frauen helfen:** Eine Studie hat gezeigt, dass Mangan in Kombination mit Kalzium zur Linderung von PMS-Beschwerden beiträgt.

- **Erhält Ihre Schilddrüse gesund:** Mangan ist an der Bildung von Thyroxin beteiligt, einem Hormon, das für die normale Schilddrüsenfunktion eine wichtige Rolle spielt.
- **Hilft bei der Wundheilung:** Wunden brauchen für eine schnelle Heilung besonders viel Kollagen; und Mangan wird für die Kollagenproduktion benötigt.

Nebenwirkungen, Warnhinweise und Vorsichtsmaßnahmen

Zu viel Mangan wirkt toxisch; doch zum Glück ist es nahezu unmöglich, seinem Körper mit der Nahrung zu viel von diesem Mineral zuzuführen. Eingeatmeter Manganstaub ist ein Neurotoxin (Gift, das auf das Nervensystem wirkt); dies kann für Menschen, die beruflich mit Metallen zu tun haben (wie beispielsweise Schweißer) oder in Manganminen arbeiten, zum Problem werden. Erste Symptome einer Mangantoxizität sind Reizbarkeit, Aggressivität und Halluzinationen; später kommen Tremor (Zittern) und Krämpfe hinzu.

Mangelerscheinungen

Manganmangel kommt selten vor; doch bei Menschen, die nicht genügend Vollkornprodukte, Gemüse und Obst essen, können die Manganwerte suboptimal sein.

Ein Mangel an Mangan kann sich in folgenden Symptomen äußern:

- Niedriger Cholesterinspiegel
- Vorübergehender Hautausschlag
- Erhöhte Kalzium- und Phosphorwerte
- Erhöhter Blutzuckerspiegel

Wie viel braucht man?

Zurzeit liegen nicht genügend Daten vor, um eine empfohlene Tagesdosis (Recommended Daily Allowance = RDA) für Mangan festzulegen. Es gibt jedoch Empfehlungen für eine angemessene Zufuhr (AI) und außerdem eine sichere tägliche Höchstmenge (Upper Intake Level = UL), bei der das Risiko auf Null geschätzt wird.

Angemessene Zufuhr (AI)

ALTER	MÄNNLICH	WEIBLICH
0–6 Monate	0,003 mg	0,003 mg
7–12 Monate	0,6 mg	0,6 mg
1–3 Jahre	1,2 mg	1,2 mg
4–8 Jahre	1,5 mg	1,5 mg
9–13 Jahre	1,9 mg	1,6 mg
14–18 Jahre	2,2 mg	1,6 mg
19+ Jahre	2,3 mg	1,8 mg
Schwangerschaft	–	2,0 mg
Stillzeit	–	2,6 mg

Sichere tägliche Höchstmenge (UL)

ALTER	MÄNNLICH	WEIBLICH
0–6 Monate	Nicht festgelegt	Nicht festgelegt
7–12 Monate	Nicht festgelegt	Nicht festgelegt
1–3 Jahre	2 mg	2 mg
4–8 Jahre	3 mg	3 mg
9–13 Jahre	6 mg	6 mg
14–18 Jahre	9 mg	9 mg
19+ Jahre	11 mg	11 mg
Schwangerschaft	–	11 mg
Stillzeit	–	11 mg

Empfehlungen für die Aufnahme

Mangan kommt in pflanzlichen Nahrungsmitteln vor; doch die Menge variiert je nach Gesundheit des Bodens und danach, wie viel Mangan von der Pflanze aufgenommen wurde. Manche manganhaltige Lebensmittel enthalten gleichzeitig auch Substanzen, die seine Resorption etwas verlangsamen; dazu gehören Nüsse, Kerne, Bohnen und Vollkornprodukte (die Phytinsäure enthalten) sowie Nahrungsmittel, die Oxalsäure enthalten, wie beispielsweise Blattspinat, Grünkohl und Mangold.

Natürliche Nahrungsquellen

LEBENSMITTEL (PORTIONSGRÖSSE)	MANGAN (mg)
Haferflocken, roh (¼ Tasse)	1,92
Kürbiskerne (¼ Tasse)	1,47
Tofu, weich, gewürfelt (120 g)	1,34
Pekannüsse (19 Hälften)	1,28
Brauner Reis, gekocht (½ Tasse)	1,07
Weizenkeime, roh (1 Esslöffel)	0,95
Blattspinat, gekocht (½ Tasse)	0,84
Ananasstücke, roh (½ Tasse)	0,77
Mandeln (23 ganze)	0,65
Süßkartoffel, gekocht, zerdrückt (½ Tasse)	0,50

REZEPT

Grüne Bulgurschüssel 1 Portion

Dieses Gericht ist hundertprozentig pflanzlich und sehr sättigend. Weizenkeime und Tofu sind hervorragende Mangan- und Eiweißquellen.

1 Esslöffel extra natives Olivenöl

1 Knoblauchzehe, gehackt

¼ Tasse gehackte Zwiebel

85 g Tofu, gewürfelt

½ Tasse gehackte Mohrrüben

1 Tasse gehackter Wirsing

½ Tasse gekochter Bulgur

2 Esslöffel gehackte frische Petersilie

1 Esslöffel gehackte Mandeln

1 Prise Salz

PRO PORTION
Kalorien: 370, Fett: 19 g, Eiweiß: 15 g, Natrium: 372 mg, Ballaststoffe: 11 g, Kohlenhydrate: 36 g, Zucker: 7 g, Mangan: 3,3 mg

1 Das Öl in einer mittelgroßen Pfanne bei mittlerer Temperatur erhitzen und Knoblauch, Zwiebel, Tofu und Mohrrüben hineingeben. 3–4 Minuten dünsten lassen.

2 Den Wirsing hinzufügen und weitere 3–4 Minuten dünsten, bis er weich ist.

3 Das Gemüse über den Bulgur geben, mit Petersilie und Mandeln garnieren und salzen. Guten Appetit!

MCTs und LCTs

Mittelkettige Triglyzeride (MCTs) und langkettige Triglyzeride (LCTs) sind gesättigte Fette. Die Begriffe „gesättigt" und „ungesättigt" beziehen sich auf die chemische Struktur: Diese wirkt sich darauf aus, wie ein Fett in Ihrem Körper wirkt. Manche Fette haben vorwiegend positive, andere neutrale oder schädliche Wirkungen. Im Allgemeinen sind gesättigte Fette weniger gesund als ungesättigte. Man erkennt diese Fette sehr leicht daran, dass sie bei Zimmertemperatur fest sind, obwohl dies nicht für alle gesättigten Fette gilt, wie Sie weiter unten noch erfahren werden. Einige Beispiele für gesättigte Fette sind Butter, Schmalz und Kokosfett. Die meisten gesättigten Fette stammen aus tierischen Produkten. Es wird allgemein angenommen, dass gesättigte Fette das Herzinfarkt- und Schlaganfallrisiko erhöhen; doch einige neuere Studien ziehen dies in Zweifel.

Beschreibung

Fette sind die kalorienreichsten Lebensmittel, die es gibt. Sie liefern eine Menge Energie und haben noch viele andere Vorteile, allerdings auch einige potenzielle Nachteile. Abgesehen von ihrer hohen Energiedichte erfüllen die verschiedenen Arten von Fetten unterschiedliche Funktionen im Körper. Unter anderem tragen sie zur Bildung von Zellen und Geweben bei; so besteht Ihr Gehirn beispielsweise zu rund 60 Prozent aus Fett, und dieser Nährstoff ist auch ein Bestandteil sämtlicher Zellen. Außerdem nutzt Ihr Körper Fette für die Herstellung

von Hormonen und für den Transport sämtlicher fettlöslicher Vitamine (A, D, E und K). Daher haben Menschen, die sich sehr fettarm ernähren, unter Umständen auch niedrige Vitaminwerte. Fette verleihen aber auch Ihrem Essen seinen leckeren Geschmack und tragen dazu bei, dass Ihre Geschmacksknospen und Ihr Gehirn sich nach einer Mahlzeit gesättigt fühlen.

Aufgaben im Körper

- **Nehmen Vitamine auf und transportieren sie in die Gewebe, wo sie gebraucht werden:** Alle fettlöslichen Vitamine (A, D, E und K) können nur mithilfe von Fett resorbiert und dorthin transportiert werden, wo der Körper sie benötigt.
- **Bildung von Hormonen:** Fettzellen sind ein wichtiger Bestandteil des endokrinen Systems in unserem Körper, das Hormone produziert. Diese Hormone tragen zur Regulation von Blutzucker, Blutdruck, Muskelkontraktionen und vielen anderen wichtigen Körperfunktionen bei.
- **Körpereigene Abwehr:** Fette sind für Ihr Immunsystem von entscheidender Bedeutung: Sie können es entweder hochregulieren, damit es besser funktioniert (diese Funktion erfüllen viele ungesättigte Fette), oder herunterregulieren und schwächen (das passiert, wenn Ihre Ernährung zu viele gesättigte Fette enthält). Im Lauf der Zeit haben Wissenschaftler herausgefunden, dass diese verschiedenen

Auswirkungen von Fetten chronische Krankheiten wie Diabetes und Herz-Kreislauf-Erkrankungen herbeiführen oder eindämmen können.

Gesundheitswert

- Ordnungsgemäße Bildung und Funktion von Hormonen
- Optimierung des Spiegels fettlöslicher Vitamine im Körper
- Stärkung der körpereigenen Abwehr zur Bekämpfung von Infektionen und sonstigen Krankheiten
- Sättigung und angenehmes Aroma von Mahlzeiten
- Reduktion von Entzündungsprozessen (vor allem MCTs)
- Gesundheit und Funktion von Gehirn und Augen; Schutz vor degenerativen Erkrankungen

Nebenwirkungen, Warnhinweise und Vorsichtsmaßnahmen

Zu viel Fett kann genauso schädlich sein wie zu wenig. Fett ist ein wichtiger Nährstoff, der Sie gesund erhalten und Ihr Krankheitsrisiko senken kann, wenn Sie ihn im richtigen Verhältnis zu anderen Nährstoffen zu sich nehmen. Der Verzehr von zu viel Fett (vor allem gesättigten Fetten) kann jedoch negative gesundheitliche Auswirkungen wie beispielsweise Entzündungen, erhöhte Blutfettwerte, Herz-Kreislauf-Erkrankungen und Gewichtszunahme haben. Vor allem gesättigte Fette und Transfette wurden mit Herzkrankheiten und einem Anstieg des „schlechten" LDL-Cholesterins in Verbindung gebracht.

Mangelerscheinungen

Auf Fett zu verzichten, ist keine gute Idee. Manche Menschen versuchen, mit einer sehr fettarmen Diät abzunehmen; doch das kann kontraproduktiv sein und sogar zu Übergewicht führen, da Fett für die Sättigungsmechanismen und den Genuss beim Essen notwendig ist. Zu wenig Fettgewebe kann ebenfalls Probleme verursachen und Hormonproduktion, Immunsystem und die Gesundheit von Herz und Kreislauf beeinträchtigen. Menschen mit bestimmten Erkrankungen wie HIV/AIDS, Mukoviszidose oder Anorexia nervosa haben ein erhöhtes Risiko für einen Fettmangel. Auch Menschen mit Erkrankungen des Verdauungssystems und Resorptionsproblemen fällt es oft schwer, genügend Fett zu essen oder aus der Nahrung aufzunehmen. In solchen Sonderfällen kann die Einnahme von leicht resorbierbarem Fett wie beispielsweise MCT-Öl sinnvoll und gerechtfertigt sein.

Ein Mangel an Fett kann sich in folgenden Symptomen äußern:

- Niedrige Vitaminspiegel
- Entzündungen
- Erhöhtes Risiko für Herz-Kreislauf-Erkrankungen
- Störungen der Zellfunktion/vermehrte Zellschäden
- Störungen des endokrinen Systems/der Hormonproduktion
- Schwierigkeit, schwanger zu werden/Fruchtbarkeitsprobleme/Ausbleiben der Menstruation
- Trockene und kraftlose Haut, Haare und Nägel

Wie viel braucht man?

Bei der Fettaufnahme spielt auch die genetische Veranlagung eine Rolle. Nicht jeder Mensch reagiert auf Fette genau gleich: Manche Menschen brauchen ein bisschen mehr Fett, während andere etwas weniger benötigen. Das bedeutet, dass sich Ihr Fettbedarf ein wenig von dem anderer Menschen unterscheiden kann, obwohl es gute allgemeine Richtlinien gibt, die für fast alle Menschen gelten.

In der unten stehenden Tabelle sind die gesunden Mengen an Gesamtfett und gesättigten Fetten aufgeführt, die Sie in Abhängigkeit von Ihrer Kalorienzufuhr täglich aufnehmen sollten. Wenn Sie nicht sicher sind, wie hoch Ihre Kalorienzufuhr sein sollte, lassen Sie sich diese von einem Ernährungsberater ausrechnen!

Empfehlungen für die Aufnahme

Im Gegensatz zu früheren Ernährungsempfehlungen ist eine fettarme Ernährung nicht unbedingt gesund. Neuere Untersuchungen zeigen, dass die Sachlage nicht ganz so einfach ist, wie sie früher dargestellt wurde: Die Qualität der Fette und anderer Makronährstoffe, die wir aufnehmen (beispielsweise Kohlenhydrate und Eiweiß), ist genauso wichtig wie die Menge.

Man sollte gesättigte Fette nur in begrenzten Mengen aufnehmen; doch ebenso wichtig ist es, sie durch gesunde

IHRE KALORIENAUFNAHME	ADMR* GESAMTFETTAUFNAHME TÄGLICH	5–6% GESÄTTIGTE FETTE TÄGLICH
1000	22–39 g	5,5–6,6 g
1200	26,6–46,6 g	6,6–8 g
1400	31–54 g	7,8–9,3 g
1600	36–62 g	8,8–10,6 g
2000	44–78 g	11–13,3 g
2200	49–86 g	12,2–14,6 g
2500	56–97 g	13,8–16,6 g
2800	62–109 g	15,5–18,6 g

* Akzeptable Makronährstoffverteilung (Acceptable Macronutrient Distribution Range) für ihre tägliche Gesamtfettaufnahme (sollte 20–35% ihrer Kalorienaufnahme entsprechen). Diese Zahlen entsprechen den amerikanischen Ernährungsrichtlinien 2015–2020.

** Die American Heart Association empfiehlt, die Aufnahme gesättigter Fette auf 5–6 Prozent der täglichen Kalorienzufuhr zu beschränken. Die amerikanischen Ernährungsrichtlinien 2015–2020 empfehlen eine Aufnahme von unter 10 Prozent.

(ungesättigte) Fette und nicht etwa durch raffinierte Kohlenhydrate wie beispielsweise Weißbrot, Cracker, Chips, Kekse und andere verarbeitete Lebensmittel zu ersetzen. Außerdem zeigen wissenschaftliche Untersuchungen, dass nicht alle gesättigten Fette genau die gleiche Wirkung im Körper entfalten. Kokosfett ist zum Beispiel ein gesättigtes Fett, enthält aber mehr mittelkettige Triglyzeride (MCTs) als gesättigtes Fett aus tierischen Produkten. MCTs sind gesünder als andere gesättigte Fette und können möglicherweise sogar bei der Gewichtsabnahme helfen, ein Sättigungsgefühl vermitteln, Entzündungen eindämmen und vieles andere mehr. Alles in allem sollte man jedoch möglichst wenig gesättigte Fette aufnehmen.

Vegetarische Ernährung ist eine gute Möglichkeit, Ihrem Körper die gesündesten Fettarten zuzuführen, die es gibt, und gleichzeitig die Aufnahme schädlicher Fette so gering wie möglich zu halten. (Die einzige Ausnahme von dieser Regel ist Fisch, der gesunde Omega-3-Fettsäuren enthält.) Konsumieren Sie möglichst viele pflanzliche Fettlieferanten wie Olivenöl, Nüsse, Kerne und Avocados und schränken Sie die Aufnahme von Lebensmitteln mit hohem Gehalt an gesättigten Fetten, wie sie unter anderem in Fast Food, Fleisch (vor allem rotem Fleisch), Pizza, Käse, Butter und fettreichen Milchdesserts enthalten sind, ein.

Natürliche Nahrungsquellen

LEBENSMITTEL (PORTIONSGRÖSSE)	GESÄTTIGTE FETTE (g)
Rinderfett (Talg) (100 g)	50
Lamm, Hochrippe, gebraten (100 g)	15
Kokosfett (1 Esslöffel)	12
Rinderhack (70% mageres Fleisch/30% Fett) (100 g)	11
Spareribs vom Schwein, geschmort (100 g)	8
Geflügelfleisch mit Haut (100 g)	7
Butter (1 Esslöffel)	7
Schweineschmalz (1 Esslöffel)	5

LEBENSMITTEL (PORTIONSGRÖSSE)	GESAMTFETTGEHALT	MCT-GEHALT
Kokosfett (1 Esslöffel)	14 g	Über 60%
Palmkernöl (1 Esslöffel)	14 g	Über 50%
Butter (1 Esslöffel)	12 g	6,8%
Cheddarkäse (30 g)	9 g	7,3%
Vollfettjoghurt (250 g)	7,4 g	6,6%

REZEPT

Pfirsich-Kokosnuss-Smoothie 1 Portion

Dieser Smoothie enthält sowohl herzgesunde, einfach ungesättigte Fette als auch MCTs, die zusammen mit den anderen Makronährstoffen (Eiweiß und Kohlenhydraten) einen ebenso köstlichen wie gesunden Snack ergeben.

¼ mittelgroße Avocado, geschält, entkernt und in Scheiben geschnitten

½ Tasse Blaubeeren

½ Tasse gefrorene Pfirsichscheiben

½ Tasse Kokosmilch „light"

1 Esslöffel Kürbiskerne

Eiswürfel nach Bedarf

PRO PORTION

Kalorien: 220, Fett: 12 g, Eiweiß: 3 g, Natrium: 9 mg, Ballaststoffe: 6 g, Kohlenhydrate: 25 g, Zucker: 14 g

Alle Zutaten in einen Mixer geben und glatt pürieren; falls gewünscht, mit Eis servieren. Guten Appetit!

Molybdän

Noch nie etwas von Molybdän gehört? Viele Menschen haben keine Ahnung, was dieser essenzielle Mineralstoff bewirkt oder in welchen Lebensmitteln er enthalten ist. Molybdän ist ein Spurenelement, d. h. man braucht es nur in sehr geringen Mengen. Trotzdem spielt es für die Entgiftung eine wichtige Rolle: Es trägt zur Beseitigung von Gift- und Abfallstoffen aus Ihrem Körper bei. Wissenschaftler haben sogar die Hypothese aufgestellt, dass Molybdän in der Evolution eine Schlüsselrolle gespielt haben könnte, da es für einen wichtigen Schritt in der Stickstoffumwandlung erforderlich ist, die dazu beigetragen hat, dass einzellige Lebewesen sich vor Jahrmillionen zu unserer heutigen Tier- und Pflanzenvielfalt entwickeln konnten.

Beschreibung

Der Boden enthält weltweit unterschiedliche Mengen an Molybdän, die in Ihren Körper gelangen, wenn Sie Pflanzen essen, welche in molybdänhaltiger Erde wachsen. Aber auch bestimmte tierische Lebensmittel enthalten Molybdän. Das Spurenelement wirkt als Kofaktor in Ihrem Organismus und schaltet mindestens vier verschiedene essenzielle Enzyme (die man sich als eine Art Helfermoleküle vorstellen kann) ein, um Giftstoffe und toxische Stoffwechselabfallprodukte abzubauen und Antioxidanzien zu aktivieren.

Eine der wichtigsten Aufgaben von Molybdän ist der Sulfatabbau, der dazu beiträgt, die gefährliche Einlagerung von Sulfiten aus Lebensmitteln und Konservierungsmitteln im Körper zu verhindern. Diese Sulfitablagerungen können bei manchen Menschen zu allergischen Reaktionen wie Hautausschlag, Durchfall und Atembeschwerden führen.

Aufgaben im Körper

- **Entgiftung:** Molybdän wirkt als Kofaktor für vier verschiedene wichtige Enzyme, die dazu beitragen, Gift- und Abfallstoffe aus dem Körper zu beseitigen.
- **Verhindert die Ansammlung von Sulfiten im Körper:** Molybdän ist an der Umwandlung von Sulfit in Sulfat beteiligt, einem Mineralsalz, das ausgeschieden werden kann, sodass sich keine Sulfite im Blut ansammeln.
- **Wirkt am Aminosäurestoffwechsel mit:** Molybdän ist am Stoffwechsel der beiden schwefelhaltigen Aminosäuren Methionin und Cystein beteiligt, die als Bausteine für bestimmte Eiweiße dienen.
- **Zusammenarbeit mit Riboflavin:** Zusammen mit Vitamin B_2 baut Molybdän Eisen in den roten Blutfarbstoff Hämoglobin ein.

Gesundheitswert

- Hilft Ihrem Körper bei der Entsorgung von Gift- und Abfallstoffen
- Unterstützt die Leber beim Abbau von Alkohol und bestimmten Arzneimitteln (beispielsweise Krebsmedikamenten)

- Beugt einer Blutarmut (Anämie) vor, indem es die Eisenspeicherung optimiert und Riboflavin bei der Bildung roter Blutkörperchen mithilfe von Eisen unterstützt

Nebenwirkungen, Warnhinweise und Vorsichtsmaßnahmen

Die Aufnahme von zu viel Molybdän hat keine positiven gesundheitlichen Auswirkungen; in großen Mengen (beispielsweise durch Einnahme von Nahrungsergänzungsmitteln) kann es sogar schädlich sein. Eine Molybdänaufnahme in sehr hohen Dosen (10.000–15.000 Mikrogramm) wurde beispielsweise mit einer übermäßigen Ansammlung von Harnsäure im Körper in Verbindung gebracht, die gichtähnliche Symptome verursacht. Außerdem führt eine hohe Molybdänzufuhr möglicherweise zu schlechtem Knochenwachstum und verminderter Fruchtbarkeit. Wenn zu viel Molybdän im Körper vorhanden ist, scheint es mit Kupfer zu konkurrieren und dessen Resorption im Verdauungstrakt zu blockieren. In seltenen Fällen hat eine zu hohe Molybdänzufuhr sogar schon epileptische Anfälle und Hirnschäden verursacht. Normalerweise wird überschüssiges Molybdän mit dem Urin ausgeschieden.

Mangelerscheinungen

Ihr Körper speichert etwas Molybdän in Leber und Nieren, und Sie nehmen auch reichlich Molybdän über die Nahrung auf, sodass ein Mangel an diesem Spurenelement bei gesunden Menschen sehr selten vorkommt. Bei normaler Ernährung braucht man sich keine Sorgen über einen Molybdänmangel zu machen. Beobachtungen zufolge kann ein langfristiger Mangel an Molybdän zu vermehrtem Auftreten von Speiseröhrenkrebs führen. In extrem seltenen Fällen haben Säuglinge einen Molybdän-Kofaktor-Mangel: Das ist eine genetische Erkrankung, bei der der Körper nicht in der Lage ist, die vier Enzyme zu aktivieren, die auf Molybdän angewiesen sind; dies kann zu schweren Hirnschäden und epileptischen Anfällen führen.

Wie viel braucht man? (AI)

ALTER	MÄNNLICH	WEIBLICH
0–6 Monate	2 µg	2 µg
7–12 Monate	3 µg	3 µg
1–3 Jahre	17 µg	17 µg
4–8 Jahre	22 µg	22 µg
9–13 Jahre	34 µg	34 µg
14–18 Jahre	43 µg	43 µg
19+ Jahre	45 µg	45 µg
Schwangerschaft	–	50 µg
Stillzeit	–	50 µg

Obergrenzen (Aufnahme pro Tag)

ALTER	MÄNNLICH	WEIBLICH
0–6 Monate	–	–
7–12 Monate	–	–
1–3 Jahre	0,3 mg	0,3 mg
4–8 Jahre	0,6 mg	0,6 mg
9–13 Jahre	1,1 mg	1,1 mg
14–18 Jahre	1,7 mg	1,7 mg
19+ Jahre	2 mg	2 mg
Schwangerschaft	–	2 mg
Stillzeit	–	2 mg

Natürliche Nahrungsquellen

LEBENSMITTEL (PORTIONSGRÖSSE)	MOLYBDÄN (µg)
Mungbohnen (½ Tasse)	410
Linsen, getrocknet, roh (1 Tasse)	180
Getrocknete Erbsen (1 Tasse)	147
Kidneybohnen (1 Tasse)	133
Limabohnen, gekocht (1 Tasse)	104
Haferflocken, roh (¼ Tasse)	29
Erdnüsse (¼ Tasse)	11
Tomaten, gehackt (1 Tasse)	9
Walnüsse (¼ Tasse)	9
Grüne Erbsen, frisch (1 Tasse)	7

Ein Molybdänmangel kann sich in folgenden Symptomen äußern:

- Kopfschmerzen
- Epileptische Anfälle
- Störungen und Erkrankungen des Gehirns
- Sehstörungen

Empfehlungen für die Aufnahme

Schon der Verzehr von nur einer halben Tasse Bohnen oder Haferflocken ist mehr als genug, um Ihren Tagesbedarf an Molybdän zu decken. Die meisten Vollkornprodukte und Nüsse enthalten auch ziemlich viel von diesem Spurenelement. Die tatsächliche Menge an Molybdän in Lebensmitteln (einschließlich der in der vorherigen Tabelle aufgeführten) ist schwer einzuschätzen und hängt vom Molybdängehalt des jeweiligen Bodens ab.

REZEPT

Nahrhafter Mungbohnensalat 2 Portionen

Dieser sehr sättigende Salat ist eine hervorragende Möglichkeit, die Entgiftungsmechanismen Ihres Körpers durch Aufnahme von Molybdän und Ballaststoffen auf natürliche Weise zu stärken.

1 Tasse Mungbohnen, gekocht	¼ mittelgroße rote Zwiebel, geschält und in Scheiben geschnitten	Saft von ½ mittelgroßen Limette
½ Tasse Erbsen	¼ Tasse gehackte Walnüsse	1 Esslöffel gehacktes frisches Korianderkraut
½ Tasse gekochte Quinoa		½ Teelöffel rote Paprikaflocken
1 kleine Tomate, gewürfelt	1 Esslöffel extra natives Olivenöl	⅛ Teelöffel schwarzer Pfeffer

PRO PORTION
Kalorien: 322, Fett: 14 g, Eiweiß: 14 g, Natrium: 8 mg, Ballaststoffe: 12 g, Kohlenhydrate: 38 g, Zucker: 6 g

1 Mungbohnen, Erbsen, Quinoa, Tomate, Zwiebel und Walnüsse in einer großen Schüssel miteinander vermischen.
2 In einer kleinen Schüssel das Öl mit Limettensaft, Korianderkraut, Paprikaflocken und schwarzem Pfeffer verrühren und das Dressing über den Salat geben. Servieren.

Omega-3-Fettsäuren

Diesen Fettsäuren hat man schon alles Mögliche nachgesagt: Angeblich sollen sie Krebs heilen, Herz-Kreislauf-Erkrankungen vorbeugen, Depressionen und Angstzustände lindern, das Leben verlängern und vieles andere mehr. Aber was ist an diesen Behauptungen wirklich dran? Nicht alle sind durch wissenschaftliche Untersuchungen belegt: Manche Studien über Omega-3-Fettsäuren haben gemischte Resultate erbracht, während andere ein paar vielversprechende Gesundheitsvorteile aufzeigten. Es gibt auch interessante Beobachtungen über die Unterschiede im Gesundheitswert, je nachdem, ob man seinem Körper Omega-3-Fettsäuren aus vollwertiger Nahrung oder über Nahrungsergänzungsmittel zuführt. Leider wissen wir über diese Fettsäuren noch nicht allzu viel. Lassen Sie uns einen Blick auf die gesicherten Erkenntnisse werfen und uns überlegen, wie Sie diese wichtigen Nährstoffe am besten mit Ihrer Ernährung aufnehmen können!

Beschreibung

Es gibt drei Haupttypen von Omega-3-Fettsäuren: Alpha-Linolensäure (ALA), Docosahexaensäure (DHA) und Eicosapentaensäure (EPA). Zwar existiert auch noch eine vierte Omega-3-Fettsäure namens Eicosatetraensäure (ETA), diese kommt jedoch nur in einigen wenigen seltenen Nahrungsmitteln wie beispielsweise Rogenöl vor. Ihr Körper braucht Omega-3-Fettsäuren, um richtig zu funktionieren und Krankheiten vorzubeugen.

Omega-3-Fettsäuren gehören zu den ungesättigten, und zwar – genauer gesagt – zu den mehrfach ungesättigten Fettsäuren. Der Begriff „ungesättigt" bezieht sich auf die chemische Struktur, also die Frage, ob eine Fettsäure Doppelbindungen zwischen den Kohlenstoffatomen aufweist oder nicht. Mehrfach ungesättigte Fettsäuren haben also viele Doppelbindungen. Der Unterschied zwischen ihnen liegt in der Länge ihrer Kohlenstoffketten. Alpha-Linolensäure (ALA) hat eine kürzere Kohlenstoffkette, während DHA und EPA längere Ketten aufweisen. Die Länge dieser Ketten beeinflusst die Wirkung der Öle in Ihrem Körper. ALA ist in bestimmten pflanzlichen Nahrungsmitteln wie Walnüssen, Chiasamen und Leinsamen enthalten. DHA und EPA kommen vor allem in Fettfischen wie Hering, Forelle und Makrele vor. Es ist wichtig, bei Ihrer Ernährung auf einen Mix aus Nahrungsmitteln zu achten, die diese Fettsäuren enthalten, da der Körper sie nicht selbst herstellen kann.

Einige der wichtigsten Aufgaben von Omega-3-Fettsäuren im Körper stehen mit der Herz-Kreislauf-Gesundheit, der Hormonproduktion und der Gehirnentwicklung in Zusammenhang. Diese Fettsäuren werden zurzeit erforscht, weil man noch nicht genau weiß, wie viel wir davon brauchen und welche Rolle sie in unserem Körper spielen. Langzeitstudien zeigen immer wieder, dass Menschen mit höherem Fisch- und

Meeresfrüchtekonsum gesünder sind als diejenigen, die weniger Fisch und mehr Fleisch essen. Es sind zwar noch weitere Untersuchungen erforderlich, um herauszufinden, warum das so ist; doch man geht davon aus, dass Omega-3-Fettsäuren zu diesem positiven Effekt beitragen, obwohl die anderen in Fisch und Meeresfrüchten enthaltenen Nährstoffe (beispielsweise Vitamine und Mineralstoffe) wahrscheinlich ebenfalls eine Rolle spielen.

Aufgaben im Körper

- **Eindämmung von Entzündungsprozessen:** EPA ist an der Bildung von Botenmolekülen (sogenannten Eicosanoiden) beteiligt, die zur Verringerung von Entzündungen beitragen.
- **Antidepressive Wirkung:** Außerdem trägt EPA zur psychischen Gesundheit bei und hilft insbesondere gegen Depressionen. Einer Studie zufolge kann diese Omega-3-Fettsäure genauso wirksam sein wie ein Antidepressivum.
- **Senkung der Blutfettwerte:** Omega-3-Fettsäuren können zur Senkung eines Blutfetts namens Triglyzeride beitragen und werden von Ärzten sogar zu diesem Zweck verordnet. Es liegen jedoch keine einheitlichen Daten darüber vor, ob sie sich positiv auf die Gesundheit von Herz und Kreislauf auswirken: Vielen Studien zufolge haben Omega-3-Fettsäuren in Form von Nahrungsergänzungsmitteln keine große Wirkung, während andere Studien leichte gesundheitliche Vorteile in bestimmten Bevölkerungsgruppen zeigen (vor allem, wenn die Omega-3-Fettsäuren aus

Nahrungsquellen wie beispielsweise Fisch stammen).

- **Schutz und Stärkung der Haut:** Die Strukturteile Ihrer Hautzellen brauchen DHA, um prall und weich zu bleiben, und EPA, um gut mit Feuchtigkeit versorgt, glatt und aknefrei zu bleiben. Sowohl DHA als auch EPA tragen dazu bei, Faltenbildung vorzubeugen und Sonnenschäden zu verringern.
- **Erleichtern das Ein- und Durchschlafen:** Omega-3-Fettsäuren tragen zur Bildung chemischer Substanzen bei, die für eine erholsame Nachtruhe erforderlich sind.
- **Können eine Rolle bei der Krebsvorbeugung spielen:** Einige Studien haben einen Zusammenhang zwischen vermehrter Aufnahme von Omega-3-Fettsäuren und weniger Krebserkrankungen gezeigt; doch nicht alle wissenschaftlichen Untersuchungen stimmen in dieser Hinsicht überein. Eine vermehrte Zufuhr von fettem Fisch scheint aber das Risiko für bestimmte Krebsarten zu senken.
- **Bausteine für die Zellen von Gehirn, Nerven und Augen:** Fast die Hälfte der Fette in Ihrem Gehirn besteht aus DHA. Diese Omega-3-Fettsäure ist für die Zellen von Nerven und Augen besonders wichtig und kann zur Vorbeugung einer Augenerkrankung namens Makuladegeneration beitragen.
- **Spielen für die Gehirnentwicklung bei Babys eine wichtige Rolle:** Studien zufolge geht ein höherer DHA-Spiegel mit einem höheren IQ und niedrigeren Risiko für bestimmte Krankheiten einher.
- **Gehirngesundheit:** Einige Studien bringen den Verzehr von mehr Fisch

mit einem geringeren Risiko für Demenz und Alzheimer in Verbindung.

Obwohl hierzu noch weitere Studien erforderlich sind, scheinen Omega-3-Fettsäuren auch bei der Vorbeugung oder Linderung von Allergien, Aufmerksamkeitsdefizit-Hyperaktivitätsstörungen und vielen anderen Erkrankungen eine Rolle zu spielen.

Gesundheitswert

- Verbessern die Blutfettwerte; können zur Senkung des Risikos für Herz-Kreislauf-Erkrankungen beitragen
- Lindern Depressionen, Angstzustände und möglicherweise auch andere psychische Störungen
- Dämmen Entzündungsprozesse ein
- Sorgen für eine reine, gesunde, gut durchfeuchtete Haut
- Verhelfen zu erholsamerem Schlaf
- Können das Risiko für bestimmte Krebsarten senken
- Können Schmerzen und Schwellungen bei Arthritis lindern
- Tragen zur Erhaltung der Gesundheit von Augen und Gehirn bei
- Fördern eine gesunde Entwicklung bei Babys
- Können gegen Menstruationsschmerzen helfen

Nebenwirkungen, Warnhinweise und Vorsichtsmaßnahmen

Die meisten Menschen nehmen nicht genügend Omega-3-Fettsäuren auf. Wie für viele andere Nährstoffe gilt auch hier, dass Sie diese Fettsäuren in erster Linie aus vollwertigen Nahrungsquellen (vor allem durch Verzehr von Fisch aus nach-

haltiger Zucht) beziehen sollten. Wenn Sie keinen Fisch mögen, können Sie ein Nahrungsergänzungsmittel einnehmen, um Ihren Bedarf an Omega-3-Fettsäuren zu decken. Allerdings sollte Ihnen dabei bewusst sein, das solche Präparate möglicherweise nicht so wirksam sind wie Omega-3-Fettsäuren aus der Nahrung. Und übertreiben Sie es damit nicht! Nehmen Sie nicht mehr als die auf dem Etikett empfohlene Dosis ein. Die Einnahme zu vieler Omega-3-Fettsäuren in Form von Nahrungsergänzungspräparaten kann folgende unerwünschte Nebenwirkungen haben:

- Übelriechender Atem, komischer Geschmack im Mund
- Magenverstimmungen
- Übelkeit und Erbrechen
- Durchfall
- Übelriechender Schweiß
- Kopfschmerzen
- Sodbrennen

Mangelerscheinungen

Wer nicht zweimal pro Woche Fisch isst oder Omega-3-Fettsäuren-Präparate einnimmt, trägt ein erhöhtes Risiko für ein unausgewogenes Verhältnis zwischen Omega-3- und Omega-6-Fettsäuren. Viele Amerikaner nehmen zu viele Omega-6- und zu wenige Omega-3-Fettsäuren zu sich. Dieses Ungleichgewicht könnte zu vermehrten Entzündungen und anderen gesundheitlichen Problemen führen.

Auch Menschen, die Probleme mit der Aufnahme von Nährstoffen (vor allem mit der Fettresorption) haben, können ihrem Körper möglicherweise nicht genügend Omega-3-Fettsäuren und andere Fette zuführen.

Ein Mangel an Omega-3-Fettsäuren kann sich in folgenden Symptomen äußern:

- Trockene, schuppige oder sich abschälende Haut
- Hautflecken und glanzlose Haut
- Schuppen oder trockene, juckende Kopfhaut
- Trockenheit von Mund, Kehle oder Augen
- Gelenkschmerzen, -schwellungen und -entzündungen

Wie viel braucht man?

Alpha-Linolensäure (ALA) ist die einzige Omega-3-Fettsäure, für die in den USA offizielle empfohlene Tagesdosen (RDA) festgelegt wurden. Man weiß, dass auch DHA und EPA eine wichtige Rolle spielen; für diese beiden Fettsäuren gibt es jedoch noch keine empfohlene Tagesdosis, da hierzu erst noch weitere wissenschaftliche Untersuchungen durchgeführt werden müssen. Globale Organisationen wie die WHO empfehlen für die

Aufnahme von EPA und DHA eine Tagesdosis von jeweils 250–500 Milligramm (bei Erwachsenen). Die American Heart Association nennt zwar keine genauen Mengen, rät jedoch, mindestens zweimal pro Woche ungefähr 100 Gramm fetten Fisch zu essen, um seinem Körper genügend Omega-3-Fettsäuren zuzuführen. Schwangere und stillende Frauen brauchen zusätzliche 200 Milligramm DHA pro Tag.

Empfehlungen für die Aufnahme

Fisch ist eine der besten Omega-3-Fettsäurenquellen für Menschen, die weder Veganer noch Vegetarier sind. Er enthält hoch bioverfügbares mageres Eiweiß, Omega-3-Fettsäuren und viele Vitamine, Mineralstoffe und tierische Nährstoffe. Aufgrund dieser Synergie von Nährstoffen ist es besser, regelmäßig (mindestens zwei- bis dreimal pro Woche) Fisch zu essen, als Nahrungsergänzungsmittel einzunehmen.

Doch genau wie nicht alle Plantagen und Tierfarmen gleich sind, gibt es auch Unterschiede zwischen Fischfarmen. Fische

ALTER	MÄNNLICH	WEIBLICH
0–12 Monate*	0,5 g	0,5 g
1–3 Jahre	0,7 g	0,7 g
4–8 Jahre	0,9 g	0,9 g
9–13 Jahre	1,2 g	1,0 g
14–18 Jahre	1,6 g	1,1 g
19+ Jahre	1,6 g	1,1 g
Schwangerschaft	–	1,4 g
Stillzeit	–	1,3 g

* Gesamtdosis für sämtliche Omega-3-Fettsäuren. Die übrigen Werte beziehen sich nur auf ALA.

aus nachhaltigen, qualitativ hochwertigen Fischfarmen (Aquakultur) enthalten keine oder zumindest viel geringere Mengen an Quecksilber, Mikroplastik und anderen Giftstoffen als die meisten Meeresfische. Beim Fischkauf sollten Sie auf bestimmte Zertifizierungen achten: Die wichtigsten stammen vom Marine Stewardship Council (MSC), BAP (das Aquakultur/Zuchtfische zertifiziert) und Monterey Bay Aquarium Seafood Watch. Ein kurzer Blick auf die Webseiten dieser Organisationen liefert Ihnen eine sehr gute Orientierungshilfe für den Kauf von Fisch und Meeresfrüchten.

Natürliche Nahrungsquellen

LEBENSMITTEL (PORTIONSGRÖSSE)	ALA	DPA/EPA
Forelle von der Riverence-Fischfarm (100 g)	–	2,00 g
Lachs, Zucht- (85 g)	–	1,24 g/0,59 g
Lachs, Wild- (1 Portionsgröße)	–	1,22 g/0,35 g
Forelle von der McFarland Springs-Fischfarm (100 g)	–	0,87 g
Sardinen aus der Dose in Tomatensauce, abgegossen (100 g)	–	0,74 g/0,45 g
Makrele (85 g)	–	0,59 g/0,43 g
Garnelen, gekocht, Zucht- oder Wild- (85 g)	–	0,12 g/0,12 g
Leinsamen, gemahlen (1 Esslöffel)	6,703 g	–
Hanfsamen (30 g)	6 g	–
Chiasamen (30 g)	5,06 g	–
Walnüsse (30 g)	2,57 g	–
Sojaöl (1 Esslöffel)	0,923 g	–
Edamame-Bohnen, Tiefkühl- (½ Tasse)	0,28 g	–
Rosenkohl, gekocht (½ Tasse)	0,135 g	–
Hering, gekocht (60 g)	0,05–0,11 g	0,94 g/0,77 g
Tilapia, gekocht, Zucht- oder Wild- (85 g)	0,04 g	0,11 g

Stahlkopfforelle mit Curry-Gemüse 2 Portionen

Ich persönlich empfehle für dieses Rezept die sehr hochwertigen, nachhaltig gezüchteten Forellen von der Riverence-Fischfarm. Ansonsten sollten Sie nach Möglichkeit Fisch von Farmen kaufen, die von einer der oben genannten Organisationen zertifiziert worden sind.

1 Tasse halbierte Rosenkohlköpfe	2 Esslöffel extra natives Olivenöl (geteilt)	2 (180 g) Stahlkopfforellenfilets
1 Tasse gehackte Pastinaken	1/8 Teelöffel Salz (geteilt)	2 Teelöffel fein gehackter Knoblauch
1 mittelgroße Süßkartoffel, geschält und gehackt	1/8 Teelöffel schwarzer Pfeffer (geteilt)	3 Teelöffel Zitronensaft (plus zusätzlicher Saft zum Beträufeln)
	2 Teelöffel Currypulver	

PRO PORTION
Kalorien: 467, Fett: 24 g, Eiweiß: 39 g, Natrium: 297 mg, Ballaststoffe: 6 g, Kohlenhydrate: 22 g, Zucker: 4 g, Omega-3-Fettsäuren: 1,9 g

1 Den Backofen auf 180 °C vorheizen. Zwei Backbleche mit Alufolie auslegen.

2 Das Gemüse gleichmäßig auf einem Backblech verteilen und mit 1 Esslöffel Olivenöl beträufeln. Mit je 1 Prise Salz und Pfeffer und mit dem Currypulver vermischen. Backen Sie das Gemüse 30 Minuten, bis die Süßkartoffel weich ist.

3 Legen Sie den Fisch auf ein anderes Backblech und bestreuen bzw. beträufeln Sie ihn gleichmäßig mit Knoblauch und Zitronensaft. Mit dem restlichen Esslöffel Öl bestreichen, mit dem restlichen Salz und Pfeffer würzen und 12–15 Minuten backen.

4 Den Fisch mit Zitronensaft beträufeln und das Gemüse dazu reichen.

Omega-6-Fettsäuren

Diese Fettsäuren sind für Ihren Körper sehr wichtig. Es gibt verschiedene Arten von Omega-6-Fettsäuren; doch für unsere Ernährung spielt Linolsäure (LA) die wichtigste Rolle. Der Körper braucht sowohl Omega-3- als auch Omega-6-Fettsäuren, um richtig funktionieren und Krankheiten abwehren zu können, wobei man diese beiden Fettsäuren am besten im Verhältnis 1:1 aufnehmen sollte, um Entzündungsprozessen nach Möglichkeit vorzubeugen. Die meisten Menschen nehmen jedoch weniger Omega-3- als Omega-6-Fettsäuren zu sich, wobei das Verhältnis zwischen Omega-6 und Omega-3 bei 20:1 bis 30:1 liegt, also sehr unausgewogen ist! Die meisten Menschen sollten also ihre Zufuhr an Omega-3-Fettsäuren erhöhen und dafür weniger Omega-6-Fettsäuren aufnehmen. Das könnte dazu beitragen, Entzündungsprozesse im Körper einzudämmen, und möglicherweise auch vielen anderen gesundheitlichen Problemen vorbeugen.

Beschreibung

Ebenso wie Omega-3- gehören auch Omega-6-Fettsäuren zu den mehrfach ungesättigten Fettsäuren; sie unterscheiden sich nur in der Länge ihrer Kohlenstoffketten voneinander: Linolsäure hat eine kürzere, Arachidonsäure (AA) eine längere Kohlenstoffkette. Die Länge dieser Ketten beeinflusst die Wirkung der verschiedenen Fettsäuren in Ihrem Körper. Omega-6-Fettsäuren kommen in vielen verschiedenen Nahrungsmitteln vor, vor allem aber in Pflanzenölen, insbesondere in Mais-, Raps- und Baumwollkernöl.

Aufgaben im Körper

- **Energie:** Fette spielen für die Energieproduktion und -speicherung eine wichtige Rolle.
- **Tragen möglicherweise zur Verbesserung der Insulinsensitivität bei:** In einer in der medizinischen Fachzeitschrift *The Lancet* erschienenen großen Forschungsstudie hatten Menschen mit einem höheren Omega-6-Fettsäurenspiegel (vor allem in Form von Linolsäure) ein geringeres Diabetesrisiko. Es sind jedoch noch weitere wissenschaftliche Untersuchungen erforderlich, bevor man eine erhöhte Zufuhr an Omega-6-Fettsäuren empfehlen kann, da die meisten Daten nach wie vor darauf hindeuten, dass eine zu hohe Aufnahme dieser Fettsäuren Entzündungen verschlimmert.
- **Können zur Linderung von Entzündungen beitragen, wenn man statt Transfetten und gesättigten Fetten Omega-6-Fettsäuren in seine Ernährung aufnimmt:** Das entscheidende Wörtchen an dieser Stelle lautet allerdings „statt" und nicht „zusätzlich zu"! Einige Untersuchungen zeigen, dass der Ersatz dieser weniger gesunden Fette durch Omegas gegen Entzündungen helfen kann, wobei es aber nach wie vor wichtig ist, auf ein gesundes Verhältnis zwischen Ome-

ga-6- und Omega-3-Fettsäuren zu achten.

- **Sind wichtig für das Wachstum von Haut und Haaren:** Omega-6-Fettsäuren tragen zur Bildung und Gesunderhaltung von Haut- und Haarzellen bei.

Eine weitere Omega-6-Fettsäure, die konjugierte Linolsäure (CLA), hat in einigen Studien vielversprechende Wirkungen bei der Gewichtskontrolle und Krebsprävention gezeigt. CLA kommt hauptsächlich in Milchprodukten und Fleisch von Weidetieren vor.

Gesundheitswert

Omega-6-Fettsäuren sind wichtig für:

- Wachstum und Entwicklung
- Einen normalen Stoffwechsel
- Gesundheit von Haut und Haaren
- Ein normales Energieniveau

- Möglicherweise spielen sie auch beim Gewichtsmanagement und bei der Krebsprävention eine Rolle

Eine andere Omega-6-Fettsäure, die Gamma-Linolensäure (GLA), könnte gegen PMS-Beschwerden und gegen Entzündungen und Schmerzen bei Arthritis helfen. Diese Fettsäure ist in Nachtkerzenöl, Borretschöl und schwarzem Johannisbeerkernöl enthalten.

Nebenwirkungen, Warnhinweise und Vorsichtsmaßnahmen

Wenn Sie – wie die meisten Menschen – zu viele Omega-6-Fettsäuren, aber nicht genügend Omega-3-Fettsäuren zu sich nehmen, haben Sie ein erhöhtes Risiko für folgende Krankheiten:

- Herz-Kreislauf-Erkrankungen
- Krebs
- Entzündungsprozesse
- Autoimmunerkrankungen

Wie viel braucht man? (RDA)

ALTER	MÄNNLICH	WEIBLICH
0–6 Monate	4,4 g*	4,4 g*
7–12 Monate	4,6 g*	4,6 g*
1–3 Jahre	7 g	7 g
4–8 Jahre	10 g	10 g
9–13 Jahre	12 g	10 g
14–18 Jahre	16 g	11 g
19–50 Jahre	17 g	12 g
51+ Jahre	14 g	11 g
Schwangerschaft	–	13 g
Stillzeit	–	13 g

* Die Menge wurde anhand der Muttermilch geschätzt.

Mangelerscheinungen

Ein Mangel an Omega-6-Fettsäuren tritt bei Menschen auf, die sich sehr fettarm ernähren oder Probleme mit der Fettresorption haben. Normalerweise würde sich dies jedoch als Mangel an *sämtlichen* essentiellen Fettsäuren (und nicht nur an Omega-6-Fettsäuren) zeigen.

Zu den Mangelerscheinungen gehören:

• Müdigkeit
• Glanzlose oder trockene Haut und Haare
• Hautentzündung (Dermatitis)

Empfehlungen für die Aufnahme

Der beste Weg, Omega-6-Fettsäuren in der richtigen Menge zu sich zu nehmen, besteht in einer ausgewogenen Mischung aus pflanzlichen Nahrungsmitteln wie Nüssen, Kernen und Ölen, wobei man verarbeitete Produkte und Lebensmittel mit besonders hohem Omega-6-Gehalt jedoch nur in begrenzten Mengen essen sollte. Verwenden Sie statt Soja- oder Rapsöl lieber extra natives Olivenöl oder Avocadoöl! Die Einnahme von Nahrungsergänzungsmitteln mit Omega-6-Fettsäuren wird normalerweise nicht empfohlen; doch in manchen Fällen (zum Beispiel bei bestimmten Erkrankungen) kann eine versuchsweise Einnahme von CLA- oder GLA-Präparaten sinnvoll sein. Besprechen Sie dies mit Ihrem Arzt und Ihrem Ernährungsberater!

Natürliche Nahrungsquellen

LEBENSMITTEL (PORTIONSGRÖSSE)	OMEGA-6-FETTSÄUREN (g)
Maisöl (2 Esslöffel)	14
Sojaöl (2 Esslöffel)	13,8
Fester Tofu, gewürfelt (1 Tasse)	10,9
Walnüsse (2 Esslöffel)	10,6
Sonnenblumenkerne (2 Esslöffel)	9,7
Leinöl (1 Esslöffel)	8,5
Mandeln (2 Esslöffel)	3,4

Anti-Entzündungs-Salat mit Nüssen und Kernen
1 Portion

Dieser Salat steckt voller gesunder Fette aus Nüssen und Kernen. Sie können ihn „pur" oder mit geröstetem Brot genießen und die Nüsse und Kerne nach Belieben gegen andere Sorten austauschen.

1 Tasse gemischter grüner Salat	¼ Tasse zerbröselter Feta-Käse	1 Esslöffel fein gehackte Minze
½ Tasse gekochter Buchweizen	1 Esslöffel Pinienkerne	1 Esslöffel extra natives Olivenöl
	1 Esslöffel Kürbiskerne	
1 mittelgroße Tomate, fein gehackt	1 Teelöffel Hanfsamen	½ Esslöffel Balsamico-Essig

PRO PORTION
Kalorien: 421, Fett: 28 g, Eiweiß: 13 g, Natrium: 376 mg, Ballaststoffe: 6 g, Kohlenhydrate: 29 g, Zucker: 7 g

1 Alle Zutaten außer Essig und Öl in einer großen Schüssel miteinander vermischen.
2 Den Salat mit dem Essig und Öl anrichten und genießen!

Phosphor

Phosphor wurde um das Jahr 1669 zufällig von einem deutschen Alchemisten namens Hennig Brand entdeckt: Er versuchte, den geheimnisvollen „Stein der Weisen" zu finden, den die Menschen damals für eine magische Substanz hielten, mit der man Metalle in Gold verwandeln kann. In einem mühseligen Verfahren, bei dem er auch nicht vor dem Destillieren und Einkochen von Urin zurückschreckte, gelang es ihm, nahezu reinen Phosphor zu gewinnen, der im Dunkeln leuchtet. Er benannte ihn nach dem griechischen Wort *phosphoros* („Lichtbringer"). Phosphor ist ein Makromineralstoff (was bedeutet, dass wir größere Mengen davon in unserer Nahrung benötigen) und neben Kalzium ein Hauptbestandteil von Knochen und Zähnen. Bei Menschen ohne Nierenerkrankungen ist das Risiko für einen zu hohen Phosphorspiegel sehr gering.

Beschreibung

Trotz der wichtigen Rolle, die Phosphor in unserem Körper spielt, hört man normalerweise nicht sehr viel davon, weil zu niedrige oder zu hohe Werte selten vorkommen; und es ist auch sehr einfach, seinem Körper reichlich Phosphor über die Nahrung zuzuführen: Der Mineralstoff steckt fast überall drin, vor allem in eiweißreichen Lebensmitteln wie Fleisch, Milchprodukten und Eiern.

Ihre Zellen brauchen Phosphor für ein paar wichtige Funktionen, zum Beispiel für die Energieproduktion. Für die Energiegewinnung und -übertragung in den Zellen ist eine chemische Substanz namens Adenosintriphosphat (ATP) zuständig. Phosphat wird aus Phosphor gebildet, und ATP enthält drei Phosphatmoleküle (daher der Name „-triphosphat").

Aufgaben im Körper

- **Ist zusammen mit Kalzium am Aufbau von Knochen und Zähnen beteiligt:** 85 Prozent des Phosphors in Ihrem Körper wird in Knochen und Zähnen gespeichert.
- **Spielt eine wichtige Rolle bei der Energieproduktion in den Zellen:** Als Bestandteil von ATP trägt Phosphor dazu bei, die Energie zu erzeugen, die Sie den ganzen Tag über aktiv und Ihren Stoffwechsel in Gang hält.
- **Ist Teil Ihrer DNA und RNA:** Phosphor wird nicht nur für die Energieerzeugung benötigt, sondern ist auch ein wichtiger Baustein der Moleküle, in denen Ihr Erbgut verschlüsselt ist (DNA und RNA).
- **Ist ein Bestandteil der Zellmembranen:** Phospholipide (Fette, die eine Phosphatgruppe enthalten) tragen zur Bildung dieser wichtigen Strukturkomponenten Ihrer Zellen bei.

Gesundheitswert

- Trägt zusammen mit Kalzium und Vitamin D zum Aufbau von Knochen und Zähnen bei
- Ist an der Aktivierung vieler Signalmoleküle (beispielsweise von Hormonen und Enzymen) beteiligt

- Erhält die Zellen intakt und wirkt an der Bildung der Zellmembranen mit, die Krankheitserreger wie beispielsweise Bakterien und Viren abwehren.
- Fungiert als Puffer und trägt dazu bei, dass der Körper den richtigen pH-Wert aufrechterhalten kann
- Reguliert die Sauerstoffversorgung sämtlicher Gewebe

Nebenwirkungen, Warnhinweise und Vorsichtsmaßnahmen

Ihr Körper verfügt über einen ziemlich wirksamen Mechanismus zur Regulation seines Phosphorspiegels: Wenn Sie nicht sehr viel Phosphor zu sich nehmen, beginnen die Nieren zum Ausgleich mehr Phosphor aus Ihrer Nahrung aufzunehmen. Menschen mit fortgeschrittenen Nierenerkrankungen (beispielsweise Niereninsuffizienz Stadium 3 oder 4) und dialysepflichtige Patienten sollten mit ihrer Phosphoraufnahme vorsichtig sein und sie genau überwachen. Die Menge an Phosphor, die sie aufnehmen dürfen, ist individuell verschieden und hängt von ihren Laborwerten ab. Wenn Sie an einer solchen Erkrankung leiden, sollten Sie sich von einem Ernährungsberater einen speziell auf Ihre Bedürfnisse zugeschnittenen Ernährungsplan erstellen lassen.

Ein weiterer wichtiger Aspekt ist der mögliche Zusammenhang zwischen zu viel Phosphor aus dunklen Limonaden und Ihrer Knochengesundheit. Zu diesem Thema müssen zwar noch weitere Untersuchungen durchgeführt werden; doch eine große Studie von Forschern der Tufts University hat gezeigt, dass Frauen, die viel Limonade (mehr als drei Dosen pro Tag) tranken, eine geringere Knochendichte und ein höheres Risiko für Knochenbrüche hatten. Dunkle Limonaden (wie Cola oder Pepsi) haben einen viel höheren Phosphorgehalt als helle (wie Sprite oder 7 UP). Die genauen Gründe für die schädliche Wirkung phosphorhaltiger Limonaden sind zwar noch nicht bekannt; doch möglicherweise schadet es der Knochengesundheit, wenn das Verhältnis zwischen Kalzium und Phosphor im Körper aus dem Gleichgewicht gerät. Wenn Sie gerne Limonade mögen und es Ihnen schwerfällt, darauf zu verzichten, versuchen Sie, Ihren Konsum auf eine Dose pro Tag zu beschränken.

Mangelerscheinungen

Wie bereits erwähnt, ist ein zu niedriger Phosphorspiegel sehr selten, kann aber in bestimmten Fällen (beispielsweise bei Unterernährung) vorkommen. Ebenfalls gefährdet sind Alkoholiker, Menschen mit seltenen genetischen Erkrankungen, die den Phosphorhaushalt beeinträchtigen, und Diabetiker mit stark außer Kontrolle geratenen Blutzuckerwerten.

Ein Phosphormangel kann sich in folgenden Symptomen äußern:

- Schwäche, Müdigkeit und Abgeschlagenheit
- Knochenschmerzen
- Appetitlosigkeit
- Taubheitsgefühl und Kribbeln
- Erhöhte Infektionsanfälligkeit
- Atembeschwerden/Atemversagen

Wie viel braucht man?

ALTER	MÄNNLICH	WEIBLICH
0–6 Monate	100 mg	100 mg
7–12 Monate	275 mg	275 mg
1–3 Jahre	460 mg	460 mg
4–8 Jahre	500 mg	500 mg
9–13 Jahre	1250 mg	1250 mg
14–18 Jahre	1250 mg	1250 mg
19+ Jahre	700 mg	700 mg
Schwangerschaft und Stillzeit (bis zum 18. Lebensjahr)	–	1250 mg
Schwangerschaft und Stillzeit (ab dem 19. Lebensjahr)	–	700 mg

Tolerierbare Obergrenzen

ALTER	MÄNNLICH	WEIBLICH
0–6 Monate	Nicht bekannt	Nicht bekannt
7–12 Monate	Nicht bekannt	Nicht bekannt
1–3 Jahre	3000 mg	3000 mg
4–8 Jahre	3000 mg	3000 mg
9–13 Jahre	4000 mg	4000 mg
14–18 Jahre	4000 mg	4000 mg
19–70 Jahre	4000 mg	4000 mg
71+ Jahre	3000 mg	3000 mg
Schwangerschaft	–	3500 mg
Stillzeit	–	4000 mg

Empfehlungen für die Aufnahme

Fast alle Lebensmittel enthalten etwas Phosphor – manche mehr, manche weniger. Eiweißreiche Lebensmittel (zum Beispiel tierische Produkte wie Fleisch, Milchprodukte, Fisch und Eier) haben den höchsten Phosphorgehalt. Auch Vollkornprodukte und Hülsenfrüchte wie Bohnen und Linsen sind gute Phosphorquellen. Obst und Gemüse liefern dagegen wenig Phosphor. Ob Sie nun Vegetarier oder Veganer sind oder auch tierische Lebensmittel essen – solange Sie sich ausgewogen ernähren und genügend Eiweißquellen zu sich nehmen, können Sie ziemlich sicher sein, Ihren Phosphorbedarf zu decken. Wie die Tabelle zum Phosphorbedarf zeigt, ist dieser in der Jugend am höchsten und nimmt nach dem 19. Lebensjahr ab. Denn in den Jugendjahren bilden sich die Knochen; nach diesem Zeitraum braucht Ihr Körper viel weniger Phosphor.

Natürliche Nahrungsquellen

LEBENSMITTEL (PORTIONSGRÖSSE)	PHOSPHOR (mg)
Sardinen aus der Dose, abgegossen (85 g)	411
Kürbiskerne (¼ Tasse)	397
Hähnchenfleisch, gekocht, nur Fleisch (1 Tasse)	300
Putenfleisch, gekocht, nur Fleisch (1 Tasse)	300
Milch, Mager- (250 ml)	247
Lachs, Atlantischer, gekocht (85 g)	214
Linsen, gekocht (½ Tasse)	178
Mandeln (23)	136
Ei, hart gekocht (1 großes)	86
Brot, Vollkornweizen- (1 Scheibe)	68

Hähnchen-Tacos mit Salsa und Limettensaft 1 Portion

Da so viele Lebensmittel Phosphor enthalten, braucht man eigentlich kein besonderes Rezept dafür. Trotzdem möchte ich Ihnen hier ein Beispiel für eine einfache, nährstoffreiche Mahlzeit vorstellen, die auch dieses lebenswichtige Mineral enthält und eine gesunde Variante eines mexikanischen Klassikers ist.

1 Hähnchenbrust (120 g), in Streifen geschnitten	1 Esslöffel Limettensaft	1 Tasse gehackter Römersalat
60 ml Salsa	½ Teelöffel Chilipulver	
	2 Maistortillas	

PRO PORTION
Kalorien: 243, Fett: 4 g, Eiweiß: 29 g, Natrium: 146 mg, Ballaststoffe: 5 g, Kohlenhydrate: 24 g, Zucker: 1 g, Phosphor: 387 mg

1 Die Hähnchenstreifen zusammen mit Salsa, Limettensaft und Chilipulver in einen großen verschließbaren Plastikbeutel geben und mindestens 1 Stunde marinieren.

2 Die Tortillas bei mittlerer Temperatur in einer mittelgroßen Pfanne gerade so lange erhitzen, bis sie auf beiden Seiten leicht gebräunt sind. Beiseite stellen.

3 Hähnchen und Marinade in die Pfanne geben und ca. 8–10 Minuten braten lassen, bis das Hähnchenfleisch durchgegart ist.

4 Das Fleisch in den Tortillas servieren und mit dem Salat garnieren.

Polyphenole

Polyphenole sind eine Gruppe chemischer Substanzen, die in Pflanzen vorkommen. Es sind schon Tausende verschiedener Polyphenole entdeckt worden, und es gibt noch viele andere, die von der Wissenschaft bisher noch nicht beschrieben wurden. Dass der Verzehr von mehr Obst, Gemüse, Kräutern, Gewürzen und anderen pflanzlichen Lebensmitteln das Leben verlängern, die Gehirngesundheit fördern und das Risiko für chronische Krankheiten wie Herz-Kreislauf-Leiden, Diabetes und Krebs senken kann, wissen wir schon seit Langem. Aber warum leisten diese Lebensmittel so einen wichtigen Beitrag zur Krankheitsvorbeugung? Untersuchungen zeigen, dass gerade die Polyphenole pflanzlicher Lebensmittel für den Gesundheitswert eine sehr wichtige Rolle spielen.

Beschreibung

Haben Sie schon mal die leuchtenden Farben von Obst und Gemüse bewundert – das dunkle Violett einer Pflaume oder das kräftige Grün von Kohlblättern? Die chemischen Substanzen, denen wir dieses Feuerwerk an Farben verdanken, sind Polyphenole. Hinter dem köstlichen Geschmack einer süßen Weintraube und dem apart-bitteren Aroma von Rucola stecken ebenfalls Polyphenole. Und was ist mit dem leckeren Geruch oder dem zarten Duft von Erdbeeren? Auch ihn verdanken wir den Polyphenolen. Viele wissenschaftliche Studien und Analysen zeigen, dass eine Ernährung, die mög-lichst viel von diesen faszinierenden sekundären Pflanzenstoffen enthält, zur Vorbeugung von Krebs, Herz-Kreislauf-Erkrankungen, Demenz und vielen anderen Krankheiten beitragen kann. Es gibt vier verschiedene Arten von Polyphenolen:

- **Flavonoide:** Diese Polyphenole sind bisher am besten untersucht und umfassen über 5000 verschiedene Substanzen, von denen viele Lebensmitteln ihre Farbe verleihen und als Antioxidanzien wirken. Zu den bekanntesten Flavonoiden gehören Luteolin, Quercetin und Katechine.
- **Lignane:** Diese Untergruppe der Polyphenole ist weniger gut untersucht; sie trägt zur Ernährung gesunder Darmbakterien bei. Lignane kommen in Lebensmitteln wie Leinsamen, Vollkorngetreide und manchen Obst- und Gemüsearten vor.
- **Stilbene:** Im Gegensatz zu den Tausenden verschiedener Flavonoide gibt es nur zwei Stilbene, die gründlich untersucht worden sind: Resveratrol und Pterostilben. Diese sind in Lebensmitteln wie Wein und Erdnüssen enthalten. Die positiven gesundheitlichen Wirkungen des Rotweins verdanken wir beispielsweise dem in den Traubenschalen enthaltenen Resveratrol.
- **Phenolsäuren:** Diese sekundären Pflanzenstoffe sind für ihre starke entzündungshemmende und antioxidative Wirkung bekannt. In der höchs-

ten Konzentration kommen sie in den Schalen und Kernen von Früchten und in Blattgemüse vor. Zu den Lebensmitteln, die dank ihres Gehalts an Phenolsäuren für ihre antioxidative Wirkung bekannt sind, gehören Kaffee, Tee, Kirschen, Kiwis und manche Vollkornmehle wie beispielsweise Mais-, Weizen- und Hafermehl.

Auch auf die Darmgesundheit wirken sich Polyphenole positiv aus. Denn auch Darmbakterien brauchen etwas zu essen – und die gesunden Darmbakterien ernähren sich oft von Polyphenolen. Diese sekundären Pflanzenstoffe fördern aber nicht nur das Wachstum gesunder Bakterien in Ihrem Körper, sondern tragen auch zu ihrer Diversität bei: Menschen, die viele verschiedene Bakterienstämme und eine höhere Anzahl nützlicher Bakterien im Darm haben, sind normalerweise auch gesünder.

Aufgaben im Körper

- **Gewichtsmanagement:** Einigen Untersuchungen zufolge kann der Verzehr von Polyphenolen zu einem gesunden Gewicht und Taillenumfang beitragen.
- **Darmbakterien:** Polyphenole dienen den „guten Darmbakterien" als Nahrung und tragen so zur Gesunderhaltung Ihres Verdauungssystems bei.
- **Vorbeugung neurodegenerativer Erkrankungen:** Polyphenole können die Durchblutung des Gehirns verbessern, sodass es Abfallstoffe besser entsorgen und seine normale Funktion aufrechterhalten kann.
- **Blutzuckerregulation:** Bestimmte Polyphenole, die in Gewürzen wie Rosmarin, Ingwer, Oregano und schwarzem Pfeffer, aber auch in dunkler Schokolade, Tofu und Granatäpfeln enthalten sind, tragen dazu bei, dass Ihr Körper Zucker und Kohlenhydrate besser verarbeiten kann.
- **Blutdruckregulation:** Einige Studien haben untersucht, wie die Polyphenole in Kakao sich auf die Herz-Kreislauf-Gesundheit auswirken. In diesen Studien ließ sich der Blutdruck durch den Konsum von Kakao innerhalb von nur zwei Wochen deutlich senken.
- **Antioxidative Wirkung:** Eine der positivsten Wirkungen von Polyphenolen besteht in ihrer Fähigkeit, schädliche chemische Substanzen (sogenannte freie Radikale) zu neutralisieren.
- **Hautschutz:** Aufgrund ihrer Fähigkeit, freie Radikale zu bekämpfen, tragen Polyphenole zum Schutz Ihrer Haut vor dem Alterungsprozess bei.
- **Entzündungshemmende Wirkung:** Chronische Entzündungsprozesse können aufgrund der vermehrten Ausschüttung von Stresshormonen verheerende Schäden in Ihrem Organismus anrichten und Sie krank machen. Polyphenole dämmen Entzündungsreaktionen auf natürliche Weise ein.

Gesundheitswert

- **Niedrigeres Schlaganfallrisiko:** Polyphenole tragen zur Blutdrucksenkung bei und reduzieren dadurch auch das Risiko für Bluthochdruck und Schlaganfall.
- **Senkung des Risikos für Typ-2-Diabetes:** Sie helfen Ihrem Körper dabei, Zucker zu verarbeiten und richtig auf Insulin zu reagieren, und verringern

dadurch das Risiko für diese chronische Stoffwechselerkrankung.

- **Jugendlichere Haut:** Mit ihrer antioxidativen Wirkung tragen Polyphenole dazu bei, dass Ihre Haut jünger und gesünder aussieht.
- **Können vor Krankheiten wie Parkinson und Alzheimer schützen:** Die entzündungshemmende und antioxidative Wirkung von Flavonoiden kann zum Schutz vor neurodegenerativen Erkrankungen wie Alzheimer und Parkinson beitragen.
- **Herzgesundheit:** Polyphenole können das Risiko für Herz-Kreislauf-Erkrankungen senken, indem sie die Produktion des „schlechten" LDL-Cholesterins verringern und möglicherweise auch einen Beitrag zur Gesunderhaltung der Blutgefäße leisten.
- **Anti-Aging:** Dadurch, das sie Entzündungsprozesse eindämmen und schädliche freie Radikale bekämpfen, haben Polyphenole eine natürliche Anti-Aging-Wirkung.
- **Gesündere Verdauung:** Unsere Darmflora braucht viele verschiedene Arten von Nährstoffen, um zu gedeihen. Polyphenole können einen Beitrag zur Gesundheit Ihres Verdauungssystems leisten, indem sie gesunden Darmbakterien als Nahrung dienen.
- **Gewichtsabnahme:** Studien haben einen Zusammenhang zwischen der Hochregulation eines appetithemmenden körpereigenen Hormons (Leptin) und bestimmten Flavonoiden entdeckt. Eine vermehrte Flavonoidzufuhr könnte also dazu beitragen, Appetit und Heißhungerattacken einzudämmen, und somit die Gewichtskontrolle erleichtern.

- **Stärkung des Immunsystems:** Pflanzen enthalten unter anderem deshalb Polyphenole, weil diese zur Bekämpfung von Erkrankungen und Krankheitserregern wie Viren und Bakterien beitragen. Durch den Verzehr dieser Polyphenole wird auch *Ihr* Immunsystem gestärkt.

Nebenwirkungen, Warnhinweise und Vorsichtsmaßnahmen

Die Aufnahme von Polyphenolen über die Nahrung birgt nur geringe Risiken. Nahrungsergänzungsmittel, die Polyphenole in höheren Dosen enthalten, können allerdings Nebenwirkungen verursachen; und da die Polyphenole dort in höherer Konzentration vorliegen, können sie auch größere Mengen an Umweltschadstoffen enthalten. Manche hochdosierte Quercetin-Präparate können beispielsweise Übelkeit und Erbrechen verursachen. Außerdem könnten manche polyphenolhaltige Lebensmittel die Aufnahme bestimmter anderer Nährstoffe und Vitamine aus der Nahrung beeinträchtigen und in unerwünschte Wechselwirkung mit Medikamenten treten. Die Polyphenole in Grapefruitsaft können zum Beispiel die Wirkung bestimmter Medikamente wie Schmerzmittel und Kalziumantagonisten verstärken.

Mangelerscheinungen

Polyphenole werden zwar (noch) nicht als essentielle Nährstoffe betrachtet, doch ein Mangel an diesen sekundären Pflanzenstoffen geht eindeutig mit gesundheitlichen Risiken einher. Menschen, die nicht genügend pflanzliche Nahrungsmittel essen, sind wahrscheinlich nicht gut mit Polyphenolen versorgt.

Ein Mangel kann sich in folgenden Symptomen äußern:

- Beschleunigte Hautalterung und Sonnenschäden
- Gewichtszunahme
- Fatigue und Lustlosigkeit

Wie viel braucht man?

Derzeit gibt es keine festen Vorgaben für die tägliche Aufnahme von Polyphenolen; doch die Empfehlungen für den Verzehr von Obst und Gemüse und Hülsenfrüchten wie beispielsweise Erdnüssen sind eine sehr gute Orientierungshilfe. Laut aktuellen Empfehlungen sollte man fünf Portionen Obst und Gemüse pro Tag essen. Und versuchen Sie doch einmal, Ihre Mahlzeiten mit Kräutern und Gewürzen wie Rosmarin, Dill oder Basilikum anzureichern, statt sie immer nur mit Salz zu würzen! Dadurch senken Sie Ihren Natriumkonsum (der bei den meisten Menschen zu hoch ist), erhöhen Ihre Aufnahme an Polyphenolen (von denen die meisten Menschen zu wenig haben) und kommen gleichzeitig auch noch in den Genuss schmackhafterer, abwechslungsreicherer Mahlzeiten.

Empfehlungen für den Verzehr

Wenn Sie jeden Tag eine zusätzliche Tasse frisches oder aufgetautes Obst und Gemüse essen, können Sie Ihre Polyphenolaufnahme erhöhen; und wenn Sie dieses Obst und Gemüse so frisch wie möglich verzehren und erst kurz vor dem Essen zerkleinern, bleiben mehr Nährstoffe erhalten. Wissenschaftliche Untersuchungen zeigen, dass diese sekundären Pflanzstoffe in der Schale und direkt darunter normalerweise in besonders hoher Konzentration vorliegen, sodass es am besten ist, Obst und Gemüse mit Schale zu verzehren (sofern diese essbar ist).

Also kaufen Sie nach Möglichkeit stets Bioprodukte und essen Sie die Schale von Lebensmitteln wie Äpfeln, Birnen, Gurken und Süßkartoffeln mit. Kochen Sie mit Gewürzen, bestreuen Sie Ihre Frühstücksflocken mit etwas Kakaobruch, würzen Sie Ihr Müsli mit einer Prise Zimt und knabbern Sie öfter mal ein paar Nüsse oder Kerne! Das sind einfache und schmackhafte Methoden, Ihren Körper mit mehr Polyphenolen zu versorgen. Geröstete (ungesalzene) Erdnüsse haben zum Beispiel einen hohen Anteil an einem Polyphenol namens p-Cumarsäure, das eine starke antioxidative Wirkung hat.

Natürliche Nahrungsquellen

Polyphenole sind in vielen verschiedenen Lebensmitteln (zum Beispiel in fast allen pflanzlichen Produkten) enthalten. *Das European Journal of Clinical Nutrition* hat eine Liste der 100 besten Nahrungsquellen für Polyphenole (aufgrund ihres Polyphenolgehalts in Milligramm pro 100 Gramm) veröffentlicht. Folgende 20 Lebensmittel stehen auf dieser Liste ganz oben:

NAHRUNGSQUELLEN	
Gewürznelken	Getrockneter Salbei
Pfefferminze	Grüne Minze
Sternanis	Rosmarin
Roher Kakao	Thymian
Mexikanischer Oregano	Blaubeeren
Selleriesamen	Schwarze Johannisbeeren
Dunkle Schokolade	Kapern
Leinsamenmehl	Schwarze Oliven
Schwarze Holunderbeeren	Haselnüsse
Kastaniensamen	Pekannüsse

WEITERE NAHRUNGSQUELLEN – OBST, GEMÜSE, NÜSSE, KERNE	
Trockenpflaumen	Pflaumen
Kartoffeln	Grüne Oliven
Currypulver	Süßkirschen
Artischocken	Ingwer, getrocknet
Brokkoli	Schwarztee
Grüner Tee	Sojajoghurt
Erdbeeren	Blaue Weintrauben
Küchenzwiebeln	Schwarze Bohnen
Reiner Granatapfelsaft	Reiner Blutorangensaft
Aprikosen	Walnüsse

Polyphenol-Frühstücksschüssel mit Kirschen, Kakao und Erdnussbutter   1 Portion

Dieses leckere Superfood-Frühstück ist ein wunderbarer Start in den Tag, nach dem Sie sich garantiert fit und munter fühlen werden. Es enthält viele Polyphenole, fördert die Verdauung und sorgt für eine gesunde Haut.

½ mittelgroße gefrorene Banane, geschält	½ Tasse gefrorene sonstige Beeren	1 Esslöffel ungesalzene Erdnussbutter, geschmolzen
½ Tasse gefrorene Acai-Beeren	125 ml Kokoswasser	2 Esslöffel getrocknete Kirschen
	1 Teelöffel Zimt	
	1 Esslöffel Kakaobruch	

PRO PORTION
Kalorien: 364, Fett: 15 g, Eiweiß: 7 g, Natrium: 137 mg, Ballaststoffe: 15 g, Kohlenhydrate: 54 g, Zucker: 30 g

1 Banane, Beeren, Kokoswasser und Zimt in einem Mixer miteinander vermischen.

2 In eine kleine Schüssel geben und mit Kakaobruch, Erdnussbutter und Kirschen garnieren. Guten Appetit!

Kalium

Kalium ist in sämtlichen Zellen unseres Körpers enthalten. Es kann dazu beitragen, Ihren Blutdruck zu senken, Ihre Muskeln zu schützen, Ihre Knochen gesund zu erhalten und vieles andere mehr. Normalerweise ist es nicht schwierig, unserem Körper reichlich Kalium zuzuführen, weil dieser Mineralstoff in so vielen verschiedenen Nahrungsmitteln vorkommt; doch neueste Ernährungsumfragen zeigen, dass viele Menschen tatsächlich nicht genug davon aufnehmen. Die amerikanischen Ernährungsrichtlinien bezeichnen es als „besorgniserregend", dass so viele Amerikaner nicht ausreichend mit Kalium versorgt sind. Lesen Sie weiter, um herauszufinden, wie Sie mehr Kalium mit Ihrer Ernährung aufnehmen können!

Beschreibung

Langer Rede kurzer Sinn: Wahrscheinlich brauchen Sie mehr Kalium. Und da dieser Mineralstoff vor allem in Obst und Gemüse vorkommt, ist es am besten, den Tag gleich mit diesen Lebensmitteln zu beginnen und sie möglichst in jede Mahlzeit einzubauen, um Ihre Kaliumaufnahme zu erhöhen.

Kalium gehört zu den Mineralstoffen, die (ebenso wie Natrium und Chlorid) gleichzeitig auch Elektrolyte sind. Elektrolyte übertragen elektrische Nervensignale im Körper. Aufgrund dieser Funktion ist Kalium für das ordnungsgemäße funktionieren von Herz, Nieren und Muskeln unverzichtbar. Wissenschaftliche Untersuchungen haben gezeigt, dass es viele Zusammenhänge zwischen Kalium und Blutdruck gibt. Die genauen Hintergründe dieser Zusammenhänge kennt man zwar noch nicht, doch anscheinend kann eine vermehrte Kaliumaufnahme dazu beitragen, die negativen Auswirkungen von Natrium auf den Blutdruck auszugleichen, da dieser Mineralstoff den Blutdruck und das Risiko für Herz-Kreislauf-Erkrankungen und Schlaganfälle senkt.

Aufgaben im Körper

- **Gehört zu den wichtigsten Elektrolyten:** Kalium wirkt vor allem im Inneren Ihrer Zellen und erhält dort einen ausgewogenen Flüssigkeitshaushalt aufrecht, sodass Sie stets ausreichend mit Wasser versorgt sind und sich gesund fühlen.
- **Hält Herz und Muskeln intakt:** Als wichtigstes Elektrolyt in Ihren Zellen überträgt Kalium Signale, die für einen regelmäßigen Herzschlag und für Ihre Muskelbewegungen wichtig sind.
- **Schwemmt überschüssiges Natrium aus dem Körper heraus:** Wenn Sie zu viel Salz zu sich nehmen, gleicht Kalium dies aus, indem es einen Teil des Überschusses aus Ihrem Organismus herausleitet.
- **Übertragung von Nervenimpulsen:** Kalium leitet elektrische Impulse und sorgt für eine gut funktionierende Kommunikation zwischen Gehirn und Körper.

Gesundheitswert

- **Trägt zu einem gesunden Blutdruck bei:** Kalium reguliert den Flüssigkeitshaushalt und trägt zur Ausscheidung von überschüssigem Salz (Natrium) aus dem Körper bei.
- **Hilft gegen Wassereinlagerungen und einen aufgetriebenen Leib:** Durch Herausschwemmen von überschüssigem Salz und zu viel Flüssigkeit hilft Kalium gegen Wassereinlagerungen, Schwellungen und einen aufgetriebenen Leib.
- **Kann einer Osteoporose (Schwächung der Knochen) vorbeugen:** Kalium sorgt dafür, dass nicht zu viel Kalzium über den Urin ausgeschieden wird. Manche Studien zeigen, dass Frauen mit hoher Kaliumzufuhr stärkere Knochen haben.
- **Beugt Nierensteinen vor:** Durch die Senkung des Kalziumgehalts im Urin beugt Kalium der Entstehung schmerzhafter Nierensteine vor.
- **Kann zur Blutzuckersenkung beitragen:** Menschen mit geringer Kaliumzufuhr scheinen einen höheren Blutzuckerspiegel zu haben, was mit der Zeit zu Diabetes führen kann.
- **Kann Schlaganfällen und Herz-Kreislauf-Erkrankungen vorbeugen:** Einige Studien zeigen, dass Schlaganfälle und Herz-Kreislauf-Erkrankungen bei Menschen, die sich kaliumreich ernähren, besonders selten vorkommen.

Nebenwirkungen, Warnhinweise und Vorsichtsmaßnahmen

Es ist fast unmöglich, über die Nahrung zu viel von diesem Mineralstoff aufzunehmen. Kalium-Präparate können jedoch manchmal zu viel Kalium liefern und sind in der Regel unnötig. Wenn es keinen medizinischen Grund für die Einnahme solcher Präparate gibt, sollte man seinem Körper am besten das ganze Kalium, das er braucht, über die Nahrung zuführen.

Die Nieren haben unter anderem die Aufgabe, den Blutkaliumspiegel im Gleichgewicht zu halten; daher müssen Menschen mit Nierenerkrankungen mit der Kaliumaufnahme vorsichtig sein. Außerdem können bestimmte Herzmedikamente (beispielsweise ACE-Hemmer und Diuretika) mit Kalium in Wechselwirkung treten und den Kaliumspiegel erhöhen. Bei Herz- oder Nierenproblemen sollten Sie Ihren Arzt also unbedingt um individuelle Empfehlungen für Ihre Kaliumzufuhr bitten.

Mangelerscheinungen

Ein echter Kaliummangel ist selten; doch bei vielen Menschen ist die Kaliumaufnahme suboptimal, weil sie sich zu kaliumarm ernähren.

Auch Menschen, die unter bestimmten Erkrankungen leiden oder bestimmte Medikamente einnehmen, haben ein erhöhtes Risiko für einen zu niedrigen Kaliumspiegel, zum Beispiel:

Bei Menschen mit Magen-Darm-Erkrankungen, die die Nährstoffaufnahme beeinträchtigen oder aufgrund derer sie bestimmte Nahrungsmittel nicht vertragen (beispielsweise Patienten mit entzündlichen Darmerkrankungen), kann der Kaliumspiegel zu niedrig sein.

Menschen, die über längere Zeit Abführ-mittel oder bestimmte Arten von Diure-tika einnehmen, haben ebenfalls ein erhöhtes Risiko für einen zu niedrigen Kaliumspiegel.

Wer durch Durchfall, Erbrechen oder star-kes Schwitzen viel Flüssigkeit verliert, bei dem können Kalium- und andere Elektro-lyte verloren gehen. (Daher ist es wichtig, große Flüssigkeitsverluste nicht einfach nur durch Wasser, sondern durch eine Elektrolytlösung auszugleichen).

Niereninsuffizienz- und Dialysepatien-ten haben ein hohes Risiko für Kalium-schwankungen.

Kaliummangel kann sich in folgenden Symptomen äußern:

- Verstopfung
- Schwäche/Müdigkeit
- Erhöhter Blutdruck
- Vermehrtes Wasserlassen
- Hoher Blutzucker
- Erhöhtes Risiko für Nierensteine
- Unregelmäßiger Herzschlag

Wie viel braucht man?

Es gibt keine empfohlene Tagesdosis oder Obergrenze für Kalium. Aus der unten stehenden Tabelle können Sie die angemessene Zufuhr (AI) entnehmen.

ALTER	MÄNNLICH	WEIBLICH
0–6 Monate	400 mg	400 mg
7–12 Monate	860 mg	860 mg
1–3 Jahre	2000 mg	2000 mg
4–8 Jahre	2300 mg	2300 mg
9–13 Jahre	2500 mg	2300 mg
14–18 Jahre	3000 mg	2300 mg
19–50 Jahre	3400 mg	2600 mg
51+ Jahre	3400 mg	2600 mg
Schwangerschaft	–	2900 mg
Stillzeit	–	2800 mg

Empfehlungen für die Aufnahme

Da Obst und Gemüse den höchsten Anteil an diesem wichtigen Nährstoff haben, sollten Sie bereits morgens mit dem Verzehr dieser Lebensmittel beginnen. Die offizielle Empfehlung liegt bei fünf bis sieben Portionen Obst und Gemüse, obwohl man nach Möglichkeit zehn Portionen anstreben sollte. Das dürfte allerdings schwierig sein, wenn Sie erst am Nachmittag anfangen, Obst und Gemüse zu essen! Frisch zubereitete Smoothies sind eine leckere, einfache Methode, sich die nötigen Obst- und Gemüseportionen und viele wichtige Nährstoffe zu verschaffen.

Natürliche Nahrungsquellen

LEBENSMITTEL (PORTIONSGRÖSSE)	KALIUM (mg)
Aprikosen, getrocknet (½ Tasse)	1101
Linsen, gekocht (1 Tasse)	731
Trockenpflaumen (½ Tasse)	699
Yamswurzel, gebacken (100 g)	670
Rote-Bete-Grün, gekocht (½ Tasse)	654
Kürbis, Eichel-, Fleisch von, zerdrückt (1 Tasse)	644
Granatapfelsaft (250 ml)	533
Avocado (100 g oder 7 Esslöffel)	485
Edamame-Bohnen (100 g)	436
Banane, geschält (1 mittelgroße)	422
Pfirsiche, entkernt, in Scheiben geschnitten (¼ Tasse)	399
Blattspinat, roh (2 Tassen)	334
Spargel, gekocht, gehackt (½ Tasse)	202
Brauner Reis (1 Tasse)	154

Tropischer Morgensmoothie 1 Portion

Da Kalium so wichtig ist, stelle ich Ihnen hier gleich zwei Rezepte dazu vor: eins für das Mittagessen und eins für den Morgen. Dieser morgendliche Drink sorgt für einen ausgewogenen Elektrolytgehalt. Smoothies sind eine wunderbare Möglichkeit, Ihren Körper mit Nährstoffen und Flüssigkeit zu versorgen.

1 Tasse Babygrünkohl	¼ Tasse gefrorene Ananasstücke	2 Esslöffel Chiasamen
125 ml Kokoswasser		Eis nach Wunsch
½ mittelgroße gefrorene Banane, geschält	½ mittelgroße Orange, geschält und in Scheiben geschnitten	

PRO PORTION
Kalorien: 230, Fett: 6 g, Eiweiß: 6 g, Natrium: 135 mg, Ballaststoffe: 13 g, Kohlenhydrate: 41 g, Zucker: 21 g, Kalium: 833 mg

Alle Zutaten in einen Mixer geben und glatt pürieren. Guten Appetit!

Süß-pikanter Salat 1 Portion

Dieser Salat besticht durch seine harmonische Kombination aus süßem und pikantem Aroma. Er ist reich an Kalium und vielen anderen wichtigen Nährstoffen. Bereiten Sie gleich eine größere Menge davon zu und packen Sie etwas davon fürs Mittagessen ein!

2 Tassen Brunnenkresse	¼ mittelgroße Avocado, geschält, entkernt und in Scheiben geschnitten	1 Prise Salz
¼ Tasse gebackene Süßkartoffelwürfel		1 Prise schwarzer Pfeffer
½ Tasse gekochte Linsen	1 Esslöffel Granatapfelkerne	1 Esslöffel extra natives Olivenöl
¼ Tasse gehackte getrocknete Aprikosen	1 Esslöffel gehackte frische Minze	

PRO PORTION
Kalorien: 428, Fett: 18 g, Eiweiß: 13 g, Natrium: 341 mg, Ballaststoffe: 15 g, Kohlenhydrate: 57 g, Zucker: 24 g, Kalium: 1403 mg

1 Alle Zutaten außer dem Öl in eine mittelgroße Schüssel geben.
2 Mit Öl beträufeln und die Zutaten gründlich miteinander vermischen. Guten Appetit!

Präbiotika

Vielleicht wissen Sie, was Probiotika sind – aber haben Sie auch schon von deren ebenso wichtigem, aber weniger bekanntem Pendant, den Präbiotika, gehört? Die Vorsilbe „pro-" bedeutet „für" (also heißt „Probiotika" so viel wie „für das Leben"). Die Vorsilbe „prä-" bedeutet, dass etwas „vorher" kommen muss. Somit sind Präbiotika eine wichtige Voraussetzung für einen gesunden Darm und eine intakte Darmflora, denn sie fördern das Wachstum der Probiotika (der nützlichen Bakterien in Ihrem Verdauungstrakt): Präbiotika sind die Lebensmittel, von denen Probiotika sich ernähren und die hauptsächlich in Obst, Gemüse, Nüssen, Kernen und Vollkornprodukten (in Form von Ballaststoffen) vorkommen. Wer nicht genug von diesen nährstoffreichen Lebensmitteln isst, hat also auch einen Mangel an Präbiotika.

Beschreibung

Der alte Spruch „Man ist, was man isst" war noch nie so zutreffend wie heute. Denn inzwischen weiß man, dass unsere Ernährung direkten Einfluss darauf hat, was für Bakterien in unserem Verdauungstrakt wachsen und gedeihen. Diese Mikroorganismen werden auch als Mikrobiom bezeichnet. Dabei handelt es sich um Milliarden von Bakterien, aber auch Viren, Parasiten und Pilzen, die in jedem menschlichen Körper leben, und zwar hauptsächlich im Verdauungstrakt. Noch bis vor relativ kurzer Zeit wurde die Rolle dieses Mikrobioms für unsere Gesundheit nicht als so wichtig einge-

schätzt wie heute. Weltweit laufen viele Forschungsprojekte mit dem Ziel, die komplexen, faszinierenden Auswirkungen des Mikrobioms auf unsere Gesundheit besser zu verstehen.

Präbiotika sind für ein gesundes Mikrobiom unverzichtbar. In der Regel handelt es sich dabei um Kohlenhydrate, die der Körper nicht vollständig verdauen kann, sondern die stattdessen den Bakterien in Ihrem Darm als Nahrung dienen. Es gibt viele verschiedene Arten von Präbiotika; zu den am besten untersuchten gehören Inulin, Oligosaccharide und Polydextrose. Lassen Sie sich von diesen unaussprechlichen Namen nicht abschrecken! Sie brauchen sie sich nicht zu merken; es kommt nur darauf an, den Anteil an präbiotikahaltigen Lebensmitteln in Ihrer Ernährung zu erhöhen. Und das ist gar nicht so schwierig: Sie müssen dazu nur mehr komplexe Kohlenhydrate zu sich nehmen.

Präbiotika erfüllen einige sehr interessante Aufgaben im Körper: Zum Beispiel könnten sie eine wichtige Rolle bei der Vorbeugung von Allergien spielen. Außerdem können sie sich positiv auf Ihr Immunsystem auswirken, da durch die Fermentierung von Präbiotika im Darm kurzkettige Fettsäuren (SCFAs) entstehen. Diese SCFAs haben wiederum eine direkte entzündungshemmende Wirkung und können dazu beitragen, die Schutzschicht der Darmwände zu stärken.

Neuesten Untersuchungen zufolge entsteht durch eine Ernährung mit höherem Anteil an pflanzlichen Nahrungsmitteln (d. h. Präbiotika) eine viel größere Vielfalt an Bakterienstämmen in Ihrem Darm. Bei Menschen, die mehr Fleisch und zu wenig Gemüse essen, ist der Darm nicht mit so vielen verschiedenen Bakterienstämmen besiedelt. Milchprodukte scheinen die Bakterienvielfalt im Darm ebenfalls zu fördern. Sogar die geografische Lage scheint eine Rolle zu spielen: Einer Forschungsstudie zufolge weisen Menschen, die in Entwicklungsländern leben, eine größere Vielfalt an Mikroorganismen im Darm auf als Menschen in entwickelten Ländern.

Aufgaben im Körper

- **Fördern das Wachstum gesunder Bakterien im Körper:** Präbiotika sind wie eine Art Dünger für Ihr Mikrobiom. Wenn Sie einen Garten anlegen, müssen Sie den Boden düngen, in dem Ihre Pflanzen wachsen sollen – denn nur wenn sie genügend Nährstoffe bekommen, können sie richtig gedeihen.
- **Schützen Ihren Darm:** Präbiotika fördern das Wachstum bestimmter Bakterienstämme, die die Schutzschicht der Darmwände stärken.
- **Wirken entzündungshemmend:** Dadurch, dass Präbiotika die Entstehung von SCFA fördern und eine Schutzwirkung in der Darmschleimhaut entfalten, tragen sie zur Eindämmung von Entzündungsprozessen bei.
- **Können die Immunfunktion verbessern:** Wenn der Darm gesund und der Darmtrakt intakt ist, funktioniert auch Ihr Immunsystem besser.

- **Können die Kalzium- und Magnesiumaufnahme verbessern:** Durch die Stärkung der Darmwände vergrößert sich die Darmoberfläche, was eine bessere Resorption von Mineralstoffen ermöglicht.

Gesundheitswert

- Bessere Verdauung
- Können die Knochengesundheit verbessern
- Können Stressreaktionen abschwächen
- Tragen zu einem ausgewogeneren Hormonhaushalt bei
- Senken das Risiko für eine Gewichtszunahme ...
- ... und für Allergien

Nebenwirkungen, Warnhinweise und Vorsichtsmaßnahmen

Manche Arten von Präbiotika können Erkrankungen des Verdauungstrakts verschlimmern. Das gilt vor allem für Krankheiten wie Dünndarmfehlbesiedlung (DDFB), Reizdarmsyndrom (IBS) und Morbus Crohn. Menschen mit Verdauungsproblemen sollten sich bei ihrem Arzt und Ernährungsberater erkundigen, bevor sie ihre Präbiotikazufuhr steigern.

Es kann auch ein Säurereflux entstehen, wenn Sie anfangen, mehr Präbiotika in Ihren Speisezettel aufzunehmen. Wenn Sie zu Sodbrennen neigen, sollten Sie Ihre Präbiotikazufuhr langsam und allmählich erhöhen. Denn wenn Sie Ihre Präbiotikaaufnahme zu plötzlich steigern, kann dies aufgrund des hohen Ballaststoffgehalts eine zu große Belastung für Ihr Verdauungssystem sein; daher sollten Sie die Zufuhr langsam über ein paar Wochen hinweg aufstocken.

Mangelerscheinungen

Patienten mit Magen-Darm-Erkrankungen oder Resorptionsstörungen und Menschen, die keine großen Mengen an Ballaststoffen vertragen, leiden möglicherweise unter einem Präbiotika-Mangel. Dieser kann sich in folgenden Symptomen äußern:

- Durchfall
- Verstopfung
- Entzündungen
- Erhöhte Infektionsanfälligkeit
- Möglicherweise Gewichtszunahme

Wie viel braucht man?

Derzeit gibt es keine eindeutigen Tagesdosis-Empfehlungen für Präbiotika. Man muss erst noch weitere Untersuchungen durchführen, um herauszufinden, in welchen Mengen diese Nährstoffe für die menschliche Gesundheit notwendig, sicher und wirksam sind. Da die meisten präbiotischen Lebensmittel einen hohen Ballaststoffgehalt haben, können Sie sich an den Empfehlungen für die Ballaststoffaufnahme (ca. 25–40 Gramm pro Tag) orientieren, um sicherzugehen, dass Sie Ihrem Körper genügend Präbiotika zuführen.

Empfehlungen für die Aufnahme

Der beste Weg, Ihre Präbiotika-Aufnahme zu erhöhen, besteht darin, mehr frisches Obst und Gemüse zu essen und anstelle von verarbeiteten Getreideerzeugnissen (wie Weißbrot) Vollkornprodukte (beispielsweise Vollkornweizenbrot) zu kaufen.

Naturbelassene Lebensmittel mit hohem Gehalt an Präbiotika sind in der unten stehenden Liste aufgeführt. Wer seine Präbiotika-Aufnahme erhöht, sollte dies ganz allmählich tun und gleichzeitig unbedingt mehr Wasser trinken. Denn plötzlich viele Ballaststoffe zu essen, ohne dass Ihr Verdauungssystem daran gewöhnt ist, kann unangenehme Nebenwirkungen wie Blähungen, Völlegefühl und Verstopfung verursachen. Also nehmen Sie lieber nur alle paar Tage ein bis zwei neue präbiotische Nahrungsmittel in Ihren Speisezettel auf!

Natürliche Nahrungsquellen

- Zichorienwurzel
- Spargel
- Knoblauch
- Zwiebeln
- Bananen
- Topinambur
- Haferflocken
- Äpfel
- Kakao
- Sojabohnen
- Lauch
- Vollkornweizen
- Leinsamen
- Jicamawurzeln
- Meeresalgen
- Löwenzahnblätter

Präbiotischer Schoko-Pekan-Smoothie 1 Portion

Genießen Sie diesen Leckerbissen entweder als Smoothie oder als Smoothie-Schüssel, die Sie mit frischen Früchten, Nüssen und Kernen nach Wahl belegen können!

½ mittelgroße gefrorene Banane, geschält	180 ml Mandelmilch	1 Teelöffel Zichorienpulver
½ Tasse Blaubeeren (gefroren, damit sie eine dickflüssigere Konsistenz ergeben)	2 Esslöffel Pekannusshälften	1 Teelöffel Leinsamen
	2 Teelöffel Rohkakaopulver	Eiswürfel nach Bedarf

PRO PORTION
Kalorien: 262, Fett: 9 g, Eiweiß: 6 g, Natrium: 114 mg, Ballaststoffe: 12 g, Kohlenhydrate: 35 g, Zucker: 22 g

1 Alle Zutaten außer dem Eis im Mixer pürieren.
2 Nach Wunsch Eiswürfel hineingeben, bis der Smoothie die gewünschte Konsistenz hat.

Probiotika

Das Wort „Probiotika" wurde 1965 als eine Art Gegenbegriff zu Antibiotika erfunden, die Bakterien abtöten. Im Gegensatz dazu bedeuten Probiotika etwas, das „dem Leben dient" oder das Wachstum von nützlichen Bakterien und anderen Kleinstlebewesen (beispielsweise bestimmten Hefepilzen) fördert. Die meisten dieser gesunden Mikroorganismen leben in Ihrem Verdauungstrakt. Die Bedeutung des Darms für Ihr allgemeines Wohlbefinden kann gar nicht hoch genug eingeschätzt werden. So weiß man beispielsweise heute, dass 90 Prozent des Serotonins (des Neurotransmitters, der Ihnen Glücksgefühle vermittelt) im Darm gebildet werden. Wenn Ihr Verdauungssystem aus dem Gleichgewicht gerät, kann diese Dysbalance fast alles andere beeinträchtigen, einschließlich Ihrer Stimmung, Ihres Energieniveaus, der Gesundheit Ihrer Gelenke und Ihres Immunsystems. (Der größte Teil Ihrer Immunfunktion ist im Darmtrakt angesiedelt!) Da immer mehr Beweise für die wichtige Rolle auftauchen, die der Darm für unsere allgemeine Gesundheit spielt, wird auch immer klarer, dass es für unser körperliches und geistiges Wohlbefinden unerlässlich ist, dieses störanfällige Ökosystem aus Darmbakterien und anderen Mikroorganismen gesund zu erhalten.

Beschreibung

Lange bevor es das Wort „probiotisch" gab, wussten bereits viele Kulturen um den Nutzen probiotischer Lebensmittel. Fermentierung wird bereits seit Jahrtausenden als Methode zur Lebensmittelkonservierung genutzt: So gibt es zum Beispiel Kimchi in der koreanischen und Nattō und Miso in der japanischen Küche – die Liste ist endlos lang. Wenn man sich von stärker verarbeiteten Lebensmitteln ernährt, lässt man sich vieles entgehen – zum Beispiel auch diese Superfoods!

Aber man sollte nicht vergessen, dass Probiotika nicht von allein überleben und gedeihen können: Sie brauchen Nahrung. Diese Nahrungsquellen bezeichnet man als *Präbiotika* (siehe voriges Kapitel). Die beste Nahrung für Ihre Darmflora ist pflanzlichen Ursprungs und hat einen hohen Gehalt an Ballaststoffen, beispielsweise grünes Blattgemüse, Nüsse, Kerne, Kräuter und Vollkorngetreide.

Aufgaben im Körper

- **Verdauung:** Probiotika ernähren sich von Ballaststoffen und tragen dazu bei, diese aufzuspalten, damit sie Ihr Verdauungssystem besser passieren können.
- **Gesundheit des Immunsystems:** 70 Prozent Ihres Immunsystems sind im Darmtrakt angesiedelt. Wenn Ihr Darm mit gesunden Bakterien besiedelt ist, kann Ihr Körper schädliche Mikroorganismen besser abwehren!
- **Ausgewogener pH-Wert im Darm:** Manche Probiotika helfen bei der Bildung von Substanzen, die ungesun-

den pH-Werten entgegenwirken und das pH-Gleichgewicht wiederherstellen.

- **Resorption von Nährstoffen:** Probiotika verdauen bestimmte Makro- und Mikronährstoffe. Dadurch werden diese besser bioverfügbar, sodass der Körper sie leichter aufnehmen kann.
- **Unterdrückung von Entzündungen:** Durch die Bildung bestimmter Fettsäuren, die Entzündungsreaktionen eindämmen, tragen Probiotika zur Vorbeugung chronischer Entzündungen bei.
- **Produktion von Nährstoffen:** Manche Probiotika besitzen die erstaunliche Fähigkeit zur Biosynthese (Herstellung) von Vitaminen (beispielsweise Vitamin K und vieler B-Vitamine).
- **Herzgesundheit:** Durch den Abbau von Galle können bestimmte Bakterien dazu beitragen, die Ansammlung ungesunder Fette im Körper zu verringern.

Gesundheitswert

- Erleichtern die Aufspaltung und Verarbeitung von Nahrung, sodass der Körper die darin enthaltenen Nährstoffe besser aufnehmen kann
- Schützen den Körper vor dem Eindringen von Krankheitserregern
- Helfen gegen Verstopfung und Blähungen
- Wirken gegen Durchfall verschiedener Ursache und normalisieren den Stuhlgang
- Können Symptome einer Laktoseintoleranz lindern
- Tragen möglicherweise zur Krebsbekämpfung bei

- Können den Blutdruck ...
- ... und den Cholesterinspiegel senken,
- ... zur Blutzuckerregulation beitragen,
- ... Candida-Infektionen vorbeugen,
- ... gegen Stimmungsstörungen wie Depressionen und Angstzustände helfen ...
- ... und das Risiko für Fettleibigkeit senken

Nebenwirkungen, Warnhinweise und Vorsichtsmaßnahmen

Manchen Beschreibungen zufolge sind Probiotika Wundermittel, die sämtliche Krankheiten heilen können. Doch obwohl diese Nährstoffe zweifellos wichtig, ja sogar unverzichtbar für einen guten Gesundheitszustand sind, gibt es viele Wirkversprechen, die nicht unbedingt durch wissenschaftliche Untersuchungen belegt sind, von Herstellern, die aus dem wachsenden öffentlichen Interesse an Probiotika Kapital schlagen möchten. Seien Sie skeptisch gegenüber Behauptungen, die zu schön klingen, um wahr zu sein, vor allem wenn sie von Firmen kommen, die teure Nahrungsergänzungsmittel verkaufen wollen!

Wie bei anderen Nahrungsergänzungsmitteln gibt es auch bei Probiotika-Präparaten nur eine sehr unzureichende Überwachung und Reglementierung der Qualität, Reinheit und Echtheit. Wenn Sie nicht in der Lage sind, Ihren Bedarf an Probiotika über die Nahrung zu decken, suchen Sie nach zuverlässigen Informationsquellen und Tests durch unabhängige Prüforganisationen wie Consumer Reports oder ConsumerLab.com, um sich über verschiedene Marken und über die Richtigkeit von Werbebehauptungen zu informieren, bevor Sie viel Geld für Produkte ausgeben, die ihr Versprechen womöglich nicht halten.

Außerdem sollten Menschen, die krank oder älter sind oder unter einem geschwächten Immunsystem leiden, keine Probiotika einnehmen, ohne dies vorher mit ihrem Arzt zu besprechen, um keine gefährlichen Nebenwirkungen oder Infektionen zu riskieren.

Mangelerscheinungen

Wer keine Nahrungsmittel mit hohem Probiotikagehalt zu sich nimmt, hat ein erhöhtes Risiko für einen Mangel. Auch für Menschen, die unter Resorptionsstörungen leiden oder ballaststoffreiche Lebensmittel und andere probiotische Nahrungsmittel wie beispielsweise Milchprodukte nicht vertragen, ist es möglicherweise schwer, ihrem Körper genügend Probiotika zuzuführen und das Wachstum gesunder Bakterienstämme in ihrem Darm zu fördern.

Ein Probiotika-Mangel kann sich in folgenden Symptomen äußern:

- Stimmungsstörungen
- Candida-Infektionen
- Hohe Blutfettwerte
- Geschwächtes Immunsystem
- Müdigkeit, Abgeschlagenheit, Energielosigkeit
- Magen-Darm-Probleme wie Blähungen, Verstopfung und Durchfall
- Gewichtsschwankungen/Gewichtszunahme

Wie viel braucht man?

Es gibt zurzeit keine empfohlene Tagesdosis (Recommended Daily Allowance = RDA) für Probiotika, weil noch nicht genügend wissenschaftliche Untersuchungsergebnisse darüber vorliegen, wie viel man von diesen Nährstoffen für einen optimalen Gesundheitszustand braucht. Es gibt auch große individuelle Unterschiede hinsichtlich des Probiotikabedarfs, sodass es schwierig ist, allgemeine Empfehlungen abzugeben. Sie sollten Ihren persönlichen Bedarf mit einem Ernährungsberater besprechen und ihn fragen, wie Sie genügend probiotische Nahrungsmittel in Ihre Ernährung aufnehmen können.

Empfehlungen für die Aufnahme

Man sollte am besten jeden Tag probiotikahaltige Lebensmittel zu sich nehmen. Diese sollten sehr abwechslungsreich sein, um eine möglichst vielfältige Darmflora aufzubauen. Auch der Verzehr verschiedener pflanzlicher Lebensmittel, die den Probiotika in Ihrem Körper Nahrung bieten, damit sie gut gedeihen, ist wichtig. Wie die meisten Nährstoffe sollte man auch Probiotika am besten aus der Nahrung beziehen. Nahrungsergänzungsmittel können sehr teuer sein, und Qualität und Menge der darin enthaltenen Probiotika sind sehr unterschiedlich. Zahlreiche Studien haben gezeigt, dass viele probiotische Nahrungsergänzungsmittel unwirksam sind, weil die darin enthaltenen Mikroorganismen durch die starke Säure im Magen zerstört werden, bevor sie überhaupt in den Darm gelangen, oder nicht gut resorbiert werden können. Eine vor Kurzem durchgeführte Studie zeigte, dass die Resorptions- und Aufnahmeraten selbst bei Einnahme ein und desselben Probiotika-Präparats von Individuum zu Individuum verschieden sind. Eine wirksamere Methode zur Verbesserung der Darmgesundheit besteht darin, Ihre Präbiotika-Aufnahme zu optimieren und möglichst viele Lebensmittel zu essen, die Probiotika enthalten.

Natürliche Nahrungsquellen

Auf manchen Etiketten ist die Anzahl der in einem Lebensmittel enthaltenen KBE (koloniebildenden Einheiten) genannt. Hier ein paar Beispiele für gute Probiotikaquellen. Je mehr Sie davon zu sich nehmen, umso wirksamer sind sie!

Weitere Quellen für probiotische Lebensmittel sind:

- Apfelessig
- Buttermilch
- Hüttenkäse (mit Kulturen)
- Saure Gurken (bitte überprüfen Sie das Etikett, da nicht alle Marken Probiotika enthalten!)
- Knoblauch
- Kwass (fermentiertes russisches/ukrainisches Getränk aus Brot)
- Nattō
- Oliven
- Weichkäse wie Gouda (mit Kulturen hergestellt)
- Tempeh (fermentierte Sojabohnen)

LEBENSMITTEL	PROBIOTIKAGEHALT (KBE)*
Joghurt	240×10^6
Kefir	10^8
Sauerkraut	3×10^6
Kimchi	$10^7 - 10^9$
Miso	$10^{5,8} - 10^{7,4}$
Kombucha	$10^{6,6} - 10^{7,4}$
Sauerteigbrot	10^8

* Variiert je nach Marke und Produkt. Diese Zahlen sind nur Schätzwerte.

Probiotische Frühstücksschüssel 1 Portion

Hier ein leckeres Rezept, das symbiotisch ist, also sowohl Präbiotika (Nahrung für Probiotika) als auch probiotische Stämme liefert, um Ihre Darmgesundheit zu optimieren und etwas für eine ausgewogene Darmflora zu tun. Wenn Sie möchten, können Sie etwas von Ihrem Lieblingssüßungsmittel (beispielsweise Agavendicksaft oder Honig) hineingeben.

1 Becher (150 g) fettarmer griechischer Naturjoghurt	½ mittelgroße Birne, geschält, entkernt und in Scheiben geschnitten ½ Tasse Himbeeren	1 Esslöffel Leinsamen 2 Esslöffel zuckerarme Knuspermüslimischung

PRO PORTION

Kalorien: 295, Fett: 8 g, Eiweiß: 19 g, Natrium: 77 mg, Ballaststoffe: 11 g, Kohlenhydrate: 39 g, Zucker: 19 g

Joghurt in eine kleine Schüssel geben und die restlichen Zutaten darüber streuen.

Selen

Das Wort „Selen" hat seine Wurzeln in der griechischen Mythologie: Es wurde nach der Mondgöttin Selene benannt. Der schwedische Wissenschaftler Jöns Jacob Berzelius entdeckte Selen im Jahr 1817 bei der Analyse einer rötlichen Substanz, die die in einer Fabrik hergestellte Schwefelsäure verunreinigte. Er erkannte, dass es sich dabei um ein noch unentdecktes Mineral handelte; doch es dauerte noch viele Jahre, bis ihm klar wurde, was für eine wichtige Rolle Selen in unserem Körper und für andere Zwecke spielt. Heute erfüllt dieses Spurenelement zusätzlich zu seinen biologischen Funktionen auch noch viele andere Aufgaben: So wird es zum Beispiel in Solarzellen und Anti-Schuppen-Produkten verwendet. Im Körper ist Selen für eine gesunde Schilddrüsenfunktion wichtig, es unterstützt das Immunsystem und kann möglicherweise sogar Krebs- und Herz-Kreislauf-Erkrankungen vorbeugen. Dieses Spurenelement kommt zwar hauptsächlich in tierischen Produkten vor, doch es gibt auch ein veganes Superfood, das bereits in einer winzig kleinen Portion Ihren gesamten Tagesbedarf an Selen deckt: die Paranuss!

Beschreibung

Obwohl man Selen nur in sehr geringen Mengen benötigt, erfüllt es ungeheuer wichtige Aufgaben im Körper: Selen trägt in Synergie mit Vitamin E dazu bei, die Zellen vor oxidativen Schäden zu schützen, und wird für eine gesunde Schilddrüse und ein gut funktionierendes Immunsystem benötigt. Ihr Körper braucht Selen für viele Stoffwechselaktivitäten und Enzyme (auch solche, die für die Fortpflanzung wichtig sind). Über die verschiedenen Funktionen und Wirkungen von Selen muss noch viel geforscht werden; doch unter anderem untersuchen Wissenschaftler gerade seine Einsatzmöglichkeit zur Vorbeugung und Behandlung verschiedener Krankheiten wie beispielsweise Herz-Kreislauf-Leiden, Demenz, Krebs und Schilddrüsenerkrankungen.

Aufgaben im Körper

- **Schilddrüsenfunktion:** Der größte Teil des Selens im Körper wird in der Schilddrüse gespeichert, die Stoffwechsel und Körpertemperatur reguliert. Selen ist an der Bildung einiger Schilddrüsenhormone beteiligt, die für die Funktion dieses Organs eine wichtige Rolle spielen.
- **Antioxidative Wirkung:** Dieses Mineral ist ein starkes Antioxidans und trägt dazu bei, einen der Hauptsignalwege für Entzündungen zu blockieren.
- **DNA-Reparatur:** Selen wird für die Mechanismen benötigt, die Ihre Gene reparieren und vor Schäden schützen.
- **Stärkt die körpereigene Abwehr:** Selen ist auch wichtig für die Immunfunktion und senkt Ihre Anfälligkeit für chronische und akute Erkrankungen.

Gesundheitswert

- Trägt zur Vorbeugung einer Schilddrüsenunterfunktion (Hypothyreose) und anderer Schilddrüsenerkrankungen bei (vor allem bei Frauen)
- Kann Krebserkrankungen (insbesondere Magen-, Darm-, Lungen- und Brustkrebs) vorbeugen
- Kann das Risiko für Alzheimer und andere degenerative Erkrankungen reduzieren
- Senkt das Risiko für Herz-Kreislauf-Erkrankungen
- Trägt zur Stärkung des Immunsystems bei

Nebenwirkungen, Warnhinweise und Vorsichtsmaßnahmen

Der optimale Bereich für die Selenzufuhr ist ziemlich eng. Zu viel Selen kann toxisch und im Extremfall sogar tödlich sein. Es ist fast unmöglich, seinem Körper überschüssiges Selen nur aus Nahrungsquellen zuzuführen (es sei denn, man isst zu viele Paranüsse!); aber durch Einnahme von Nahrungsergänzungsmitteln mit Selen kann definitiv ein Überschuss entstehen. Daher sollten Sie auf die Einnahme von Selen-Präparaten verzichten, es sei denn, es gibt einen medizinischen Grund dafür.

Erste Anzeichen einer übermäßigen Selenzufuhr sind nach Knoblauch riechender Atem und ein metallischer Geschmack im Mund. Bei stärkerer Überdosierung können Haare und Nägel ausfallen und Schwindel, Übelkeit und Erbrechen auftreten. Zu viel Selen kann sich auch negativ auf den Blutzuckerspiegel auswirken und könnte Diabetes und eine schlechte Blutzuckereinstellung begünstigen. Diabetiker sollten Selen-Präparate meiden. Auch wenn Sie an anderen Krankheiten leiden oder Medikamente nehmen müssen, sollten Sie vor der Einnahme eines solchen Präparats mit Ihrem Arzt sprechen, weil es dadurch zu unerwünschten Wechselwirkungen kommen kann.

Mangelerscheinungen

Selenmangel kommt in den USA und Kanada nicht sehr häufig vor. In manchen Regionen (beispielsweise in Teilen Chinas und Russlands) kann es jedoch zu Mangelerscheinungen kommen, vor allem dort, wo der Selengehalt der Böden sehr niedrig ist und die Menschen sich hauptsächlich vegetarisch ernähren. Andere Krankheiten, die mit Selenmangel in Zusammenhang gebracht wurden, sind HIV und dialysepflichtige Niereninsuffizienz.

Ein Selenmangel kann sich in folgenden Symptomen äußern:

- „Gehirnnebel"
- Müdigkeit, Abgeschlagenheit und Schwäche
- Haarausfall
- Erhöhte Infektionsanfälligkeit
- Fruchtbarkeitsprobleme bei Männern und Frauen

Empfehlungen für die Aufnahme

Schon mit einer einzigen Paranuss können Sie sich vor Selenmangel schützen! Diese cremig-leckeren Nüsse sind ein echtes Superfood: Neben einigen gesunden Fetten und Ballaststoffen enthalten sie oft mehr von dem Spurenelement

Wie viel braucht man? (RDA)

ALTER	MÄNNLICH	WEIBLICH
0–6 Monate	15 µg (AI)	15 µg (AI)
7–12 Monate	20 µg (AI)	20 µg (AI)
1–3 Jahre	20 µg	20 µg
4–8 Jahre	30 µg	30 µg
9–13 Jahre	40 µg	40 µg
14–18 Jahre	55 µg	55 µg
19–50 Jahre	55 µg	55 µg
51+ Jahre	55 µg	55 µg
Schwangerschaft	–	60 µg
Stillzeit	–	70 µg

Obergrenze (Aufnahme pro Tag)

ALTER	MÄNNLICH	WEIBLICH
0–6 Monate	45 µg	45 µg
7–12 Monate	60 µg	60 µg
1–3 Jahre	90 µg	90 µg
4–8 Jahre	150 µg	150 µg
9–13 Jahre	280 µg	280 µg
14–18 Jahre	400 µg	400 µg
19+ Jahre	400 µg	400 µg
Schwangerschaft	–	400 µg
Stillzeit	–	400 µg

als jede andere Selenquelle. Der tatsächliche Gehalt variiert je nach dem Boden, auf dem die Nüsse angebaut werden; doch normalerweise haben sie einen hohen Selengehalt. Natürlich gibt es auch viele gute tierische Selenquellen: Die meisten Menschen beziehen den Großteil ihres Selens aus tierischer Nahrung. Dazu gehören zum Beispiel Innereien wie Leber, Fisch und Meeresfrüchte (etwa Garnelen), aber auch Hühnerfleisch.

Natürliche Nahrungsquellen

LEBENSMITTEL (PORTIONSGRÖSSE)	SELEN (µg)
Paranüsse (30 g)	544
Thunfisch, Gelbflossen-, bei Garstufe „trockene Hitze" gekocht (85 g)	92
Garnelen aus der Dose (85 g)	40
Rinderleber, in der Pfanne gebraten (85 g)	28
Hähnchen, helles Fleisch, gebraten (85 g)	22
Hüttenkäse, 1% Milchfett (1 Tasse)	20
Brauner Reis, gekocht (1 Tasse)	19
Ei, hart gekocht (1 großes)	15
Haferbrei, Instant oder normal, mit Wasser gekocht (1 Tasse)	13
Blattspinat, Tiefkühl-, gekocht (1 Tasse)	11

REZEPT

Nudeln mit Paranuss-Pesto   2 Portionen

Pesto ist ein italienischer Klassiker. Machen Sie Ihr Pesto zu einer hervorragenden Selenquelle, indem Sie es mit Paranüssen anreichern! Durch das einzigartige Aroma dieser Nüsse wird dieses Gericht besonders köstlich. Wenn Sie es mit Vollkornnudeln zubereiten, hat es einen noch höheren Ballaststoffgehalt.

1 Knoblauchzehe

4 Paranüsse

½ Tasse Blattspinat

½ Tasse frisches Basilikum

2 Esslöffel extra natives Olivenöl (bei Bedarf mehr)

Saft von ½ mittelgroßen Zitrone

1 Prise Salz

1 Prise schwarzer Pfeffer

1 ½ Tassen gekochte Vollkornnudeln

¼ Tasse geriebener Parmesankäse (zum Bestreuen)

PRO PORTION
Kalorien: 378, Fett: 24 g, Eiweiß: 12 g, Natrium: 812 mg, Ballaststoffe: 6 g, Kohlenhydrate: 31 g, Zucker: 1 g, Selen: 196 µg

1 Knoblauch, Paranüsse, Spinat, Basilikum, Öl, Zitronensaft, Salz und Pfeffer in einem Mixer oder einer Küchenmaschine glatt pürieren.

2 Falls Sie eine noch glattere Konsistenz wünschen, geben Sie mehr Öl dazu.

3 Das Püree über die Vollkornnudeln geben und mit Parmesankäse bestreuen.

Natrium

Was fällt Ihnen als Erstes ein, wenn Sie an große Gefahren für die öffentliche Gesundheit denken? Daran, sich im Auto nicht anzuschnallen? Ans Rauchen? An die Umweltverschmutzung? – Und wie steht es mit Salz? Kochsalz ist in vielen Lebensmitteln enthalten und stellt eine der größten Bedrohungen für unsere Gesundheit dar: Es kostet alljährlich mehr Menschen das Leben als Autounfälle. Einer im *New England Journal of Medicine* veröffentlichten Untersuchung zufolge sind weltweit 1,65 Millionen Todesfälle pro Jahr direkt auf den Verzehr von zu viel Salz zurückzuführen. Wie konnte es so weit kommen, und was kann man dagegen tun? Finden wir es heraus!

Beschreibung

Salz schmeckt sehr gut, und es ist sehr billig (deshalb setzen so viele Lebensmittelhersteller es ihren Produkten zu – mit Salz schmeckt fast alles besser!). In der Altsteinzeit, in der viele Menschen ihren Lebensunterhalt als Jäger und Sammler bestritten, war die Natriumaufnahme sehr gering (weil es keine verarbeiteten Lebensmittel gab!), und manchen Theorien zufolge hat sich unser Verlangen nach Salz vielleicht tatsächlich im Lauf der Evolution entwickelt, weil es ein wichtiger Nährstoff ist, den der Körper benötigt, um richtig funktionieren zu können; doch heute nehmen die meisten Menschen mehr Salz zu sich, als sie brauchen. Wenn Sie Ihren Salzkonsum einschränken möchten, ist es am einfachsten, weniger

verarbeitete (industriell hergestellte/verpackte) Lebensmittel zu essen und nicht so oft in Restaurants und Fast-Food-Ketten zu gehen. Und wenn Sie noch etwas tun möchten, um die negativen Auswirkungen von Salz auf Ihre Gesundheit einzuschränken, sollten Sie mehr Kalium, Kalzium und Magnesium zu sich nehmen. Diese Nährstoffe können den schädlichen Auswirkungen von Salz entgegenwirken und den Blutdruck senken. Die beste Möglichkeit, Ihren Körper mit mehr Kalium, Kalzium und Magnesium zu versorgen, besteht darin, mehr Obst, Gemüse und andere pflanzliche Lebensmittel wie Nüsse, Kerne und Hülsenfrüchte zu essen. Auch fettarme Milchprodukte und bestimmte Fischarten wie Sardinen sind gute Kalziumquellen.

Aufgaben im Körper

Natrium hat nicht unbedingt immer nur negative Auswirkungen; es erfüllt viele wichtige Funktionen im Körper, zum Beispiel:

- **Übertragung von Nervenimpulsen:** Als Elektrolyt trägt Natrium zur Weiterleitung von Nervensignalen im ganzen Körper bei.
- **Blutdruckregulation:** Zu viel Natrium erhöht den Blutdruck. Unser Körper braucht genau die richtige Menge von diesem Mineralstoff, um unseren Blutdruck stabil und auf einem gesunden Niveau zu halten.

- **Muskelentspannung:** Natrium unterstützt Ihre Muskeln (auch das Herz) bei der Entspannung.
- **Flüssigkeitshaushalt:** Natrium trägt dazu bei, die Flüssigkeitsmenge innerhalb und außerhalb der Zellen zu kontrollieren, und sorgt so für einen ausgewogenen Flüssigkeitshaushalt.

Gesundheitswert

- Ohne Natrium könnten Ihre Muskeln sich nicht richtig zusammenziehen und wieder entspannen
- Natrium sorgt dafür, dass Ihr Herz richtig schlägt
- Es leitet Elektrizität im Körper, damit Ihre Nerven richtig „feuern" können ...
- ... und hält den Wasserhaushalt im Gleichgewicht, damit Sie gut mit Flüssigkeit versorgt sind und sich gesund fühlen
- Außerdem hält Natrium (in den richtigen Mengen aufgenommen) den Blutdruck konstant.

Nebenwirkungen, Warnhinweise und Vorsichtsmaßnahmen

Nach Einschätzung der American Heart Association ist ungefähr jeder vierte Mensch „kochsalzempfindlich". Das bedeutet, dass Ihr Körper besonders empfindlich auf Natrium reagiert, wenn Sie eine genetische Veranlagung dafür haben. Folglich steigt Ihr Blutdruck beim Verzehr von zu viel Salz höher an als beim Durchschnittsmenschen, und dies verursacht auch schneller negative Auswirkungen als bei anderen Menschen. Nutrigenomische Tests, bei denen Genvarianten bestimmter Ernährungsmarker untersucht werden, können Ihnen verraten, ob Sie zu dieser Risikogruppe

gehören. Doch auch ohne solche Untersuchungen können Sie Ihren Kochsalzkonsum einschränken.

Zu hoher Kochsalzkonsum kann folgende negative Auswirkungen haben:

- Flüssigkeitsansammlungen im Körper, Schwellungen und aufgetriebener Leib
- Verlust an Kalzium, der die Knochen schwächt
- Bluthochdruck (Hypertonie)
- Herz-Kreislauf-Erkrankungen
- Schlaganfall
- Nierenschäden
- Erhöhtes Magenkrebsrisiko

Mangelerscheinungen

Einige seltene genetische Erkrankungen können zu einem zu niedrigen Natriumspiegel führen, zum Beispiel die Addison-Krankheit und das Bartter-Syndrom. Menschen, die stark schwitzen, können ebenfalls ein erhöhtes Risiko für einen Natriummangel haben und müssen dann möglicherweise ein Natrium-Präparat einnehmen. Auch Ausdauersportler sollten nach intensivem Training, bei dem sie viel Flüssigkeit verlieren, Elektrolyte ersetzen. Menschen, die durch Erbrechen oder Durchfall große Mengen an Flüssigkeit verlieren, benötigen vielleicht ebenfalls einen Elektrolytersatz.

Ein Natriummangel kann sich in folgenden Symptomen äußern:

- Schwäche
- Niedriger Blutdruck
- Übelkeit/Erbrechen/Durchfall

- Kopfschmerzen und Verwirrtheit
- Epileptische Anfälle
- Gewichtsabnahme
- Verlust der Muskelfunktion

Wie viel braucht man?

Die amerikanischen Ernährungsrichtlinien empfehlen eine Aufnahme von weniger als 2300 Milligramm Natrium pro Tag, was in etwa einem Teelöffel Salz entspricht. Auch die American Heart Association ist der Ansicht, dass die meisten Erwachsenen nicht mehr als 2300 Milligramm Natrium pro Tag (am besten unter 1500 Milligramm pro Tag) zu sich nehmen sollten. Ihr Körper braucht nur rund 500 Milligramm pro Tag, um richtig zu funktionieren.

Es gibt keine genauen Natriumobergrenzen für Säuglinge, Kinder und Jugendliche; es wurden jedoch Empfehlungen für die tägliche Zufuhr festgelegt, die für ein gesundes Wachstum angemessen ist:

oder sonstigen Nährstoff aufzunehmen. Natrium stellt in dieser Hinsicht eine Ausnahme dar: Hier erfahren Sie, wie Sie Ihren Salzkonsum einschränken können!

Essen Sie weniger stark verarbeitete Lebensmittel. Gewöhnen Sie sich an, statt verpackter Mahlzeiten oder Snacks 1 Tasse Gemüse pro Tag in Ihren Speisezettel aufzunehmen. Wenn Sie Appetit auf etwas zum Knabbern haben, sollten Sie statt Chips lieber Selleriestangen mit Hummus essen.

Lesen Sie beim Einkaufen die Etiketten der Lebensmittel und wählen Sie natriumarme Produkte (höchstens 140 Milligramm pro Portion) oder Lebensmittel ohne künstlich zugesetztes Salz.

Wenn Sie auswärts essen, lassen Sie sich das Dressing oder die Sauce separat servieren und kombinieren Sie stets eine gekochte mit einer rohen Speise.

ALTER	MÄNNLICH	WEIBLICH
0–6 Monate	110 mg	110 mg
7–12 Monate	370 mg	370 mg
1–3 Jahre	1000 mg	1000 mg
4–8 Jahre	1200 mg	1200 mg
9–70 Jahre	1500 mg	1500 mg
Schwangerschaft	–	1500 mg
Stillzeit	–	1500 mg

Wie kann man übermäßigem Salzkonsum vorbeugen?

In den meisten Kapiteln dieses Buches geht es darum, was Sie tun können, um *mehr* von einem bestimmten Vitamin

Genießen Sie also zum Beispiel ruhig Ihren Burger, aber lassen Sie die Würzsaucen, die dazu gereicht werden (beispielsweise Ketchup und Senf) weg oder verwenden Sie weniger davon. Verzichten Sie auf Pommes frites und bestellen Sie stattdessen Salat, Tomate und Avocado zu Ihrem Burger!

Versuchen Sie, sich an die DASH-Diät (Dietary Approaches to Stop Hypertension) zu halten. Wie sich gezeigt hat, kann diese Diät den Blutdruck auch ohne Medikamente senken. Dabei nimmt man möglichst wenig Salz und dafür mehr Kalium, Kalzium und Magnesium auf, die allesamt zur Senkung des Blutdrucks beitragen. Der Schwerpunkt liegt auf dem Verzehr von Gemüse, Obst, fettarmen Milchprodukten und bestimmten Vollkornprodukten, Nüssen, Kernen und magerem Eiweiß aus Fisch und Geflügel.

Fangen Sie an, sich mehr pflanzlich oder rein vegetarisch zu ernähren.

Nahrungsquellen

Hier die sieben wichtigsten Salzquellen in der amerikanischen* Ernährung:

- Verpacktes/gepökeltes Fleisch
- Brezeln und Laugenbrötchen
- Brot und Brötchen
- Pizza
- Salzige Snacks (Cracker, Pommes frites, Blätterteiggebäck)
- Käse/käsehaltige Produkte
- Sandwiches

LEBENSMITTEL (PORTIONSGRÖSSE)	NATRIUM (mg)
Schinken (85 g)	1117
Garnelen natur, Tiefkühl-, verpackt (85 g)	800
Pizza (1 große)	765–957*
Suppe aus der Dose (250 ml)	700
Trockenfleisch vom Rind (30 g)	620
Gebackene Bohnen mit Sauce (½ Tasse)	524
Schweinekrusten (30 g)	515
Gemüsesaft, verpackt (250 ml)	405
Tortilla, Mehl- (1 runde, 20 cm Durchmesser)	391
Schmelzkäse (1 Scheibe)	364
Instant-Puddingmischung (½ Tasse)	350
Gemüse (Erbsen, Spargel) aus der Dose (½ Tasse)	310–346
Salatdressing (2 Esslöffel)	304**
Essiggurken (30 g)	241

* durchschnittlicher Natriumgehalt von im Laden gekaufter Tiefkühlpizza
** durchschnittlicher Natriumgehalt bekannter Dressingmarken

Leckeres veganes Süßkartoffelfrühstück 1 Portion

Dieses einfache, köstliche Gericht kann dazu beitragen, Ihren Natriumspiegel zu senken, weil es einen hohen Kalium- und Magnesiumgehalt hat. Diese beiden Nährstoffe gleichen die negativen Auswirkungen von zu viel Natrium aus. Wenn Sie also ein natriumreiches Abendessen einnehmen, könnte das hier genau das richtige Frühstück für Sie sein!

1 kleine Süßkartoffel	1 Esslöffel ungesalzene Sonnenblumenkerne	½ kleine Banane, geschält, geschnitten
1 Teelöffel Zimt		
1 Esslöffel gehackte getrocknete Aprikosen	1 Esslöffel gehackte Haselnüsse	½ Esslöffel Leinsamen
	3 Esslöffel veganer Kokosnuss-Joghurt	½ Esslöffel Chiasamen

PRO PORTION
Kalorien: 326, Fett: 17 g, Eiweiß: 8 g, Natrium: 5 mg, Ballaststoffe: 13 g, Kohlenhydrate: 42 g, Zucker: 14 g

1 Den Backofen auf 200 °C vorheizen.

2 Währenddessen die Süßkartoffel auf beiden Seiten mit einer Gabel einstechen, dann in Folie wickeln, auf ein Backblech legen und 45–60 Minuten backen, bis sie weich ist.

3 Die Kartoffel aus dem Of n nehmen, abkühlen lassen und quer in Scheiben schneiden.

4 Die Scheiben in eine mittelgroße Schüssel legen und die restlichen Zutaten dazugeben. Sofort servieren.

Schwefel

Trotz des Geruchs nach faulen Eiern, den Schwefelwasserstoff verströmt, ist Schwefel an und für sich eigentlich nichts Schlechtes. Dieser Makromineralstoff ist in sämtlichen Geweben Ihres Körpers vorhanden (nach Kalzium und Phosphor ist er das dritthäufigste Mineral in Ihrem Organismus). Ursprünglich galt Schwefel nicht als essenzieller Nährstoff, weil man seinem Körper diesen Mineralstoff zum größten Teil aus bestimmten Aminosäuren (Eiweißbausteinen) aus der Nahrung zuführen kann. In neuerer Zeit haben einige Wissenschaftler jedoch die Hypothese aufgestellt, dass Schwefel eine wichtigere Rolle spielen könnte als bisher angenommen. Er findet in der Naturheilkunde für verschiedenste Zwecke Verwendung und hat viele heilende, kosmetische und antimikrobielle Wirkungen.

Beschreibung

Schwefel ist an bestimmten chemischen Reaktionen im Körper beteiligt, wirkt aber auch an der Bildung von Eiweißen mit, aus denen unsere Muskeln und Gewebe bestehen. Allein kann er nicht viel bewirken, doch in Verbindung mit anderen Substanzen wird er für verschiedene chemische Reaktionen benötigt. Außerdem ist Schwefel Bestandteil eines der wichtigsten Antioxidanzien in Ihrem Körper, das für die Entgiftung eine wichtige Rolle spielt (Glutathion), und ist auch Teil anderer Enzyme und Katalysatoren für chemische Reaktionen, die unter anderem Gelenke, Haut,

Haare und Nägel gesund, stark und funktionstüchtig erhalten. Für sich allein gilt Schwefel normalerweise nicht als essenzieller Nährstoff, weil er Bestandteil der essentiellen Aminosäure Methionin und der bedingt essentiellen Aminosäure Cystein ist (nähere Informationen dazu finden Sie in dem Kapitel „Aminosäuren, essentielle"). Wenn Sie also ein paar eiweißreiche Lebensmittel wie Rindfleisch, Huhn, Eier und Fisch essen, bekommt Ihr Körper wahrscheinlich genügend Schwefel. Und falls Sie kein Fleisch essen: Es gibt auch pflanzliche Schwefelquellen, zum Beispiel viele Kohlarten und Zwiebelgewächse (Zwiebeln, Knoblauch, Schalotten und Lauch).

Manche heiße Quellen enthalten Schwefelverbindungen (was den Geruch nach faulen Eiern erklärt, den sie manchmal verströmen). Schwefelwasserbäder können Muskelschmerzen, Hautkrankheiten und Juckreiz lindern – das liegt daran, dass Schwefel über die Haut aufgenommen wird und bestimmte Schmerzrezeptorsignale im Körper verlangsamen kann. Bei Erkrankungen wie Arthritis können Schwefelwasserbäder ebenfalls zur Schmerzlinderung beitragen.

Aufgaben im Körper

- **Teil des Entgiftungssystems:** Schwefel ist an der Bildung einiger Entgiftungsenzyme Ihrer Leber beteiligt, die schädliche chemische Substanzen im Körper neutralisieren.

- **Bildung von Eiweißen:** Schwefel ist Bestandteil vieler Eiweiße, beispielsweise von Keratin (einem Baustein von Nägeln und Haaren) und den Aminosäuren Methionin und Cystein (die Bausteine vieler anderer Gewebe im Körper sind).
- **Ist an der Bildung von Glutathion beteiligt:** Glutathion – eines der wichtigsten Antioxidanzien, das dazu beiträgt, Ihre Zellen gesund und Ihre Haut strahlend zu erhalten – kann ohne Schwefel nicht synthetisiert werden.

Gesundheitswert

- **Entgiftung und Entschlackung:** Als Bestandteil von Schlüsselenzymen („Helfern"), die zur Neutralisation und Ausscheidung schädlicher Substanzen beitragen, ist Schwefel an der Entgiftung Ihres Organismus beteiligt.
- **Kann Akne vorbeugen und das Hautbild verbessern:** Lokal angewendet, wirkt Schwefel gegen Bakterien, die Akne verursachen. Auf die Haut aufgetragener Schwefel kann außerdem gegen Altersflecken und andere Hautprobleme helfen.
- **Kann Gelenk- und Arthritisschmerzen entgegenwirken:** Eine Ernährung mit viel Schwefel aus pflanzlichen Lebensmitteln kann Gelenk- und Arthritisschmerzen lindern. Manchen Studien zufolge haben Schwefel-Präparate eine schmerzlindernde Wirkung.
- **Schützt vor Krebs:** Die organischen Schwefelverbindungen in Kohlgemüse sind einer der Hauptgründe dafür, dass Lebensmitteln wie Brokkoli, Rosenkohl und anderen Kohlarten eine krebsbekämpfende Wirkung zugeschrieben wird.
- **Schützt die Zellen und wirkt Entzündungen entgegen:** Als Bestandteil des hochwirksamen Antioxidans Glutathion dämmt Schwefel Zellschäden und Entzündungen ein.
- **Trägt zum Erhalt und zur Stärkung von Nägeln, Haut und Haaren bei:** Für die Bildung von Eiweißen, die zu den Bausteinen von Nägeln, Haut und Haaren gehören, braucht der Körper Schwefel.

Nebenwirkungen, Warnhinweise und Vorsichtsmaßnahmen

Die Aufnahme von Schwefel aus der Nahrung ist äußerst unbedenklich; auf diesem Weg ist eine Überdosierung nahezu unmöglich. Manche Menschen nehmen wahrscheinlich eher zu wenig gesunde Schwefelverbindungen aus Lebensmitteln wie beispielsweise Kohlgemüse auf. Die Einnahme von Schwefel-Präparaten, normalerweise in Form von Methylsulfonylmethan (MSM), gilt ebenfalls als ziemlich unbedenklich, obwohl die Einnahme hoher Dosen Probleme wie Durchfall oder Magen-Darm-Beschwerden verursachen kann.

Mangelerscheinungen

Da Schwefel für sich allein im Körper nichts bewirkt, muss man die chemischen Substanzen, in denen er enthalten ist, betrachten, um zu sehen, wo Schwefelmangel Probleme bereiten kann. Die meisten dieser Probleme betreffen Gelenke, Gewebe und bestimmte Entgiftungsenzyme.

Ein Schwefelmangel kann sich in folgenden Symptomen äußern:

- Gelenkschmerzen und -erkrankungen
- Verringerte Produktion von Eiweißen im Körper
- Zellschäden/Beeinträchtigung der Entgiftung

Wie viel braucht man?

Es gibt zwar keine offizielle empfohlene Tagesdosis (RDA) oder angemessene Aufnahme (AI) für Schwefel; doch manche Wissenschaftler empfehlen, eine Analyse des eigenen „Schwefelhaushalts" durchzuführen, um festzustellen, wie viel man von diesem Mineralstoff braucht und ob man genug davon bekommt. Sie weisen auch darauf hin, dass manche Teile der Bevölkerung (z. B. ältere Menschen) ihrem Körper wahrscheinlich nicht genügend Schwefel zuführen. Hierzu sind jedoch noch weitere wissenschaftliche Untersuchungen erforderlich.

Andere Experten halten die Empfehlungen für die Eiweißaufnahme für ausreichend, um den Schwefelbedarf zu decken, da Schwefel ein Bestandteil der essentiellen Aminosäure Methionin und der bedingt essentiellen Aminosäure Cystein ist.

Bisher wurde keine Obergrenze für die Aufnahme von Schwefel festgelegt.

Empfehlungen für die Aufnahme

Die beste Möglichkeit, Ihrem Körper genügend Schwefel zuzuführen, besteht in einer ausgewogenen Ernährung. Wenn Sie Fleisch und tierische Produkte essen, bekommen Sie mit ziemlicher Sicherheit genug davon. Wenn Sie Vegetarier oder Veganer sind, müssen Sie Ihre Mahlzeiten vielleicht etwas sorgfältiger planen und genügend Kohl- und Lauchgemüse in Ihren Speisezettel aufnehmen, um Ihre Schwefelaufnahme zu erhöhen. Die Auslaugung und Nährstoffarmut unserer Böden kann dazu führen, dass Pflanzen nicht mehr genügend Schwefel aus der Erde aufnehmen können. Sie sollten versuchen, an den meisten Tagen eine Portion Kohlgemüse aus biologischem Anbau zu essen, und beim Kochen viel Zwiebeln und Knoblauch verwenden.

Natürliche Nahrungsquellen

Lebensmittel mit hohem Schwefelgehalt fallen in zwei verschiedene Kategorien:

MSM (Methylsulfonylmethan) kommt vor allem in pflanzlichen Lebensmitteln wie Kohlgemüse (Kopfkohl, Brokkoli, Rosenkohl) und Zwiebelgewächsen (Knoblauch, Zwiebeln, Frühlingszwiebeln und Lauch) vor.

Lebensmittel mit hohem Gehalt an Vitamin B$_1$ (Thiamin) – zum Beispiel Schweinekotelett, Eier, Nüsse und Vollkorngetreide – enthalten normalerweise auch Schwefel.

LEBENSMITTEL (PORTIONSGRÖSSE)	SCHWEFEL (mg)
Hummer, gekocht (120 g)	510
Krebsfleisch, gekocht (150 g)	470
Erdnüsse, geröstet, gesalzen (30)	380
Getrocknete Pfirsiche (30 g)	240
Kabeljau, gebacken (100 g)	230
Cheddarkäse (30 g)	230
Ei, hart gekocht (1 großes)	180
Mandeln (10 ganze)	150
Kopfkohl, roh (60 g)	90
Kleie, Weizen- (8 g)	65
Zwiebel, geschält, gehackt (¼ Tasse)	50
Gerste, gekocht (100 g)	35

REZEPT

Frisches, sättigendes Detox-Gericht 1 Portion

Dieses Gericht unterstützt das natürliche Entgiftungssystem Ihres Körpers. Das frische Korianderkraut verleiht ihm ein apartes Aroma und wirkt zusätzlich entgiftend.

½ Tasse gefrorener Blumenkohlreis

1 Esslöffel extra natives Olivenöl (geteilt)

1 mittelgroße Frühlingszwiebel, gehackt

1 Teelöffel Kurkuma

½ Tasse gekochte Gerste

½ Tasse geraspelter Rot- oder Grünkohl

¼ Avocado, geschält, entkernt und gehackt

1 Esslöffel geriebener Parmesankäse

½ Esslöffel gehacktes Korianderkraut

1 Esslöffel geröstete Pistazien

1 Prise Meersalz

1 Prise schwarzer Pfeffer

PRO PORTION
Kalorien: 361, Fett: 23 g, Eiweiß: 9 g, Natrium: 220 mg, Ballaststoffe: 11 g, Kohlenhydrate: 34 g, Zucker: 3 g

1 In einer mittelgroßen Pfanne bei mittlerer Temperatur den Blumenkohlreis mit der Hälfte des Olivenöls, Zwiebel und Kurkuma 2–3 Minuten andünsten. In eine große Rührschüssel geben.

2 Gerste, Kohl, Avocado und das restliche Öl in die Schüssel geben und alle Zutaten gründlich miteinander vermischen.

3 Mit Parmesan, Korianderkraut und Pistazien bestreuen und nach Bedarf mit Salz und Pfeffer würzen. Guten Appetit!

Wasser

Das ist vielleicht der wichtigste Nährstoff, den es gibt. Wasser ist die am
häufigsten vorkommende Substanz auf
unserem Planeten – und zufällig auch
diejenige, die der Mensch am drin-
gendsten braucht. Man kann wochen-
lang ohne Nahrung auskommen; doch
ohne Trinkwasser könnten wir nur wenige Tage überleben. Ihr Körper besteht
zu 50 bis 75 Prozent aus Wasser. Dieser
lebenswichtige Nährstoff erfüllt viele
verschiedene Aufgaben und Funktionen,
die weit darüber hinausgehen, dass ein
Großteil Ihrer Zellen und Organe aus
Wasser besteht. Wasser ist an allen
wichtigen Vorgängen im Körper beteiligt – von der Aufnahme von Vitaminen
und Mineralstoffen bis hin zur Signalübertragung zwischen Nervenzellen und
der Ausscheidung von Abfallstoffen. Wie
viel Wasser man trinken sollte, darüber
gibt es widersprüchliche Informationen
– ebenso darüber, welche Art von Wasser am gesündesten ist: aus der Leitung
oder aus der Flasche? Mineralwasser
oder Wasser mit einem bestimmten pH-
Wert? Mal sehen, ob dieses Kapitel einen Beitrag zur Beantwortung der vielen
ungeklärten Fragen leisten kann!

Beschreibung

Der Mensch hat im Lauf der Evolution
einen äußerst komplexen Mechanismus entwickelt, um gut mit Flüssigkeit
versorgt zu bleiben. Jeder Teil unseres
Körpers – von den Geschmacksknospen bis hin zu den Nieren – sendet
detaillierte Kommunikationssignale
ans Gehirn, um unser Durstgefühl zu
regulieren und festzulegen, wie viel
Wasser ausgeschieden oder im Körper
gespeichert werden soll. Je nachdem,
wie viel Flüssigkeit Sie verlieren und
wie viel Sie trinken, werden in Ihrem
Organismus automatisch feine Korrek-
turen vorgenommen, wobei Ihre Nieren
entweder mehr Flüssigkeit herausfil-
tern (wenn Sie gut damit versorgt sind)
oder einen Teil der Flüssigkeit wieder-
aufnehmen, wenn Ihr Körper spürt,
dass Sie dehydriert sind. Wasser hat
viele ganz besondere Eigenschaften,
die es lebenswichtig machen. Es ist
nicht nur Bestandteil sämtlicher Zellen, sondern trägt auch zur Lösung und
zum Transport von Nährstoffen in Ihrem
Körper bei. Und nicht zuletzt ist Wasser
die ultimative Entgiftungssubstanz, die
mithilft, sämtliche Abfälle aus Ihrem
Organismus zu beseitigen.

Aufgaben im Körper

- **Hält das Gewebe in Mund, Augen
  und Nase feucht:** Wasser ist der
  Hauptbestandteil des Speichels, der
  Ihren Mund feucht hält. Es befeuchtet
  aber auch alle anderen Gewebe.
- **Sorgt für einen regelmäßigen Stuhlgang:** Für die Formung und Erwei-
  chung des Stuhls ist ein ausreichen-
  des Flüssigkeitsniveau im Körper
  erforderlich. Ohne genügend Wasser
  kann der Speisebrei nicht reibungslos durch den Darmtrakt transportiert
  werden; und das kann zu Verstopfung
  führen.
- **Löst Vitamine und Mineralstoffe,
  um sie für unsere Gewebe nutzbar**

zu machen: Wasser macht Nährstoffe aus dem Essen für unseren Körper besser zugänglich. Außerdem trägt es zum Aufquellen von Ballaststoffen im Darm bei, was wiederum die Verdauung fördert.

- **Transportiert Nährstoffe und Sauerstoff zu Ihren Zellen:** Nährstoffe aus der Nahrung werden über das Blut (das zu 92 Prozent aus Wasser besteht) durch den Körper transportiert. Diese Nährstoffe werden dann aufgespalten und in Wasser gelöst.
- **Spült Bakterien aus der Blase heraus:** Wasser ist auch notwendig, um Blasenentzündungen vorzubeugen und die normale Nierenfunktion aufrechtzuerhalten. Durch ausreichende Wasserzufuhr kann man außerdem der Entstehung von Nierensteinen vorbeugen.
- **Fördert die Verdauung:** Wasser hilft bei der Aufspaltung der Nahrung im Verdauungstrakt, damit die Nährstoffe vom Körper aufgenommen und verwertet werden können.
- **Normalisiert den Blutdruck:** Eine ausreichende Flüssigkeitszufuhr trägt dazu bei, den Blutdruck normal zu halten.
- **Stabilisiert den Herzschlag:** Alle Organe benötigen für ihre normale Funktion Wasser. Wenn Sie dehydriert sind, muss Ihr Herz mehr arbeiten, um die Blutversorgung aufrechtzuerhalten.
- **Polstert die Gelenke ab:** Die Gelenke sind von Wasser umgeben, das als Schutzbarriere wirkt.
- **Schützt Organe und Gewebe:** Wasser fungiert als Puffer, um Ihre Organe vor Schäden zu schützen.

- **Reguliert die Körpertemperatur:** Schweiß ist der Temperaturregulationsmechanismus unseres Körpers.

Gesundheitswert

- Steigert das Energieniveau
- Beugt Verstopfung vor
- Bewirkt eine natürliche Entgiftung
- Hält Haut und Gewebe feucht, gesund, prall und glatt
- Kann Kopfschmerzen vorbeugen oder lindern
- Trägt dazu bei, Bakterien und Viren in Schach zu halten
- Sorgt für einen gleichmäßigen Herzschlag und eine stabile Körpertemperatur
- Optimiert Ernährung und Verdauung
- Hilft beim Abnehmen bzw. bei der Aufrechterhaltung eines normalen Körpergewichts
- Verbessert die sportliche Leistung

Nebenwirkungen, Warnhinweise und Vorsichtsmaßnahmen

In vernünftigen Mengen getrunken, hat Wasser keinerlei Nebenwirkungen. Wenn man zu viel Wasser auf einmal trinkt, kann das allerdings zu einem unangenehmen Harndrang führen. In Extremfällen kann die Aufnahme einer zu großen Menge Wasser sogar einen sehr gefährlichen Zustand herbeiführen, der als Hyponatriämie (zu niedriger Natriumspiegel im Blut) bezeichnet wird und Ihren Elektrolythaushalt aus dem Gleichgewicht bringt. Dieser Zustand kommt jedoch sehr selten vor: Er kann nur dann eintreten, wenn man innerhalb kurzer Zeit große Mengen Wasser (8–23 Liter über einen Zeitraum von wenigen Stunden) trinkt. Menschen mit Herz- und Nierenerkrankungen oder Bluthochdruck müssen möglicherweise darauf achten, nicht zu viel Wasser zu trinken.

Mangelerscheinungen

Wenn wir älter werden, lässt unser natürliches Durstgefühl etwas nach, sodass wir vielleicht nicht mehr so schnell Durst verspüren; daher haben ältere Erwachsene ein erhöhtes Risiko für Flüssigkeitsmangel (Dehydrierung). Säuglinge und Kleinkinder reagieren besonders empfindlich auf Schwankungen im Flüssigkeitshaushalt. Auch bei Patienten mit bestimmten chronischen Erkrankungen wie beispielsweise Diabetes oder Menschen, die durch starkes Training viel Schweiß verlieren, ist das Risiko für einen Flüssigkeitsmangel erhöht. Dieser kann sich in folgenden Symptomen äußern:

- Durst und Mundtrockenheit
- Selteneres Wasserlassen und sehr dunkel gefärbter Urin
- Verstopfung
- Kopfschmerzen

- Muskelkrämpfe
- Reizbarkeit
- Schwindelgefühl
- Tief liegende Augen

Wie viel braucht man?

Es gibt keine genauen Vorgaben dafür, wie viel Wasser man trinken sollte. Dies hängt von vielen verschiedenen Faktoren ab: beispielsweise von Ihrer Umgebung; davon, wie viel Wasser Sie über Schweiß und andere Körperflüssigkeiten verlieren; aber auch vom Spiegel bestimmter Nährstoffe in Ihrem Körper, ja sogar von Ihrer Körpertemperatur. Laut Empfehlungen des Institute of Medicine der National Academies sollte man sich bei der Flüssigkeitsaufnahme von seinem Durstgefühl leiten lassen; grundsätzlich ist eine Aufnahme von insgesamt 2,7 (Frauen) bzw. 3,7 Liter Wasser pro Tag (Männer) anzustreben. Bei diesen Empfehlungen ist Flüssigkeit aus Lebensmitteln ebenso berücksichtigt wie aus Getränken. Die adäquate Gesamtflüssigkeitsaufnahme (Liter pro Tag) beträgt:

ALTER	MÄNNLICH	WEIBLICH
0–6 Monate	0,7 l/d	0,7 l/d
7–12 Monate	0,8 l/d	0,8 l/d
1–3 Jahre	1,3 l/d	1,3 l/d
4–8 Jahre	1,7 l/d	1,7 l/d
9–13 Jahre	2,4 l/d	2,1 l/d
14–18 Jahre	3,3 l/d	2,3 l/d
19–69 Jahre	3,7 l/d	2,7 l/d
70+ Jahre	3,7 l/d	2,7 l/d
Schwangerschaft	–	3,0 l/d
Stillzeit	–	3,8 l/d

d = Tag

Empfehlungen für den Wasserkonsum

Es gibt eine Menge Verwirrung und Irrtümer über die besten Arten und Bezugsquellen von Wasser. Hier die häufigsten:

- **Wasser aus der Flasche ist besser:** Falsch! In fast allen Trinkwasserversorgungssystemen der USA und der EU wird das Wasser behandelt und gefiltert. Sie können sich aber zusätzlich ein Filtersystem für Zuhause anschaffen, um das Wasser noch intensiver zu reinigen und seinen Geschmack zu verbessern. Außerdem sind Plastikflaschen sehr umweltschädlich, und neuere Studien zeigen, dass ein Teil des Kunststoffs in das Wasser übergeht.

- **Alkalisches Wasser ist gesünder:** Auch das ist ein Mythos, aber viele Unternehmen verdienen eine Menge Geld daran, „Wasser mit optimiertem pH-Wert" anzupreisen. Ihr Körper besitzt ein genau austariertes System, um seinen pH-Wert im Gleichgewicht zu halten, und es ist unwahrscheinlich, dass alkalisches Wasser dieses in irgendeiner Weise beeinflusst.

- **Wasser muss gefiltert werden:** Das ist keine Frage der Notwendigkeit, sondern der persönlichen Vorliebe. Wenn Sie den Geschmack von gefiltertem Wasser vorziehen, versuchen Sie es mit einem Umkehrosmosefilter oder Schwerkraftfilter aus Keramik. Sie können aber auch einen einfachen Gegenfilter verwenden.

Natürliche Nahrungsquellen

LEBENSMITTEL (PORTIONSGRÖSSE)	WASSER (IN % DES NAHRUNGSGEWICHTS)
Salat, grüner (1 Tasse)	95%
Sellerie, roh (1 mittelgroße Stange)	95%
Tomate, roh, gehackt (½ Tasse)	94%
Cantaloupe-Melone (1 Tasse)	90%
Brokkoli, roh, gehackt (½ Tasse)	89%
Orangensaft (125 ml)	89%
Grapefruit, weiß (½ mittelgroße)	88%
Kartoffel, weiß, in der Schale gebacken (1 mittelgroße)	75%
Pasta, gekocht (¾ Tasse)	72%
Rinderhack, Hotdog, Tenderloin-Steak (85 g)	50–59%
Pizza (1 Stück)	40–49%
Bagel (1 mittelgroßer) oder Brot (1 Scheibe)	30–39%
Butter, Margarine (1 Esslöffel)	10–19%

- **Nachfüllbare Wasserbehälter sind wegen der sich darin ansammelnden Bakterien unhygienisch und unappetitlich:** Falsch! Schaffen Sie sich eine wiederverwendbare Flasche aus Edelstahl oder Glas an und verwenden Sie diese nur für Wasser. Sie können sie alle paar Tage mit Seifenlauge ausspülen, dann gibt es keine Probleme mit bakterieller Verunreinigung.

REZEPT

Flüssigkeitsspendender Sommersalat 1 Portion

Dieser frische Salat steckt voller Lebensmittel mit hohem Wassergehalt. Er eignet sich hervorragend für sommerliche Partys und hilft Ihnen, etwas für Ihre Flüssigkeitsversorgung zu tun, indem Sie viel Wasser aus Lebensmitteln in Ihre Ernährung aufnehmen.

2 Tassen gehackter Römersalat	¼ Tasse zerbröselter Feta-Käse	1 Esslöffel Balsamico-Essig
1 Persische Gurke, gehackt	1 Esslöffel geröstete Mandelsplitter	1 Teelöffel getrockneter Oregano
2 Tassen Wassermelonenwürfel	2 Esslöffel extra natives Olivenöl	1 Prise Salz
		1 Prise schwarzer Pfeffer

PRO PORTION
Kalorien: 271, Fett: 19 g, Eiweiß: 6 g, Natrium: 326 mg, Ballaststoffe: 3 g, Kohlenhydrate: 22 g, Zucker: 15 g, Wasser: 344 g

1 Salat, Gurke, Wassermelone, Feta-Käse und Mandeln in einer mittelgroßen Schüssel miteinander vermischen.

2 In einer klein en Schüssel Öl, Essig, Oregano, Salz und Pfeffer zu einem Dressing verrühren. Das Dressing nach Belieben über den Salat träufeln, und den Salat genießen.

Zink

Wann haben Sie das letzte Mal darüber nachgedacht, was für ein Wunder Ihr Geruchs- und Geschmackssinn doch eigentlich ist? Der wohl am meisten unterschätzte Sinn (das Riechvermögen) gehört zu unseren stärksten, primitivsten Sinnen und steht eng mit unseren Erinnerungen und Emotionen in Verbindung. Ohne Zink gäbe es diese Sinneswahrnehmungen nicht. Das Spurenelement wird aber auch für eine Vielzahl anderer lebenswichtiger Funktionen und Prozesse im Körper benötigt, von der Wundheilung bis hin zur DNA-Replikation. Es ist wichtig, genügend Zink zu sich zu nehmen – aber viele Menschen tun das leider nicht. In diesem Kapitel erfahren Sie, wie man Zink am besten über die Nahrung aufnehmen kann und was für Vorteile das bringt.

Beschreibung

Weltweit ist Zinkmangel neben Mangel an Vitamin A, Eisen und Jod einer der häufigsten Mikronährstoffmängel. Die Weltgesundheitsorganisation (WHO) bezeichnet Zinkmangel als wichtiges globales Ernährungsproblem: Bei etwa einem Drittel aller Menschen weltweit dürfte die Zinkzufuhr nicht ausreichen.

Warum ist Zink so wichtig? Unter anderem wird dieses Spurenelement für ein gesundes Immunsystem und für die Wundheilung gebraucht. Es kann sich auch positiv auf die Darmgesundheit auswirken. Eine in Indien durchgeführte Studie hat gezeigt, dass Zink die Häufig-keit und Dauer von Durchfallerkrankungen bei Kindern verringern kann. Das ist sehr wichtig, weil Mangel an sauberem Wasser und schlechte hygienische Bedingungen Durchfall verursachen, der bei sehr kleinen Kindern schnell zu Unterernährung führen kann. Daher kann eine angemessene Zinkzufuhr dazu beitragen, eine der Hauptursachen für Unterernährung bei Kindern weltweit zu bekämpfen. Außerdem enthalten rund 250 verschiedene Eiweiße im Körper Zink; viele davon bilden Enzyme oder Helfermoleküle, die Ihr Genmaterial bilden und replizieren.

Aufgaben im Körper

- **Für unsere Geruchs- und Geschmacksrezeptoren unverzichtbar:** Eine der für unseren Geruchs- und Geschmackssinn notwendigen chemischen Substanzen ist für ihre Funktion auf Zink angewiesen.
- **Für über 100 Enzymsysteme im Körper wichtig:** Enzyme spielen eine Schlüsselrolle für die Zellfunktionen im gesamten Körper. Zu den wichtigsten Enzymsystemen gehören diejenigen, die mit der Regulation von Wasser- und Elektrolythaushalt, Blutdruck und Stoffwechsel zusammenhängen.
- **Regulation von Nukleoproteinen:** Zink ist wichtig für den Prozess, in dem unsere DNA zur Bildung von Eiweißen beiträgt, die für die Aufrechterhaltung unserer Körperfunktionen gebraucht werden.

- **Regulation von Entzündungszellen:** Zink ist an der Aktivierung von Entzündungssignalwegen in den Zellen beteiligt.
- **Wichtiger Faktor für Wachstum, Gewebereparatur und Wundheilung:** Dieser Mineralstoff ist Bestandteil fast aller Systeme, die nach einer Verletzung oder Verbrennung zur Heilung, Reparatur und Neubildung von Gewebe beitragen.
- **Regulation der Immunantwort:** Zink spielt eine wichtige Rolle für die Funktion von Immunzellen wie beispielsweise Phagozyten und T-Zellen, die für ein gesundes Immunsystem zur Bekämpfung von Infektionen unerlässlich sind.
- **Wichtig für die Männergesundheit:** Zink ist an der Produktion von Hormonen wie Testosteron beteiligt und kann dazu beitragen, die Spermienzahl zu erhöhen.
- **Kann die Ausbreitung von Infektionen hemmen:** Zink kann dazu beitragen, dass Krankheitserreger wie Escherichia coli und der Cholera-Erreger den Körper nicht infizieren.

Gesundheitswert

- Gut funktionierendes Immunsystem
- Schnellere Wundheilung
- Kann die Dauer von Erkältungen verkürzen
- Ist für unseren Geruchs- und Geschmackssinn erforderlich
- Reibungslose Replikation und Reparatur unserer DNA
- Richtiges Wachstum im Kindesalter
- Kann die Fruchtbarkeit fördern

Nebenwirkungen, Warnhinweise und Vorsichtsmaßnahmen

Die Aufnahme von Zink aus der Nahrung verursacht keinerlei unerwünschte Reaktionen oder Symptome. Zink-Präparate können allerdings Nebenwirkungen wie Übelkeit, Erbrechen, Magenkrämpfe, Durchfall und Kopfschmerzen verursachen. Im Lauf der Zeit kann die Einnahme zu hoch dosierter Zink-Präparate Kupfermangel verursachen, da diese beiden Mineralstoffe miteinander um die Resorption im Körper konkurrieren. Solche Präparate können aber auch mit bestimmten Arzneimitteln (beispielsweise Antibiotika) in Wechselwirkung treten. Wenn Sie an einer Krankheit leiden oder Medikamente einnehmen, sollten Sie vor der Einnahme von Nahrungsergänzungsmitteln jeglicher Art zuerst mit Ihrem Arzt sprechen. Hier noch ein Warnhinweis: Verzichten Sie auf zinkhaltige Nasensprays oder -gels; sie können einigen Untersuchungen zufolge zu einem totalen Verlust des Geruchssinns führen.

Mangelerscheinungen

Wie bereits erwähnt, ist die zu geringe Zinkaufnahme weltweit ein großes Problem. Veganer oder Vegetarier müssen ganz besonders auf den Verzehr von Lebensmitteln achten, die genügend Zink enthalten, da dieser Mineralstoff in tierischen Produkten in höherer Konzentration enthalten ist; es gibt zwar auch pflanzliche Zinkquellen, doch in solchen Lebensmitteln ist das Mineral normalerweise schlechter bioverfügbar (d. h. es kann nicht so gut resorbiert werden). Eine sehr seltene genetische Erkrankung namens Acrodermatitis enteropathica führt zu Problemen mit der Zinkresorption, die man jedoch mit hochdosierten Zink-Präparaten behandeln kann.

Ein Zinkmangel kann sich in folgenden Symptomen äußern:

- Schlechte Wundheilung
- Durchfall
- Augen- und Hautprobleme
- Beeinträchtigung des Geruchs- und Geschmackssinns
- Dünner werdendes Haar und Haarausfall
- Appetitmangel
- Wachstumsstörungen und Verkümmerung
- Probleme mit den Fortpflanzungsorganen

Wie viel braucht man?

Alle Angaben (außer für die Altersgruppe von 0–6 Monate) beziehen sich auf die empfohlene Tagesdosis (RDA):

ALTER	MÄNNLICH	WEIBLICH
0–6 Monate	2 mg (AI)	2 mg (AI)
7–12 Monate	3 mg	3 mg
1–3 Jahre	3 mg	3 mg
4–8 Jahre	5 mg	5 mg
9–13 Jahre	8 mg	8 mg
14–18 Jahre	11 mg	9 mg
19+ Jahre	11 mg	8 mg
Schwangerschaft	–	11 mg
Stillzeit	–	12 mg

Obergrenzen (Aufnahme pro Tag)

ALTER	MÄNNLICH	WEIBLICH
0–6 Monate	4 mg	4 mg
7–12 Monate	5 mg	5 mg
1–3 Jahre	7 mg	7 mg
4–8 Jahre	12 mg	12 mg
9–13 Jahre	23 mg	23 mg
14–18 Jahre	34 mg	34 mg
19+ Jahre	40 mg	40 mg
Schwangerschaft	–	40 mg
Stillzeit	–	40 mg

Empfehlungen für die Aufnahme

Am meisten Zink ist in tierischen Produkten enthalten, aus denen unser Körper dieses Spurenelement auch am besten resorbieren kann. Manche pflanzliche Lebensmittel liefern zwar ebenfalls etwas Zink, können aber gleichzeitig auch andere Substanzen enthalten, die die Zinkresorption hemmen. Austern enthalten bei Weitem mehr Zink als jedes andere Nahrungsmittel! Veganerinnen und Veganer müssen ihre Mahlzeiten sorgfältig planen, um eine ausreichende Zinkversorgung sicherzustellen. Wenn Sie nicht sicher sind, ob Ihr Zinkbedarf gedeckt ist (vor allem, wenn Sie sich vegetarisch ernähren), sollten Sie mit einem Ernährungsberater sprechen, der Ihnen helfen kann, Ihre Zinkversorgung zu optimieren.

Natürliche Nahrungsquellen

LEBENSMITTEL (PORTIONSGRÖSSE)	ZINK (mg)
Austern, paniert und gebraten (85 g)	74
Leber, Kalbs-, gekocht (75 g)	8,4–8,9
Rinderhalssteak, geschmort (85 g)	7
Hummer, gekocht (85 g)	3,4
Dunkle Schokolade, 70%–80% Kakaogehalt (100 g)	3,3
Kürbiskerne, getrocknet (30 g)	2,2
Linsen, gekocht (¾ Tasse)	1,9
Ricottakäse (½ Tasse)	1,8
Cashewnüsse, trocken geröstet (30 g)	1,6
Haferbrei, natur, mit Wasser zubereitet (1 Packung)	1,1
Milch, fettarm (250 ml)	1
Kidneybohnen, gekocht (½ Tasse)	0,9

Rindfleisch-Chili mit Gemüse   2 Portionen

Dieses Chili schmeckt sehr lecker und ist gleichzeitig auch gesund. Sie können gerne mehr Gemüse hineingeben, um das Gericht noch nährstoffreicher und schmackhafter zu machen. Genießen Sie es mit ein bisschen geriebenem Käse oder Salsa und reichen Sie Vollkornbrot dazu, um die Mahlzeit abzurunden!

2 Esslöffel Avocadoöl	½ Tasse Linsen, gekocht	1 Prise schwarzer Pfeffer
1 kleine Zwiebel, geschält und gehackt	½ Dose (500 g) Limabohnen, abgetropft	500 ml natriumarme Rinderbrühe
250 g Rinderhack	½ Teelöffel Cayennepfeffer	1 Tasse gewürfelte Tomaten aus der Dose, ohne Salzzusatz
1 mittelgroße Mohrrübe, gewürfelt	1 Teelöffel Kreuzkümmel	
¼ Tasse Maiskörner	1 Prise Salz	2 Esslöffel Tomatenmark

PRO PORTION
Kalorien: 618, Fett: 29 g, Eiweiß: 36 g, Natrium: 614 mg, Ballaststoffe: 13 g, Kohlenhydrate: 47 g, Zucker: 10 g, Zink: 6,8 mg

1 Das Öl in einem großen Suppentopf bei mittlerer Temperatur erhitzen und die Zwiebel darin andünsten, bis sie glasig sind. Das Rindfleisch hineingeben und 5–7 Minuten braten.

2 Mohrrübe, Mais, Linsen, Bohnen, Cayennepfeffer, Kreuzkümmel, Salz und Pfeffer dazugeben, alles gründlich miteinander vermischen und weitere 3 Minuten kochen.

3 Brühe, Tomatenwürfel und Tomatenmark hinzufügen. Noch 20–30 Minuten köcheln lassen, dann servieren.

Vitamin Zzzz... Schlaf

Schon mal was vom Vitamin Z gehört? Das ist ein lebenswichtiger Nährstoff, von dem viele Menschen leider nicht genug bekommen: Schlaf! Er ist für unsere Gesundheit und für die Vorbeugung vieler Krankheiten unverzichtbar. Trotz überzeugender Beweise weisen Mediziner viel zu selten auf die Bedeutung des Schlafs hin. Schlafdauer, Qualität und Zeitpunkt des Schlafs spielen eine wichtige Rolle für die Regulation unseres Stoffwechsels, für unser Gefühlsleben und unsere körperliche und geistige Leistungsfähigkeit, aber auch dafür, wie schnell wir neue Fähigkeiten erlernen. Schlaf ist für die Erhaltung eines guten Gesundheitszustands und normalen Gewichts ebenso wichtig wie ausgewogene Ernährung oder körperliche Aktivität.

Beschreibung

Ernährung und Schlaf hängen eng miteinander zusammen. Ihr Schlaf beeinflusst die Ausschüttung bestimmter Hormone, die sich wiederum auf Ihre Hunger- und Sättigungssignale auswirken. Ist Ihnen schon einmal aufgefallen, dass Sie hungriger sind und mehr essen, wenn Sie zu wenig geschlafen haben? Das ist auf ein Hormon namens Ghrelin zurückzuführen, das Hunger und Appetit anregt und dessen Spiegel ansteigt, wenn man nicht genügend Schlaf bekommt. Es gibt verschiedene Lebensmittel und Getränke, mit denen Sie Ihren Schlaf beeinflussen können. Auch das Essverhalten spielt dabei eine Rolle.

Schlaf ist eine genauso wichtige Grundvoraussetzung für einen optimalen Gesundheitszustand wie Atmen und Essen. Auto zu fahren, wenn man zu wenig geschlafen hat, kann ebenso gefährlich sein wie Trunkenheit am Steuer. Schlafmangel kann zu allen möglichen körperlichen und geistigen Problemen führen: von Herz-Kreislauf-Erkrankungen über Depressionen bis hin zu einem geschwächten Immunsystem. Weil guter Schlaf für Ihre Gesundheit so wichtig ist, gehe ich in diesem Buch auch auf dieses „Vitamin" ein.

Aufgaben im Körper

- **Hormonregulation:** Der Schlaf beeinflusst die Ausschüttung vieler Hormone. Zwei der wichtigsten sind Leptin und Ghrelin, die sich auf unser Hunger- und Sättigungsgefühl auswirken. Wenn Sie genügend schlafen, steigt Ihr Leptinspiegel, sodass Sie weniger Hunger haben. Bei unzureichendem Schlaf steigt der Ghrelinspiegel an – und man bekommt mehr Hunger.
- **Stärkung des Immunsystems:** Ihr gesamtes Immunsystem kann nur mit genügend Schlaf richtig funktionieren. Schlafmangel kann Sie anfälliger für Infektionen und Krankheiten machen.
- **Heilung und Reparatur von Geweben und Gefäßen:** Im Tiefschlaf wird ein Hormon freigesetzt, das bei der Zellreparatur hilft.
- **Muskelwachstum:** Schlaf führt auch zur Ausschüttung von Hormonen, die

das Wachstum fördern und zur Zunahme der Muskelmasse führen.

- **Insulinverwertung:** Das Hormon Insulin gibt Ihren Zellen das Signal für die Aufnahme von Zucker aus dem Blut. Ausreichender Schlaf trägt dazu bei, dass Ihre Zellen richtig auf Insulin reagieren können. Schlafmangel kann zu einer Erhöhung des Blutzuckerspiegels führen!
- **Gesundes Gewicht:** Viele Studien zeigen, dass zu wenig Schlaf das Risiko für Gewichtszunahme und Übergewicht erhöht.
- **Durch Schlaf entstehen neue Nervenbahnen im Gehirn, die Lernvermögen und Merkfähigkeit verbessern:** Untersuchungen zufolge feuern bestimmte Gehirnzellen während des Schlafs anders als im Wachzustand. Im Schlaf entstehen Verbindungen zwischen verschiedenen Nervenzell-Netzwerken, durch die Erinnerungen und tagsüber aufgenommene Informationen sich im Gehirn verfestigen.

Gesundheitswert

- Verbessert Gedächtnis und Lernfähigkeit
- Sorgt dank einem ausgewogenen Hormonhaushalt für ein gesünderes Gewicht
- Verbessert die Stimmung und schenkt Wohlbefinden
- Senkt das Risiko für Herz-Kreislauf-Erkrankungen
- Stärkt das Immunsystem
- Dämmt Heißhungerattacken ein
- Verbessert Gedächtnis und Lernvermögen
- Führt zu gesünderen Blutzuckerwerten

Nebenwirkungen, Warnhinweise und Vorsichtsmaßnahmen

Wenn Sie weniger Schlaf bekommen, als Ihr Körper braucht, kann sich das auf alle Lebensbereiche negativ auswirken: Berufsleben, körperliche Aktivität, Konzentration beim Autofahren, soziale Kompetenz – und natürlich auch auf Ihre Ernährung und Ihren Gesundheitszustand. Je nach Altersgruppe benötigen Menschen unterschiedlich viel Schlaf. Die empfohlene Schlafmenge liegt bei den meisten Erwachsenen zwischen sieben und neun Stunden. Nur sehr wenige Menschen können mit weniger Schlaf auskommen und in ihrem Alltagsleben trotzdem optimal funktionieren (obwohl viele das glauben)! Schlafmangel kann viele gesundheitliche Probleme – zum Beispiel Gewichtszunahme, Herz-Kreislauf-Erkrankungen, zu hohen Blutzucker und Depressionen – verursachen.

Mangelerscheinungen

Jeder Mensch kann unter Schlafmangel leiden; doch bestimmte Personengruppen haben ein besonders hohes Risiko dafür – zum Beispiel Berufstätige, die nachts oder in unregelmäßigen Schichten arbeiten, wie etwa im Gesundheitswesen oder in der Touristikbranche. Bei Menschen, die Alkohol trinken oder Drogen nehmen, ist die Schlafarchitektur gestört. Bestimmte Erkrankungen (beispielsweise Angststörungen oder Depressionen) beeinträchtigen den Schlaf ebenfalls; und natürlich gibt es auch viele Schlafstörungen, die dazu führen, dass man nachts nicht richtig zur Ruhe kommt.

Schlafmangel kann sich in folgenden Symptomen äußern:

- Müdigkeit, Abgeschlagenheit
- Vermehrtes Hungergefühl
- Reizbarkeit
- Konzentrations- und Gedächtnisprobleme
- Stimmungsschwankungen
- Angstzustände
- Gewichtszunahme
- Erhöhter Blutzucker
- Erhöhtes Unfallrisiko

Wie viel braucht man?

Die National Sleep Foundation (NSF) hat zusammen mit einem multidisziplinären Expertengremium vor Kurzem neue Empfehlungen für eine angemessene Schlafdauer herausgegeben:

Wie kann man seinen Schlaf verbessern?

Es gibt vieles, was Sie an Ihrer Ernährung und Ihrem Essverhalten verändern können, um besser zu schlafen. Hier ein paar Tipps, was und wann Sie essen und trinken sollten, um mehr „Vitamin Z" zu bekommen!

- Verzichten Sie in den letzten sechs bis acht Stunden vor dem Schlafengehen auf Koffein.
- Trinken Sie drei bis vier Stunden vor dem Zubettgehen keinen Alkohol mehr.
- Eine kleine Portion (ungefähr ½ Tasse) Kohlenhydrate kann manchen Menschen das Einschlafen erleichtern.

ALTER	MÄNNLICH	WEIBLICH
0–3 Monate	14–17 Stunden	14–17 Stunden
4–11 Monate	12–15 Stunden	12–15 Stunden
1–2 Jahre	11–14 Stunden	11–14 Stunden
3–5 Jahre	10–13 Stunden	10–13 Stunden
6–13 Jahre	9–11 Stunden	9–11 Stunden
14–17 Jahre	8–10 Stunden	8–10 Stunden
18–25 Jahre	7–9 Stunden	7–9 Stunden
16–64 Jahre	7–9 Stunden	7–9 Stunden
65+ Jahre	7–8 Stunden	7–8 Stunden

- Genügend Bewegung am Tag trägt zu einem erholsamen Schlaf bei (in den letzten zwei Stunden vor dem Schlafengehen sollten Sie jedoch keinen Sport mehr treiben, weil Sie sonst vielleicht zu wach und aufgeputscht sind, um einschlafen zu können).
- Warme Milch oder Joghurt vor dem Schlafengehen kann das Einschlafen erleichtern; dies hängt jedoch eher mit dem beruhigenden Gefühl und nicht mit dem Tryptophangehalt zusammen (der wahrscheinlich zu niedrig ist, um etwas zu bewirken).
- Beruhigende Kräutertees (zum Beispiel Kamille oder Lavendel) tragen nachweislich zur Entspannung und zum Schlaf bei.

Nahrungsmittel, die zu einem besseren Schlaf verhelfen können

- Mandeln, 1 kleine Handvoll
- Banane, geschält, 1 mittelgroße
- Hühnerfleisch, 60–90 g
- Kamillentee, 1 Tasse (250 ml)
- Hüttenkäse, ½ Tasse
- Ei, 1 großes
- Honig, 1 Esslöffel
- Grünkohl, 1 Tasse
- Kiwi, 1 mittelgroße
- Haferbrei, gekocht, ½ Tasse
- Passionsblumentee, 1 Tasse (250 ml)
- Pfefferminztee, 1 Tasse (250 ml)
- Trockenpflaumen, 2–3
- Sauerkirschsaft, ½ Tasse (125 ml)
- Warme Milch, ½ Tasse (125 ml)
- Joghurt, ½ Tasse

REZEPT

Gute-Nacht-Haferflockenbrei 1 Portion

Sie können die in diesem Rezept aufgelisteten Zutaten gerne auch noch durch 1/4 Tasse Bananenscheiben, Kiwischeiben, Nüsse oder andere Zutaten ergänzen und Ihr Müsli mit etwas Zimt bestreuen.

½ Tasse kernige Haferflocken	1 Esslöffel getrocknete Kirschen	½ Teelöffel Honig
125 ml fettarme Milch	1 Esslöffel Hüttenkäse	

PRO PORTION
Kalorien: 263, Fett: 4 g, Eiweiß: 11 g, Natrium: 105 mg, Ballaststoffe: 5 g, Kohlenhydrate: 47 g, Zucker: 11 g

1 Die Haferflocken bei mittlerer Hitze in einem kleinen Topf in der Milch kochen, bis sie die Milch vollständig aufgesaugt haben (ca. 5 Minuten).

2 Die Kirschen hinzufügen und umrühren, bis sie sich mit den anderen Zutaten vermischt haben.

3 Mit Hüttenkäse und Honig bestreuen bzw. beträufeln – und den Brei genießen!

Schlusswort

Als Ernährungswissenschaftlerin, Unternehmerin und Menschenfreundin betrachte ich das Thema Gesundheit, Ernährung und Nachhaltigkeit aus einer besonderen Perspektive. Meine Eltern kamen als politische Flüchtlinge aus der ehemaligen Sowjetunion in die USA, als ich sieben Jahre alt war. Schon als Kind liebte ich die traditionellen russischen und ukrainischen Gerichte, die meine Mutter kochte, zum Beispiel die landestypische Rote-Bete-Suppe (Borschtsch), Golubtsi (gefüllte Kohlrouladen) und Grechka (Buchweizengrütze). Aber ich lernte auch die amerikanische Küche kennen und lieben – alles von Mac'n'Cheese bis hin zu Kürbiskuchen (den meine russische Familie immer ziemlich komisch fand). Mein Interesse an Essen und Ernährung wuchs, als ich anfing, mich für das Reisen zu begeistern, und verschiedene Gerichte und Küchen anderer Länder entdeckte.

Nach meinem Examen als Ernährungsberaterin und Master of Public Health verwirklichte ich meinen Traum, in der internationalen Entwicklungshilfe und humanitären Hilfe zu arbeiten. Ich war zwei Jahre bei einer internationalen Nichtregierungsorganisation in Genf und anschließend fünf Jahre lang in Afrika tätig, wobei ich hauptsächlich mit der Behandlung und Vorbeugung schwerer akuter Unterernährung bei Kindern und Frauen zu tun hatte.

Diese Zeit in Afrika, wo ich in Gabun, Äthiopien und im Sudan, Südsudan und Tschad tätig war, hat mein Leben und meine Weltanschauung verändert und mir gezeigt, wie glücklich wir uns hier schätzen können und wie groß unsere Verantwortung ist, der Welt etwas zurückzugeben. Außerdem erinnerte mich diese Tätigkeit daran, wie eng wir miteinander und mit unserem Planeten verbunden sind.

Mitzuerleben, wie der Klimawandel den einfachen Bauern in Ländern wie Äthiopien und dem Tschad die Existenzgrundlage entzieht, weckte meine Leidenschaft für die Umwelt. Ich kehrte nach L.A. zurück, gründete meine Privatpraxis und brachte meine Marke Nomadista Nutrition und ein innovatives Lebensmittelprodukt (Mini Fish) auf den Markt. (Mehr darüber erfahren Sie unter minifish.co.)

Ich werde immer wieder gefragt, wie ich mich ernähre. Mein Essverhalten ist von meiner Ausbildung, meinen wissenschaftlichen Kenntnissen und meinem Engagement für Nachhaltigkeit geprägt. Angesichts der über sieben Milliarden Münder, die es auf der Erde zu füttern gilt, müssen wir genauer auf die Auswirkungen unseres Essverhaltens achten als je zuvor. Aufgrund der ökologischen und ethischen Auswirkungen der Tierhaltung habe ich meinen Konsum tierischer Lebensmittel eingeschränkt – Rindfleisch (das von diesen Missständen am schlimmsten betroffen ist) esse ich gar nicht mehr. Ich bemühe mich um eine größtenteils vegetarische Ernährung, esse aber regelmäßig tierisches Eiweiß, und zwar hauptsächlich Fisch und Meeresfrüchte aus nachhaltiger Zucht bzw. Fischerei. Außerdem liebe ich Kaffee und Kakao und trinke beides fast täglich. Meine einzige Ernährungssünde sind Doughnuts, aber ich habe kein schlechtes Gewissen dabei, weil ich glaube, dass zu einer gesunden Ernährung und einem glücklichen Leben auch ein bisschen Genuss gehört.

Nachdem ich fast überall auf der Welt gearbeitet habe – von amerikanischen Spitzenkliniken bis hin zu kleinen Dörfern im ländlichen Afrika –, kann ich aus Überzeugung sagen, dass es keinen einfachen Weg zu einer guten Gesundheit gibt. Aber es gibt ein paar einfache Verhaltensregeln, die Sie in Ihrem Alltagsleben beherzigen können, egal wie beschäftigt Sie sind. Ich hoffe, Sie haben die Informationen in diesem Buch als hilfreich empfunden und wissen nun besser, wie Sie sich gesünder ernähren, etwas für Ihr Wohlbefinden tun und – was am allerbesten ist – wie Sie sich durch leckeres Essen (ohne Nahrungsergänzungsmittel) mit Vitaminen und anderen Nährstoffen versorgen können. Guten Appetit!

Umrechnungstabelle

TEE- UND ESSLÖFFEL	
⅛ Teelöffel	0,5 Milliliter
¼ Teelöffel	1 Milliliter
½ Teelöffel	2 Milliliter
1 Teelöffel	5 Milliliter
½ Esslöffel	7 Milliliter
1 Esslöffel (3 Teelöffel)	15 Milliliter
2 Esslöffel	30 Milliliter
4 Esslöffel	60 Milliliter

Register